Adelheid Brunner

Heilende Räucherrituale

Altes Wissen für eine neue Zeit

Widmung

Dieses Buch widme ich meinen Schülerinnen, Freundinnen und Seelenschwestern Manuela Gartner, Sandra Huber, Helga Schnückel, Bianca Rührlinger, Josefa Fischer und Sabine Schörghuber.

Danke von ganzem Herzen, dass ihr seit vielen Jahren mit all eurer Liebe und Schönheit an meiner Seite steht und im gemeinsamen Kreis für Mama Erde da seid.

READ GLOBAL BUY LOCAL

MIX
Papier | Fördert gute Waldnutzung
FSC® C118234

ISBN 978-3-99025-437-0

3. Auflage

www.freya.at

Layout: freya_art, Regina Raml-Moldovan
Lektorat: Dorothea Forster
Fotonachweise: Coverfoto: Helene Jursitzky; Kern Melanie Eichenauer (*www.studio-eichenauer.at*) Seite 44–47, Adelheid Brunner, weitere siehe Seite 216

printed by GPS-Group

Hinweis:
Die Angaben in diesem Buch sind von der Autorin sorgfältig geprüft worden, dennoch sind sie ohne Gewähr. Die im vorliegenden Buch beschriebenen Heilwirkungen und medizinischen Anwendungen von Pflanzen und traditionellen Heilmethoden haben lediglich informativen Charakter, eine Durchführung der Heilanwendungen findet vom Leser eigenverantwortlich statt. Dies gilt insbesondere bei ernsthaften gesundheitlichen Problemen. Eine Haftung des Autors, des Verlages oder seiner Beauftragten ist ausgeschlossen.

Adelheid Brunner

Heilende Räucherrituale

Altes Wissen für eine neue Zeit

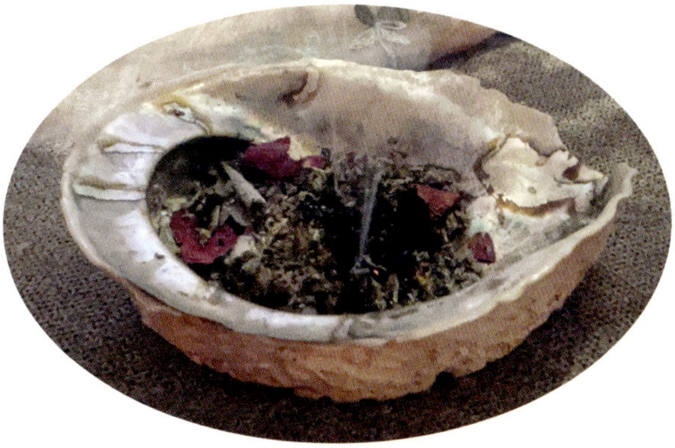

freya

Rituale und Zeremonien

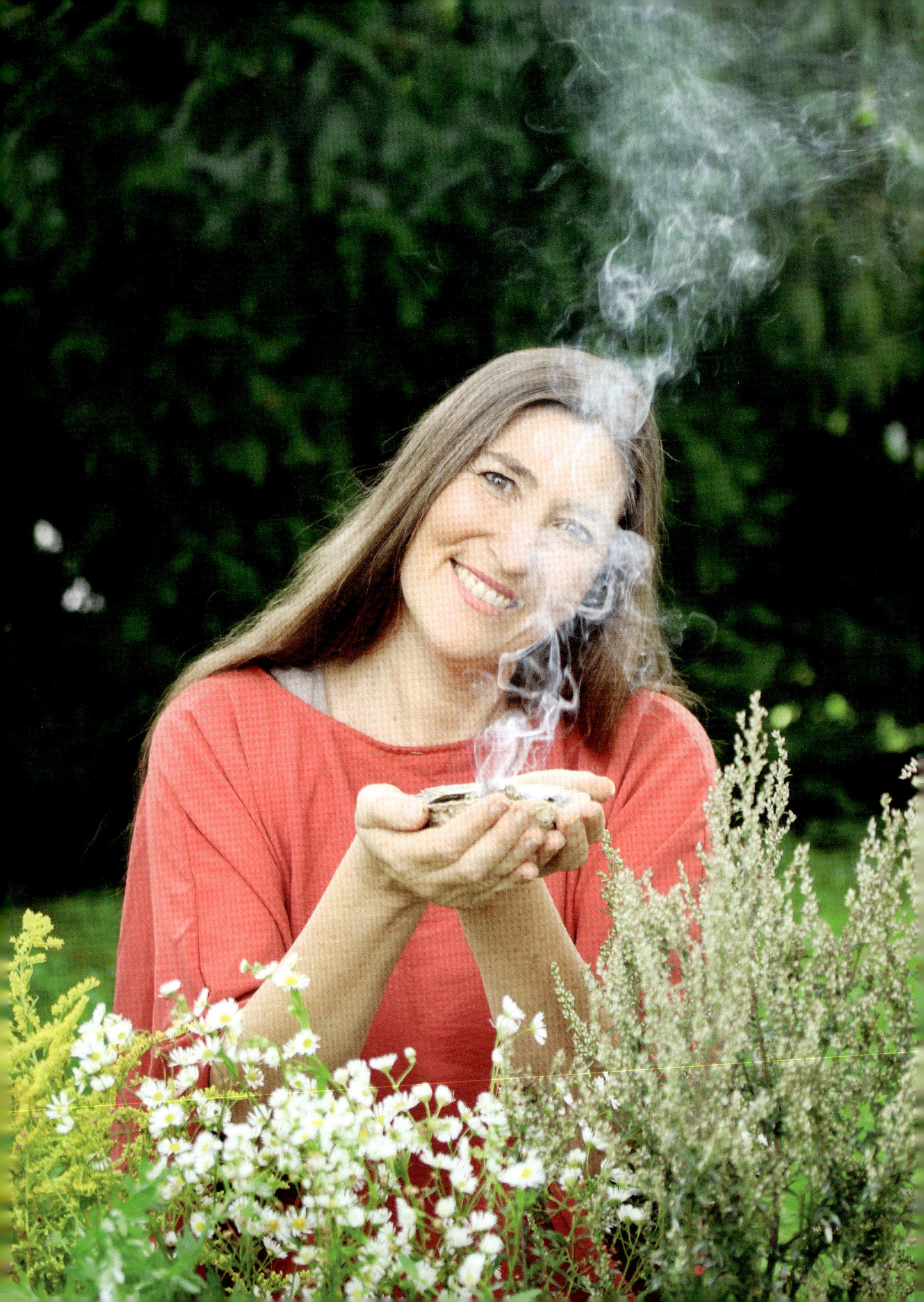

Vorwort

Der Rauch heimischer Pflanzen und Harze transformiert, bereinigt energetische Felder, schützt, harmonisiert, schenkt Frieden, erhellt, erhöht die Schwingung und heilt auf sehr tiefen Ebenen. Alle diese Kräfte können wir gerade jetzt wirklich gut gebrauchen, denn die aktuelle Zeit ist ein riesengroßer Transformationsprozess, in dem sehr vieles bereinigt, erneuert und geheilt wird. Es ist wichtig, die heilige und heilende Kraft des Rauches in unterschiedlichen Räucher-Ritualen zu nutzen, um den Wandel, sowohl in uns selbst als auch im Feld des großen Ganzen, so bewusst wie möglich zu begleiten.

Nicht nur das Vermitteln meiner Räuchermethode ohne Kohle erschien mir beim Schreiben wichtig, sondern auch der Gedanke, dass Räuchern so viel mehr sein kann, als uns bisher vielleicht bewusst und bekannt war. Ein klein wenig darf ich die Kraft des Räucherns aus dem verstaubten Kämmerlein herausholen, das alte Wissen mit neuen Ideen kombinieren und neue Räucherrituale hinaus in die Welt tragen. Das absolute Herzstück dieses Buches sind die Räucherzeremonien, die ich als Erdheilungsräucherungen bezeichne. Damit hole ich die Kraft des Räucherns hinaus in die Natur und hinein in die Gemeinschaft. Die Vision, dass sich in Zukunft immer mehr Menschen draußen in der Natur treffen, heilsame Kreise bilden und gemeinsam für eine neue Welt räuchern, hat viel an sich. So entstanden die Zeremonien, wo Menschen zusammen für Frieden und Liebe räuchern, mit ihrem heiligen Rauch Gebete in den Himmel schicken und die Kräfte der Dankbarkeit und des Segens auf Erden verankern. Das abschließende Ritual dient dann der Transformation und damit dem Übergang in die neue Zeit.

Räuchern für eine neue Welt! – Danke, dass du Teil davon bist!

Ich wünsche viel Freude beim Lesen und noch mehr Freude beim Räuchern und Durchführen der Rituale.

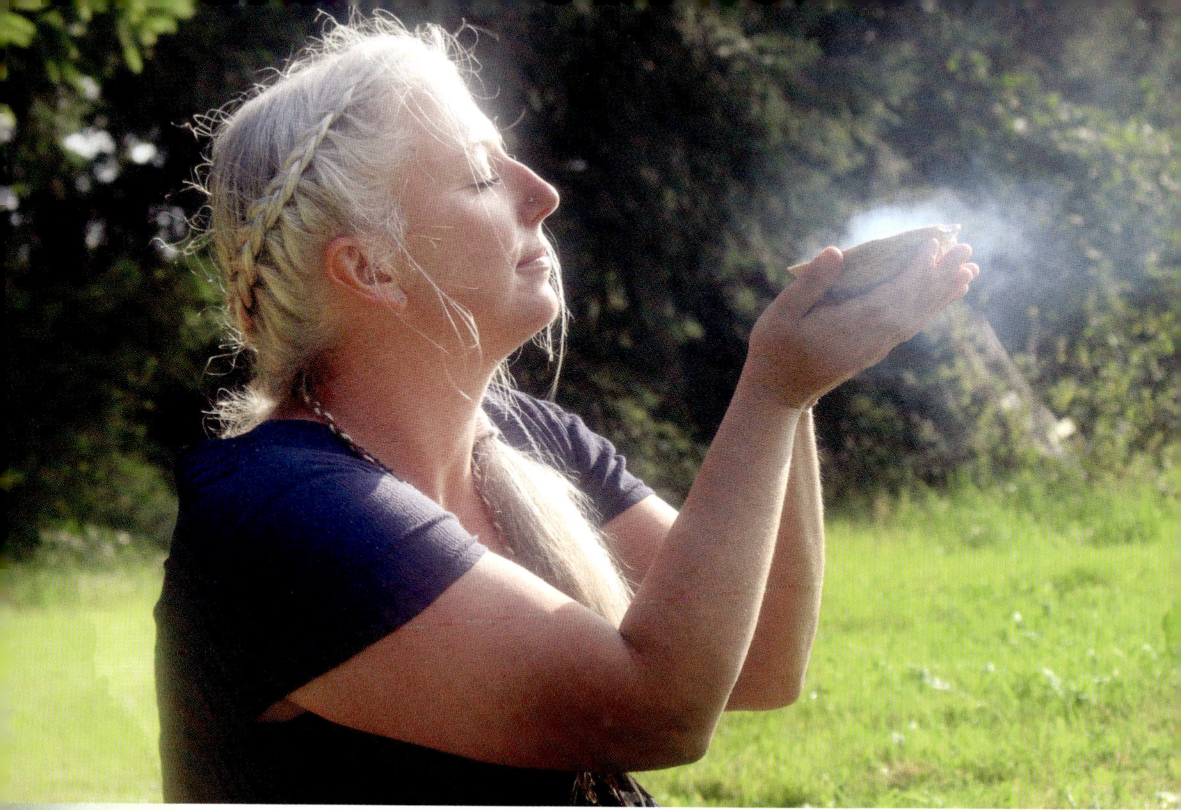

Die Geschichte des Räucherns ist so alt wie die Menschheit

Man sagt immer wieder, dass das Räuchern so alt ist wie die Menschheit selbst. Tatsächlich reichen die Ursprünge mit großer Wahrscheinlichkeit weit in die Altsteinzeit zurück und setzen in der Zeit ein, in der Menschen erste Feuer zu nutzen begannen. Archäologen sind sich bis heute nicht sicher, wann genau diese ersten Feuerstellen auftauchten. Immer wieder wird davon gesprochen, dass dies bereits 1,9 Millionen Jahre zurückliegt und in die Zeit des Erscheinens des Homo erectus fällt. Sicher ist dabei, dass diese ersten Feuer auf Erden zufällig entstanden sind. Blitzeinschläge führten zu Bränden und der Urzeitmensch begann, diese natürlich entstandenen Feuer zu nutzen, indem er sich daran wärmte und sie mit weiteren Hölzern am Brennen hielt.

Erst vor etwa 100 000 Jahren begannen unsere steinzeitlichen Ahnen selbst Feuer herzustellen, indem sie lernten, dass die Reibung von Hölzern oder Steinen Funkenflug hervorruft und man damit Feuer entfachen kann. Heute wissen wir, dass die höhere Entwicklung der Menschheit in direktem Bezug mit dem Feuer steht.

Mit sehr großer Wahrscheinlichkeit können wir davon ausgehen, dass parallel zu der Entdeckung des Feuers bereits erste Räucherungen getätigt wurden. Die wohlriechenden Harze, die immergrünen Nadeln von Wacholder, Tanne, Kiefer und Fichte, aber auch die vielen unterschiedlichen Nahrungs- und Heilpflanzen wurden von unseren Ahnen ins Feuer geworfen oder auf glühende Kohlen aufgelegt. Der Rauch, der sich entfaltete, verbreitete dabei einen Wohlgeruch und wurde wahrscheinlich schon damals zu vielen weiteren Zwecken genutzt. Auch wenn wir diese Zwecke nicht mit Sicherheit belegen können, vermuten wir doch, dass unsere zutiefst naturverbundenen, wahrscheinlich noch instinktiv wahrnehmenden Ahnen auch die feinstofflichen Kräfte der Pflanzen nutzten.

Beweise zum Räuchern in der Steinzeit liefern Gräberfunde und alte Ausgrabungsstellen. Diese zeigen tatsächlich auf, dass Harze und Kräuter eine bedeutende Rolle bei den ersten Feuerstellen gespielt haben mussten. Man fand Beifuß, Wacholder und Harze oftmals in Gräbern, während verklumpte Pflanzen- und Harzbrocken in den Überresten von Feuerstellen gefunden wurden.

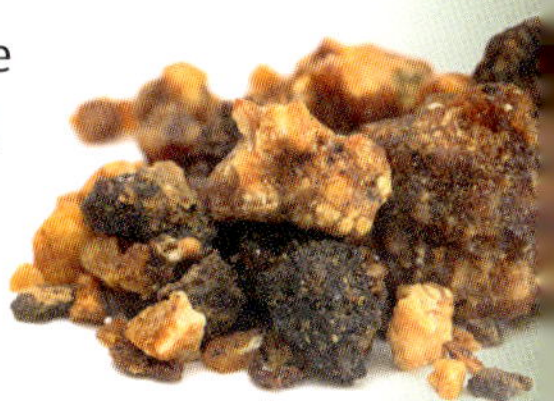

Geschichtliche Belege über die Verwendung der edlen Harze gibt es ab der Antike. So wie es aussieht, haben alle Hochkulturen der Welt mit Harzen, Rinden und Pflanzenteilen geräuchert. Die bekannte Weihrauchstraße ist einer der Belege dafür, dass schon sehr früh mit edlen Harzen, Gewürzen und Kräutern reger Handel betrieben wurde. Hochzentren des Räucherns waren der Orient, Indien und Tibet, aber auch Südamerika mit seinen heiligen Copal-Räucherungen. Die Ägypter verwendeten heiliges Kyphi und im alten Rom wurde zu Ehren der Götter geräuchert. Die Geschichte des Räucherns zieht sich tatsächlich durch alle Kulturen.

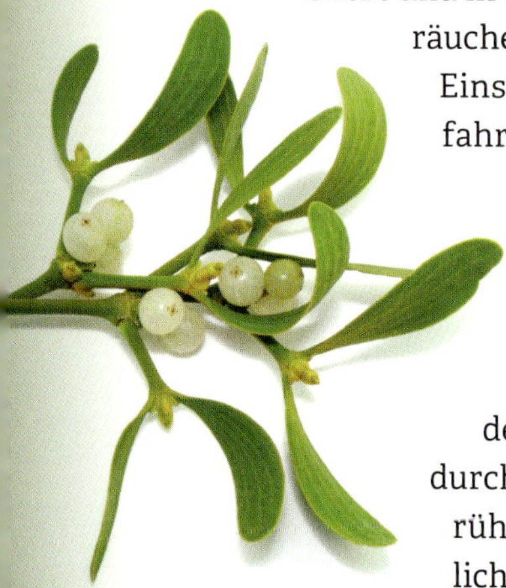

In Indien und im Tibet wurde in erster Linie zu heilenden Zwecken geräuchert und in der alten ayurvedischen Lehre sind ebenso bis heute Heilräucherungen bekannt. Hier finden auch viele Gewürze ihren Einsatz. Natürlich wurde auch bei unseren europäischen Vorfahren, den Kelten und Germanen, bereits geräuchert. Neben dem Bernstein und den Harzen der heimischen Nadelbäume kamen hier vor allem die heiligen Pflanzen Beifuß, Wacholder, Mistel und Holunder zum Einsatz.

Wir sehen, dass das Räuchern seit sehr langer Zeit auf Erden verankert ist und alle Kulturen, Erdteile und Zeitalter durchwebt. Es verwundert nicht, dass es so viele Menschen berührt, interessiert und erneut begeistert, denn es ist tatsächlich so alt wie die Menschheit selbst. Es hat etwas zutiefst Archaisches und Ursprüngliches. Es berührt unsere eigenen Wurzeln und ermöglicht, aufbauend auf diesen zu wachsen und zu gedeihen, Heilung zu finden und Rituale aus der alten Zeit neu aufleben zu lassen.

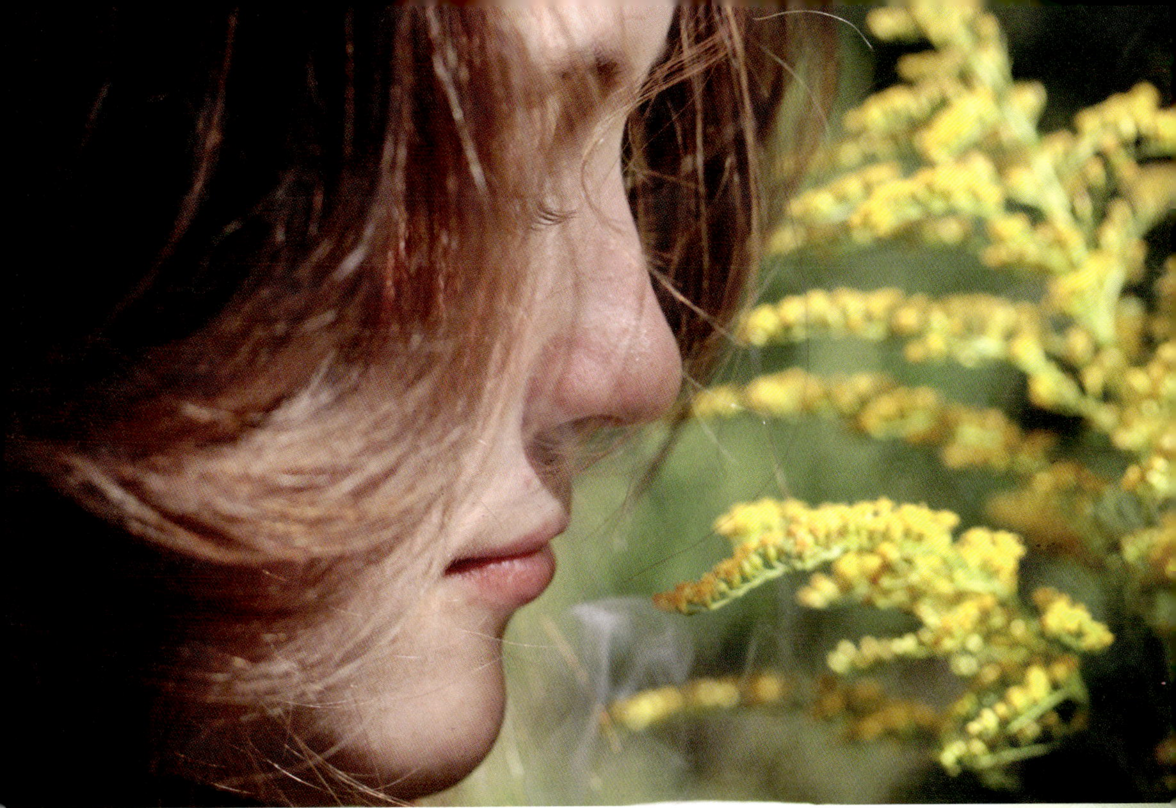

Der Zusammenhang von Räuchern und Riechen

Die Wirkung des Räucherns kann wissenschaftlich erklärt werden. Rauch und Riechen gehören untrennbar zusammen und wir dürfen uns bewusst machen, dass Räuchern stets etwas in unserem körperlichen, aber auch in unserem emotionalen System auslöst.

Wenn wir den menschlichen Geruchssinn näher betrachten, erkennen wir, dass dieser sehr feinstofflich funktioniert. Düfte und Gerüche sind weder sichtbar noch greifbar. Sie setzen sich aus feinsten Molekülen zusammen, die von Pflanzen, Tieren oder Menschen gebildet und nach außen hin abgegeben werden. Dort bewegen sie sich unsichtbar in der Luft, bis sie von einem passenden Sinnesorgan aufgenommen und auf körperlicher Ebene weiterverarbeitet werden, um im menschlichen Gehirn etwas auszulösen. Das Riechen verbindet daher, wie das Räuchern selbst, feinstoffliche mit grobstofflichen Ebenen.

Unsere menschliche Nase besitzt für die Geruchswahrnehmung eine Riechschleimhaut mit Millionen von Riechzellen. Diese weisen Rezeptoren auf, an die Duftmoleküle andocken können. Sobald dies geschieht, wird ein elektrischer Impuls ausgelöst, der an das Gehirn weitergeleitet wird. Der Reiz gelangt dabei direkt in das Limbische System, wo die Geruchsinformationen wertvolle Hinweise liefern, ob Gefahr droht oder ob der Geruch als ungefährlich eingestuft werden kann. Im Gegensatz zu den Verarbeitungen des optischen und akustischen Sinnes, die in der Großhirnrinde stattfinden, werden die Geruchsinformationen in einem der ursprünglichsten Gehirnabschnitte weiterverarbeitet, den wir als Limbisches System bezeichnen. Dieser Teil des Gehirns ist für die Entwicklung der sozialen Verhaltensweisen höher entwickelter Säugetiere verantwortlich. Riechen steht daher in engem Zusammenhang mit unserem Sozialverhalten. Das Limbische System ist zudem der Sitz unserer Gefühle und unserer Erinnerungen, die mit Gefühlen verbunden sind. Daher löst jede Duftwahrnehmung gleichzeitig ein Gefühl und eine Erinnerung in uns aus.

Riechen reicht damit tief in unser Unterbewusstsein und in unsere Gefühlswelt hinein, was sich auch beim Räuchern immer wieder ganz deutlich zeigt. Jeder Geruch von Pflanzenrauch weckt Erinnerungen und Gefühle und berührt unterbewusste und unbewusste Anteile. Deshalb kann Räuchern so heilsam sein, weil es die Ebenen erreicht, die unserem Verstand nicht zugänglich sind, und wir dürfen bewusst erkennen, dass Räuchern nicht nur Einbildung ist, sondern tatsächlich sowohl auf körperlicher als auch auf seelischer Ebene wirkt.

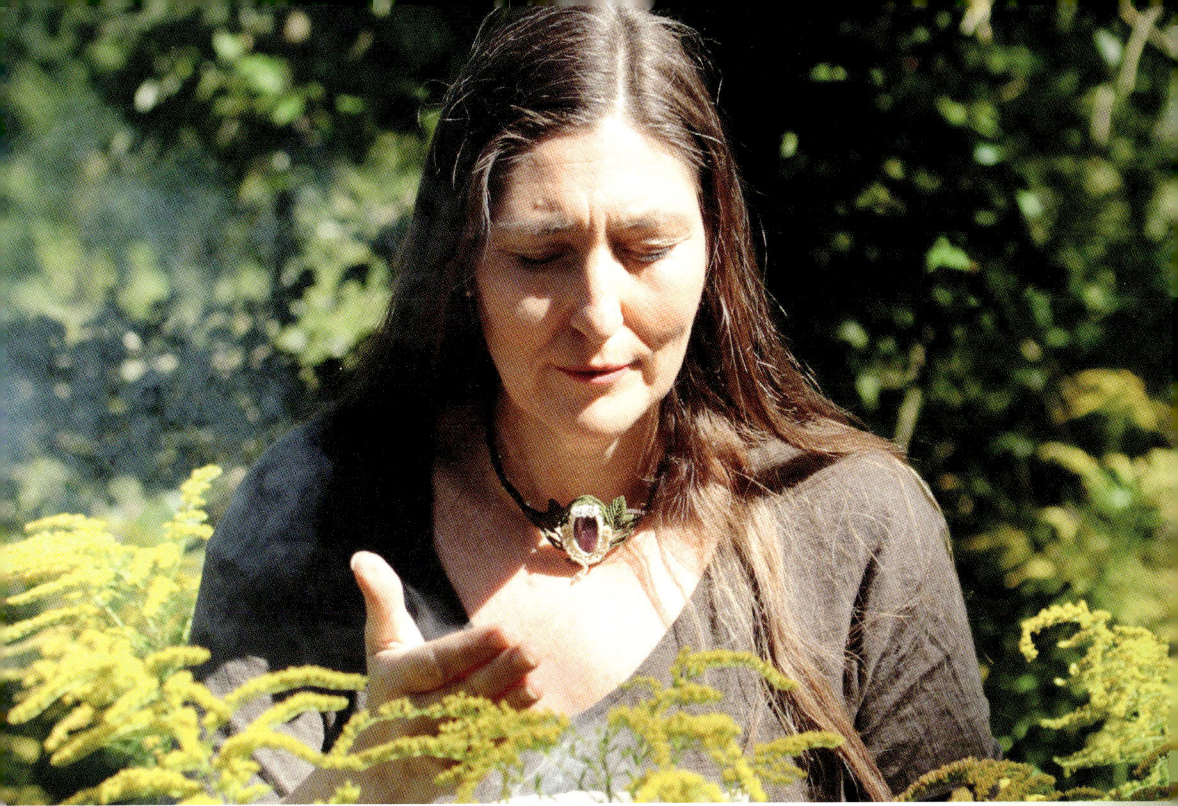

Über den Rauch der Pflanzen begegnen wir ihrer Seele

Jede Pflanze ist ein beseeltes Wesen und besitzt neben ihrem materiellen Körper und ihren grobstofflichen Inhaltsstoffen auch immer eine Pflanzenseele und eine feinstoffliche Wirkkraft. Dabei ist die Seele der Pflanze ihre ureigene göttliche Schwingung, die stets mit der Quelle allen Seins in Verbindung steht. Pflanzen sind Wesenheiten mit Heilkräften, die auf feinstofflicher Ebene und damit auf Seelenebene wirken. Diese Pflanzenseelenkräfte haben gerade beim Räuchern eine ganz besondere Bedeutung, weil durch den aufsteigenden Rauch, neben den Inhalts- und Wirkstoffen der verwendeten Pflanzen, auch immer deren feinstoffliche Kräfte frei werden.

Räuchern wirkt daher stets auf Körper, Geist und Seele. Für mich ist es genau deshalb eine der wichtigsten Methoden, um die Verbindung von feinstofflicher und grobstofflicher Kraft einer Pflanze wieder wahrzunehmen und auch zu nutzen.

In unserer westlichen Kultur haben wir den Zugang zur gesamten feinstofflichen Welt beinahe vollkommen verloren. Alles muss beweisbar sein und wissenschaftlich belegt werden können. Dass es zu all dem Körperlichen und Materiellen auch eine Geist- und Seelenebene gibt, wurde fast vollständig vergessen. Meinem Empfinden nach sind wir aber immer unvollständig, wenn wir diese Seelenebene nicht ins Leben mit einbeziehen. Ich würde sogar so weit gehen und behaupten, dass ein Großteil der Menschen von den Seelenebenen allen Seins und damit auch von der Kraft der eigenen Seele getrennt ist. Aus meiner Sicht ist es daher eine der wichtigsten Aufgaben in dieser Zeit, dass wir uns an die Seelenkräfte und an die feinstofflichen Kräfte wieder erinnern.

Über die bewusste Wahrnehmung der Pflanzenseelen finden wir immer den Zugang zur eigenen Seele. Die ganzheitliche Beschäftigung mit Pflanzen öffnet uns weite Tore zu den feinstofflichen Welten und ermöglicht gerade dadurch wahre Heilung. Ich bin auch überzeugt davon, dass Heilung nur dann geschehen kann, wenn wir körperliche und seelische Ebenen gleichermaßen mit einbeziehen. Pflanzen wirken und heilen immer auf beiden Ebenen, was gerade beim Räuchern sehr bewusst genutzt werden kann.

Schamanen aller Kulturen wissen übrigens seit ewigen Zeiten, dass die Heilkraft einer Pflanze sich nur dann vollständig entfaltet, wenn beide Ebenen der Pflanze in die Heilarbeit mit einbezogen werden. Sie würden eine Pflanze niemals nur auf ihre Materie reduzieren, weil sie wissen, dass ihre Heilkraft dadurch nur zur Hälfte wirksam wäre. Sie geben stets der feinstofflichen Kraft und der Mithilfe der Pflanzenseele eine große Bedeutung.

Gerade beim Räuchern wird die Seelenebene einer Pflanze und damit ihr göttliches Sein spürbar.

ÜBUNG

In Kontakt mit einer Pflanzenseele kommen

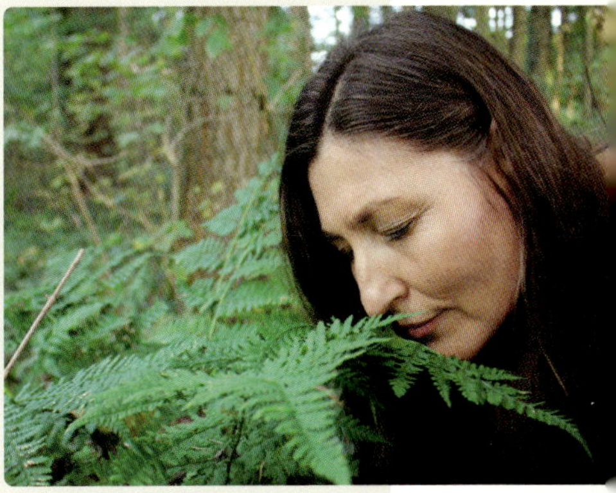

› Wähle eine Pflanze in deiner direkten Umgebung aus, deren Pflanzenseele du gerne kennenlernen und wahrnehmen möchtest.

› Geh immer wieder zu dieser Pflanze und begrüße sie, so als ob sie ein Wesen wäre. Beginn mit ihr auf spielerische Weise zu sprechen, auch wenn du am Anfang noch gar keine Reaktion wahrnehmen kannst.

› Bring deiner Pflanze immer wieder kleine Gaben, die du als Geschenk bei ihr ablegst. In den Dämmerungszeiten kannst du dann einmal länger bei ihr verweilen. Setz dich zu ihr, schließe deine Augen und stell dir vor, wie sich eine energetische Verbindung zwischen euch aufbaut. Pflanzenseelen schätzen es, wenn sie geliebt werden, und so ist es hilfreich, wenn du dein Herz öffnest und deine Liebe zu ihr fließen lässt.

› Übe dich zudem in einem unscharfen Blick. Dieser ermöglicht es oftmals, zwischen den Welten wahrzunehmen. Vielleicht hebt sich eine Gestalt von deiner Pflanze ab, wenn du ihr zuzwinkerst, oder du kannst Farben rund um sie sehen, wenn du deine Augen nur einen Spalt weit öffnest. Vielleicht aber fühlst du einfach, dass sie an deiner Seite ist.

› Irgendwann, wenn auch sie Vertrauen zu dir hat, wirst du ihrem Wesen begegnen. Ab dem Zeitpunkt beginnt der magische Moment, wo das Pflanzenwesen zu deinem Lehrer wird und dir ihr Wissen und ihre Heilkraft vermittelt.

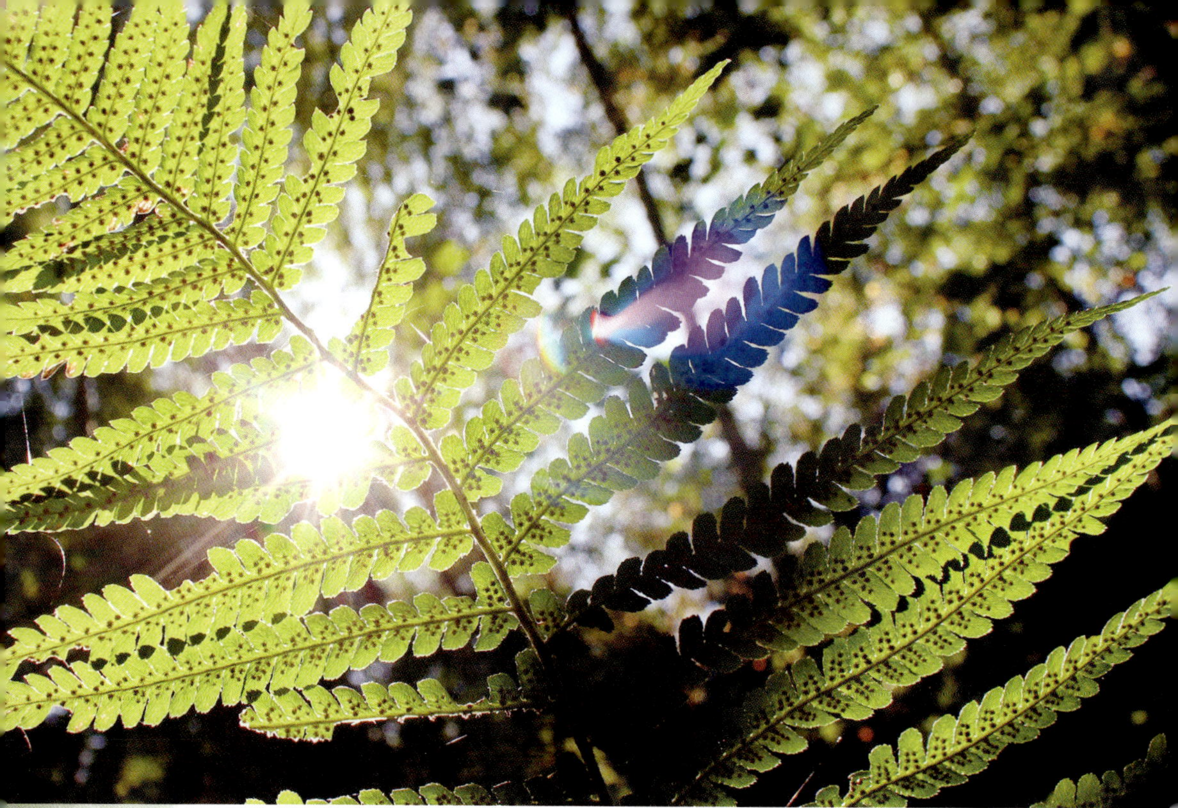

Die magische Aura und die Sprache der Pflanzen

Während die Seele der Pflanze so etwas wie eine Wesenheit ist und als solche auch wahrgenommen werden kann, ist die feinstoffliche Kraft der Pflanze eher mit dem Begriff der Aura zu beschreiben. So wie auch wir Menschen eine feinstoffliche Hülle besitzen, die eine ganz eigene energetische Schwingung aufweist und als Aura bezeichnet wird, so hat auch jede Pflanze eine feinstoffliche Hülle, die ebenfalls in ihrer höchst persönlichen Energie schwingt und als Pflanzenaura bezeichnet werden kann. Diese kann zwar nicht gesehen, aber dennoch gefühlt werden.

Vieles von diesem Schwingungswissen über Pflanzen hat Dr. Bach mit seinen Bachblüten ausgearbeitet. Er fand heraus, dass jede Blüte eine gewisse Eigenschwingung in sich trägt, die auf Wasser übertragen werden kann. Seine Bachblüten wurden und werden für das Seelenwohl, aber auch für die körperliche Gesundheit von uns Menschen eingesetzt, da immer beide Aspekte zusammengehören. In der Blütenheilkunde finden wir viele wertvolle Informationen zu den feinstofflichen Kräften unserer heimischen Pflanzen, genauso wie wir in der gesamten Räucherliteratur schon sehr viele Botschaften dazu finden.

Mein Ansatz ist allerdings immer, selbst die Sprache der Pflanzen wieder verstehen zu lernen und sich Methoden anzueignen, mit denen man die feinstofflichen Ebenen der Pflanzen wahrnehmen kann. Ich lehre daher Pflanzenkommunikation und verschiedene Methoden, wie wir durch bewusstes Betrachten und Fühlen die Kräfte der Pflanzen wieder erkennen können.

Die Sprache der Pflanzen verstehen lernen

Pflanzen sprechen auf feinstofflicher Ebene durch ihre Blüten, durch ihre Farben, durch ihren Duft, durch ihre Struktur und durch ihr gesamtes Erscheinungsbild zu uns. Ihr Äußeres ist es, das uns stets einen wichtigen Schlüssel zu ihrer Feinstofflichkeit in die Hand gibt. Vieles können wir direkt aus der genauen Betrachtung der Pflanzen herauslesen. Man muss dafür nur wieder lernen, bewusst wahrzunehmen, und sich auch die Zeit dafür nehmen. Manche der Äußerlichkeiten können dabei durchaus verallgemeinert werden. Beispielsweise wirken alle dornigen Pflanzen energetisch abwehrend oder alle violetten Pflanzen transformierend.

Ein weiterer Schlüssel zur feinstofflichen Wirkweise einer Pflanze ist auch immer ihre Heilkraft auf körperlicher Ebene. Daher sollten wir unsere Räucherpflanzen stets auch als Heilpflanzen kennen, weil dieses Wissen wichtige Rückschlüsse auf die feinstoffliche Wirkkraft erlaubt. Wirkt eine Pflanze beispielsweise keimhemmend, so vertreibt sie auch auf feinstofflicher Ebene meist *energetische Keime und Eindringlinge.*

Wirkt eine Pflanze auf körperlicher Ebene harntreibend oder blutreinigend, ist sie auch auf feinstofflicher Ebene klärend und reinigend. Wund- und Heilpflanzen dagegen unterstützen uns im feinstofflichen Bereich, dass wir unsere seelischen Wunden heilen. Es ist so spannend, wenn man selbst ein wenig zu forschen beginnt, wie hier die Zusammenhänge sind, und wenn man dann zusätzlich durch die eigenen gesammelten Erfahrungen tiefe Erkenntnisse erlangen kann. Am besten ist es dabei, sich selbst so viel als möglich mit den Pflanzen zu beschäftigen und immer weiter zu lernen und zu erfahren.

Das Räuchern ist dafür eine ganz wunderbare Hilfestellung.

Wie das Aussehen der Pflanze ihre energetische Wirkweise anzeigt

Dornige Pflanzen sind Schutzpflanzen

Alle dornigen, stacheligen oder brennenden Pflanzen tragen immer eine abwehrende und schützende Kraft in sich. Sie zählen seit jeher zu den starken und mächtigen Schutzpflanzen. Ihre Kraft ist es, sich zu wehren, schädigende Energien abzuwenden und ganz klare Grenzen zu ziehen. Alles was in der Natur sticht oder brennt, hilft daher auch uns, uns abzugrenzen und uns zu wehren.

Brennnessel, Distel, Wilde Karde, Rose, Brombeere, Schlehe, Weißdorn

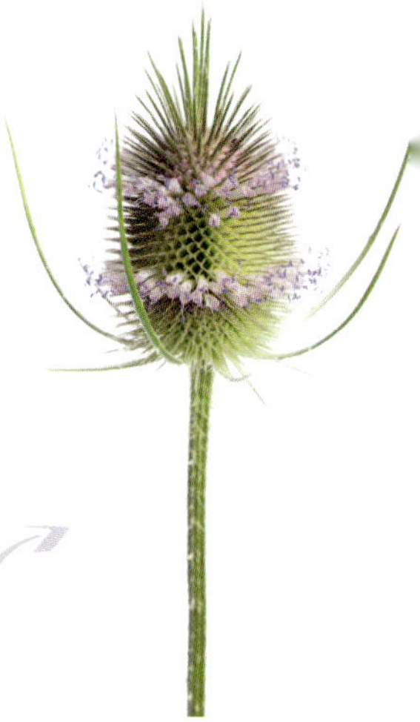

Wilde Karde

Klebrige Pflanzen – Pflanzen mit Klettenfrüchten

Pflanzen, die klebrige Blätter oder Blüten besitzen oder Klettenfrüchte ausbilden, die im Fell von Tieren oder an der Kleidung von uns Menschen hängen bleiben, tragen meist die feinstoffliche Fähigkeit in sich, kleben gebliebene Energien oder Fremdenergien, die sich in das eigene System eingenistet haben, wieder herauszulösen. Sie zählen daher zu den Pflanzen, die kraftvoll unsere Aura von Fremdenergien bereinigen und befreien.

Klebriger Salbei, Große Klette, Odermennig, Hexenkraut

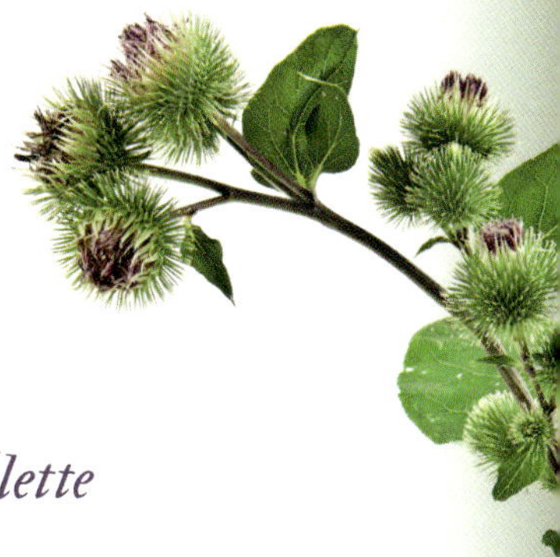

Große Klette

Duftende, wohlriechende Pflanzen – Schutz und Segen

Wohlriechende und fein duftende Pflanzen tragen eine hohe Eigenschwingung in sich, welche nicht so hoch schwingende Energien abwenden und abwehren kann. Viele von ihnen wurden als Schutzpflanzen eingesetzt, weil sie vor Neid, Missgunst oder vor Unheil bewahren konnten. Ihre feine und liebliche Eigenschwingung lässt es einfach nicht zu, dass schädigende Energien eindringen. Zudem werden diese Pflanzen gerne als segnende Pflanzen verwendet, da ihr zärtlicher Duft die Kraft der Segnung in sich trägt. Meist hüllen diese Pflanzen in eine sehr angenehme, wohltuende und beruhigende Atmosphäre ein und lassen Geborgenheit und Harmonie fühlen.

Melisse, Echtes Labkraut, Lavendel, Rose

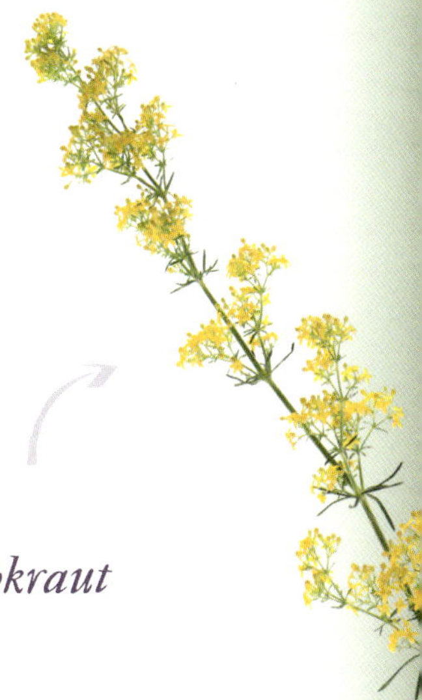

Echtes Labkraut

Waldmeister

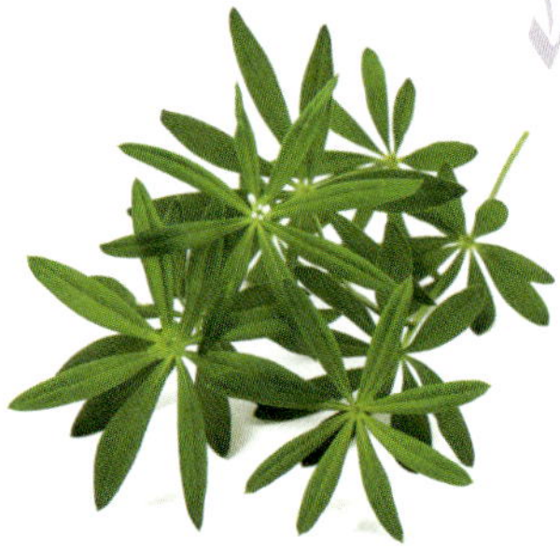

Stinkende oder intensiv riechende Pflanzen

Pflanzen, die sehr intensiv riechen oder sogar einen abstoßenden Geruch aufweisen, galten seit jeher als wirkungsvolle Schutzpflanzen. Sie haben eine mächtige Aura, die nach außen hin stark abwehrend wirkt und schädigende Energien abwendet. Der Baldrian zählt beispielsweise zu diesen Pflanzen. Ein besonders intensiver Geruch weist ganz allgemein auf eine intensive Kraft hin, und so sind es tatsächlich oftmals diese stinkenden Pflanzen, die auf feinstofflicher Ebene sehr intensiv und kraftvoll wirksam werden können. Der Stinkende Storchschnabel beispielsweise geht auf Seelenebene sehr tief und löst uralte Traumen. Die Gundelrebe, die ebenfalls nicht sonderlich wohlriechend ist, hat eine Pflanzenseele, die alte seelische Verletzungen heilen kann.

Zu diesen Schutzpflanzen zählen: Baldrian, Waldmeister

Große und mächtige Pflanzen

Sehr große Pflanzen, die mit einem kraftvollen Stängel in Richtung Himmel wachsen, sich viel Raum nehmen, große Blätter und tiefe Wurzeln aufweisen, helfen auf feinstofflicher Ebene sich aufzurichten, den eigenen Raum einzunehmen, sich gut zu verwurzeln und ebenso weit zu öffnen. Zudem sind diese Pflanzen aufgrund ihrer Größe und Macht immer starke Schutzpflanzen gewesen. Diese Pflanzen stärken den Selbstwert und das Selbstbewusstsein und machen groß und aufrecht.

Große Klette, Königskerze, Wilde Karde, Alant, Engelwurz

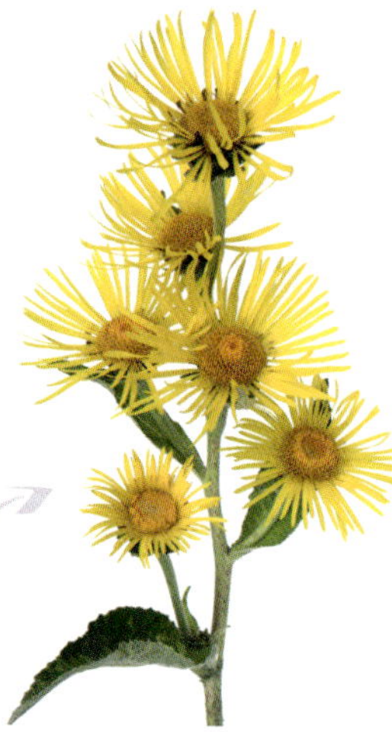

Alant

Die Blütenfarbe

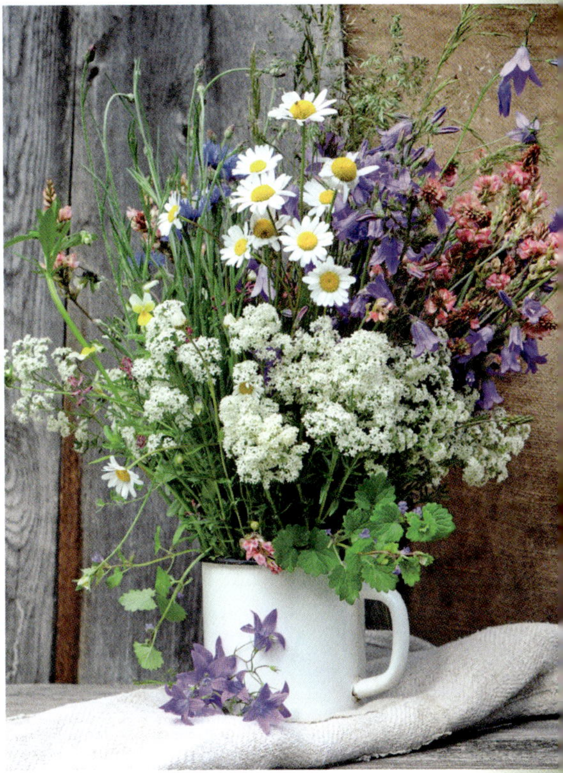

Natürlich tragen die Farben der Blüten immer eine ganz eigene Schwingung in sich. Jede Farbe hat letztendlich eine Eigenschwingung, und damit eine bestimmte Wirkweise. Während Blau eher kühlend und beruhigend wirkt, ist Rot energetisierend und wärmend, während Gelb vor allem die Seele erhellt und unsere Stimmung hebt. Man kann sich diesbezüglich in die Farbenlehre vertiefen und dabei erkennen, dass jede Blütenfarbe auch eine bestimmte Wirkung mit sich bringt. Eine kleine Übersicht sei hier gegeben, damit wir das Grundthema hinter den unterschiedlichen Blütenfarben erkennen können.

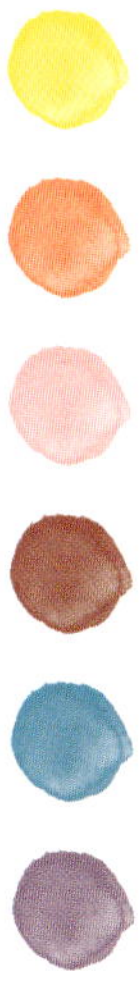

Weiß – Reinigung, Klärung

Gelb – Freude, Optimismus, Selbstbewusstsein, Mut

Orange – Lebensfreude, Lebenskraft

Rosa – Sanftheit, Liebe, Selbstliebe, bedingungslose Liebe

Rot – Leidenschaft, Liebe, Begeisterung, Urkraft

Blau – Beruhigung, Ruhe, Vertrauen, Kühle, Klarheit

Violett – Transformation, Wandlung, Inspiration, Spiritualität

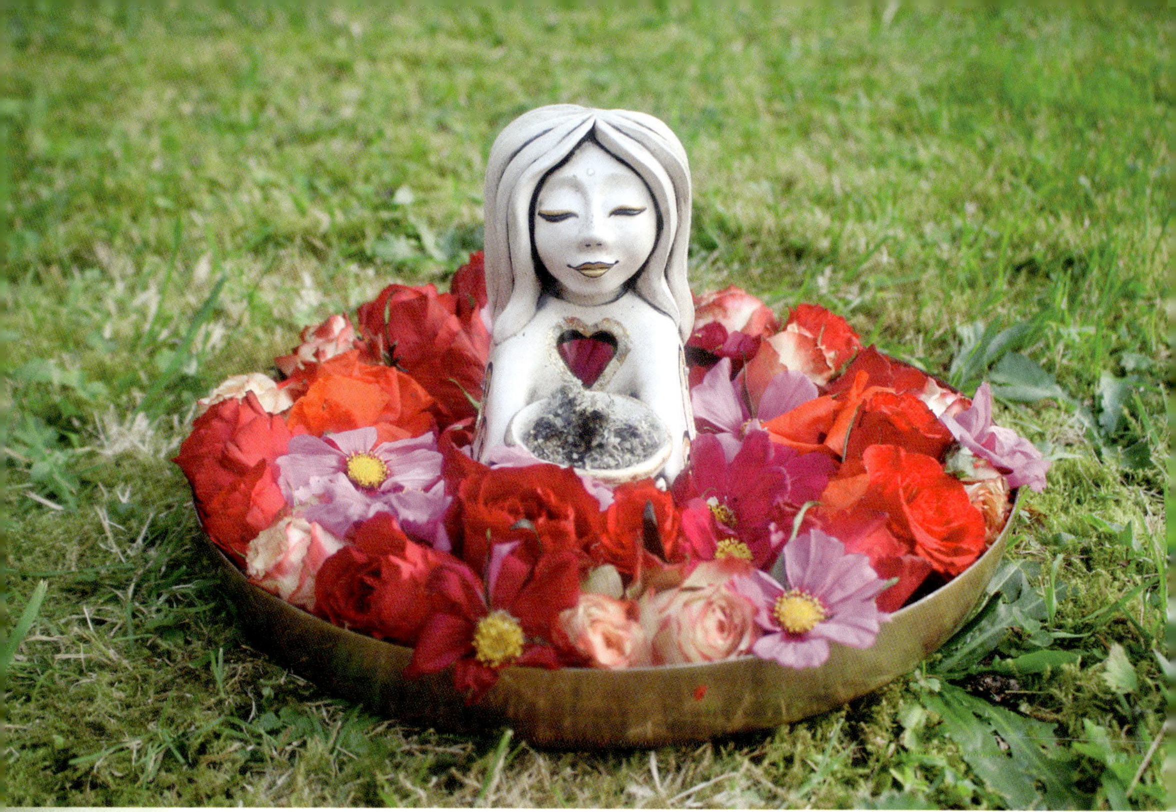

Räuchern einst und jetzt

Vielen Menschen ist meiner Erfahrung nach gar nicht bewusst, wie umfangreich und vielfältig die Kraft dieses wunderschönen alten Brauches ist. Frage ich in meinen Vorträgen, wozu wir räuchern, kommt zum Großteil die Antwort *Für Schutz und für Reinigung*. Dies ist natürlich richtig und ich weiß, dass gerade diese beiden Themen für die meisten Räucherinteressierten größte Bedeutung haben. Dennoch möchte ich den Blick ein wenig weiten, wie viele verschiedene Möglichkeiten zu räuchern es tatsächlich gibt. Denn für jeden wird ein anderer Räucherbereich von Bedeutung sein. Während die einen mit dem Rauch der Pflanzen nur ihre Wohnräume beduften wollen, begleiten andere wiederum ihre Zeremonien und Rituale mit dem heiligen Rauch, während wieder andere körperliche und seelische Heilräucherungen durchführen möchten. Das Spektrum ist vielfältig und darf in seinem gesamten Umfang erkannt werden.

Raumbeduftung

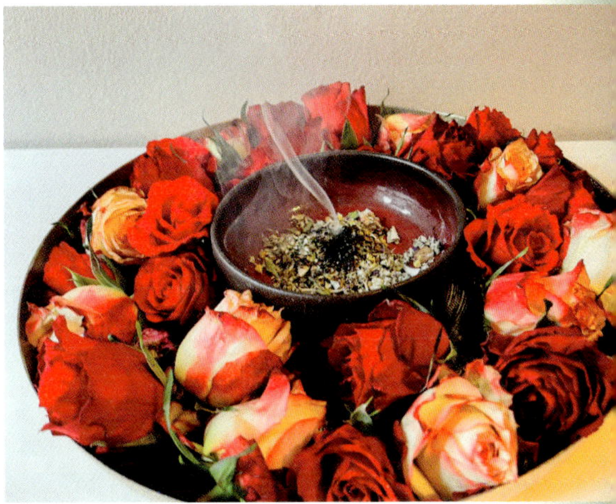

Schauen wir geschichtlich zurück in die Steinzeit, können wir davon ausgehen, dass damals vorrangig geräuchert wurde, um die Gerüche innerhalb der Behausungen zu verbessern. Sicherlich herrschte in den Wohnräumlichkeiten, aufgrund der Lebensweise, nicht immer Wohlgeruch. Der Rauch von Harzen, Hölzern und Blüten wurde hier wohl sehr bodenständig und alltäglich eingesetzt. Auch heute können wir mit der Verwendung eines Räuchersiebes unsere Räume wundervoll bedurften. Hier entfaltet sich der Rauch besonders sanft und verströmt in erster Linie seinen Wohlgeruch. Das Verbrennen eines Salbeiblattes zählt zu den schnellsten Möglichkeiten, Küchenduft oder schlechte Luft zu vertreiben.

Pflanzen, welche die Raumluft verbessern und harmonisieren:
Rose, Lavendel, Melisse, Labkraut, Minze

Raumdesinfektion

Nachweislich wurde in den steinzeitlichen Behausungen bereits mit Wacholder und anderen desinfizierenden Pflanzen geräuchert. Viele archäologische Funde von Herd- und Feuerstellen weisen darauf hin. Ob die Menschen damals bereits wussten, dass der Rauch dieser Pflanzen keimtötend wirkt oder ob sie dies einfach intuitiv wahrnahmen, können wir heute natürlich nicht sagen. Der Nachweis von Keimen und die Erkenntnis, dass diese ansteckend wirken, kam erst Jahrtausende später. Dennoch ist das Räuchern zur Desinfektion und damit zum Schutz vor Ansteckung bis heute bekannt und niemals ganz in Vergessenheit geraten.

Wacholderrauch wurde bis in das letzte Jahrhundert in Krankenhäuser eingesetzt, um diese keimfrei zur halten. Das Räucherbrauchtum rund um Weihnachten dreht sich ebenfalls um das Räuchern mit Wacholder und auch darum, dass Mensch und Tiere durch den Rauch gesund bleiben. Ich selbst räuchere gerne zur Grippezeit und denke, dass wir in diesem wirklich uralten Brauchtum auch heute wieder große Bedeutung finden dürfen. Der Schutz vor Ansteckung und die Erkenntnis, dass wir uns mit ganz einfachen Mitteln selbst helfen können, ist sicherlich für viele Menschen hilfreich. Gerade in Zeiten wie diesen, wo die Angst vor Ansteckung oftmals groß ist und die Kraft eines Virus die ganze Welt beherrscht.

Pflanzen, welche Keime vertreiben:
Wacholder, Thymian, Dost, Salbei, Engelwurz, Fichtenharz

Reinigung und Schutz

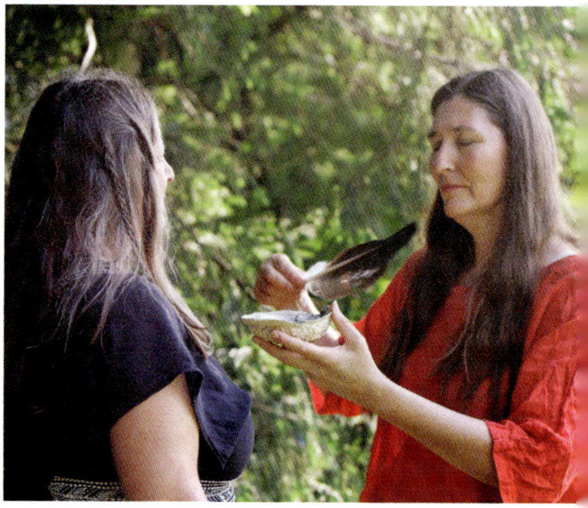

Diese beiden Themen gehören eindeutig zu den beliebtesten und am meisten gewünschten Räucherthemen. Sich vor negativen Energien zu schützen und Fremdenergien aus dem eigenen Energiefeld zu lösen ist ein Anliegen vieler Menschen. Unzähligen Pflanzen werden seit jeher die Eigenschaften des Schutzes und der Abwehr von negativen und schädigenden Energien zugesprochen. Es gibt viel Geschichten und Überlieferungen, wie Pflanzen früher zum Schutz eingesetzt wurden. Früher wie auch heute kann man viele dieser Pflanzen dazu verwenden, die eigenen Energien zu reinigen und Schutz aufzubauen, so dass man für negative Energien nicht mehr empfänglich ist. Selbst Flüche und Verwünschungen konnten mit bestimmten Pflanzen wieder gelöst werden, genauso wie man Geister und Dämonen verjagte, damit nichts Schlimmes passieren würde. In der heutigen Zeit ist es besonders wichtig, diese energetische Reinigung und den Schutz bewusst in den Alltag zu integrieren, da die Energien im Außen manchmal sehr unruhig, turbulent und nicht immer ganz ungefährlich sind.

Die stärksten Schutzkräuter:
Johanniskraut, Brennnessel, Schafgarbe, Dost, Baldrian, Engelwurz, Berufkräuter

Räuchern für Haus und Hof

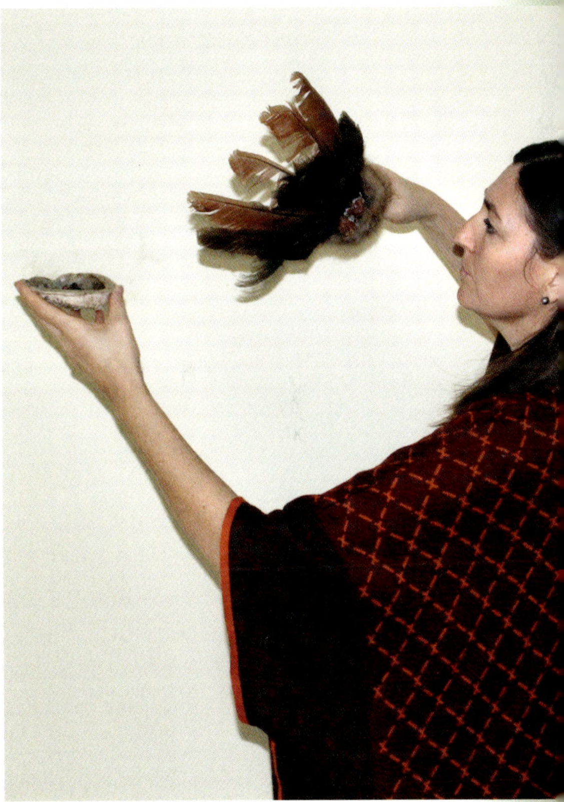

Eine Erweiterung der Schutz- und Reinigungsräucherungen ist das Räuchern von Haus und Hof, welches in unserem Kulturkreis traditionell zu Weihnachten und während der Raunächte durchgeführt wird. Meistens gehen dabei die Großeltern mit dem Räuchergefäß voran und der Rest der Familie folgt hinterher. In vielen Familien wird dabei bis heute gebetet. Geräuchert wird meistens mit Weihrauch oder auch mit Wacholder, welche auf Räucherkohle, die direkt aus dem Ofen kommt, aufgelegt werden. In österreichischen Familien ist es häufig der Großvater oder Vater, der das Räuchergefäß hält, während die Großmutter oder die Mutter eine Schale mit Weihwasser trägt und dieses zum Segnen mit einem Fichtenzweig in den Räumen verteilt. So geht die gesamte

Familie von Raum zu Raum und räuchert, betet und segnet. Wichtig waren dabei auch immer die Tiere und die Stallungen, die besonders viel Schutz und Segen erhielten. Am Ende stellen sich oftmals alle Familienmitglieder rund um das Räuchergefäß auf und halten ein Hut über den Rauch, der dann jedem Familienmitglied aufgesetzt wird. Dies soll im kommenden Jahr vor Kopfschmerzen und Erkrankungen des Kopfes bewahren.

Aus diesem sehr ursprünglichen Hausräucherbrauchtum hat sich in den vergangenen Jahren eine sehr moderne Art des Hausräucherns entwickelt. Viele Energetiker, Kräuter- und Räucherkundige bieten das Räuchern und Reinigen von Häusern und Wohnungen an, mit dem sie die Räumlichkeiten von belastenden und störenden Energien befreien, das Raumklima harmonisieren und stärken und ein Haus mit Schutz und Segen versehen. Ich finde es wichtig und schön, wenn wir das familiäre Hausräuchern neu aufleben lassen und auch hier ein zeitgemäßes Räucherritual entdecken.

Wetterräucherungen

Das Räuchern bei Gewittern und Unwettern hatte bei unseren Ahnen besonders großen Stellenwert. Dies lag daran, dass ihr Überleben von der eigenen Ernte abhängig war. Oftmals reichte ein starkes Unwetter aus und die gesamte Ernte war zerstört und damit auch die lebensnotwendigen Vorräte für den bevorstehenden Winter. Zudem konnten Blitzeinschläge dazu führen, dass Hof und Stallungen abbrannten. Unwetter waren daher gefürchtet.

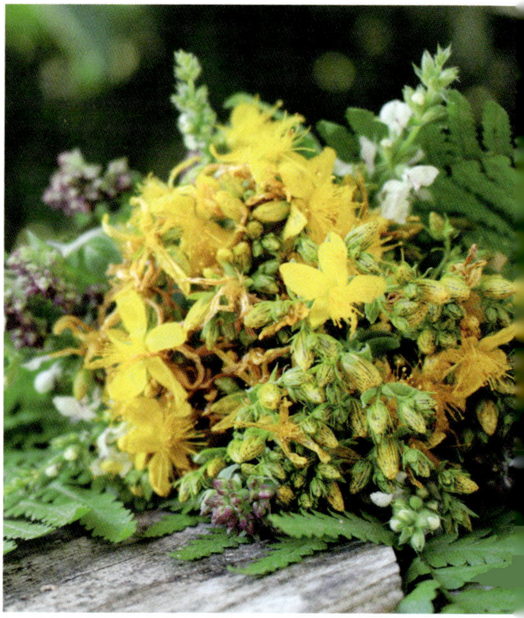

Deshalb gab es vielerlei Räucher- und Pflanzenbrauchtum in Zusammenhang mit dem Wetter. Manche Großmütter warfen beispielsweise ihre Palmkätzchen aus den Palmbuschen in den Küchenofen, wenn ein Gewitter nahte. Stets wurde die schwarze Wetterkerze entzündet und die Familie kam in der Stube zusammen, um gemeinsam zu beten.

Kräuterkundige Weise sammelten zur Sommersonnenwende die kraftvollsten Wetterkräuter, die als Räucherung immer dann zum Einsatz kamen, wenn Unwetter die Sicherheit bedrohten. Königskerze, Johanniskraut und Dost zählen zu den allerwichtigsten Gewitterpflanzen. Das Wetter bekommt in unserer gegenwärtigen Zeit immer größere Bedeutung, weil sich starke und zerstörerische Unwetter mehren.

Räuchern fürs seelische Wohlbefinden

Viele unterschiedliche seelische Befindlichkeiten können mithilfe von Kräuterrauch positiv beeinflusst werden. Bei dieser Art des Räucherns entfaltet vor allem die Pflanzenseele ihre heilsame Kraft und hilft den Seelen der Menschen. Hierbei steht die feinstoffliche Wirkweise deutlich im Vordergrund. Manche von unseren Räucherpflanzen wirken beruhigend und schlaffördernd, andere wiederum harmonisierend, ausgleichend, anregend oder stärkend. Dann gibt es Pflanzen, die Ängste und Trauer vertreiben, unsere Stimmung erhellen oder uns Mut und Kraft schenken. Es gibt unzählige verschiedene Anwendungsmöglichkeiten, unser seelisches Wohlbefinden zu unterstützen.

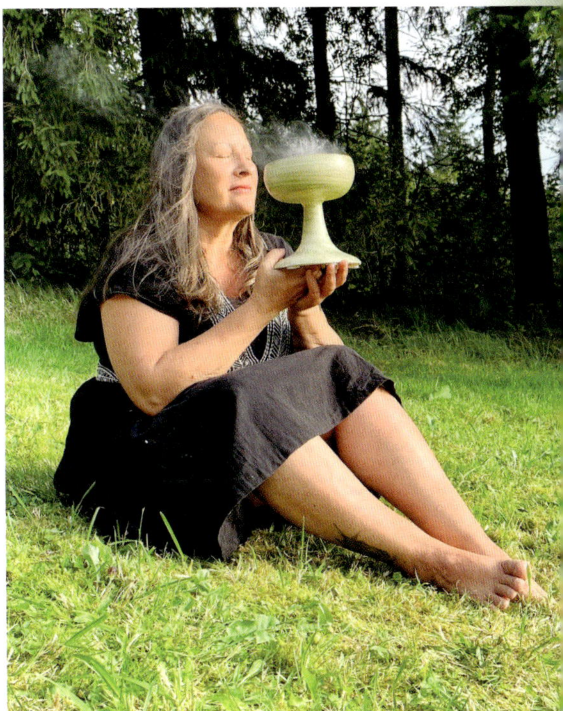

Räuchern für die Seele wird in unserer gegenwärtigen Zeit immer wichtiger werden, denn für immer mehr Menschen sind Seelenthemen die schwierigsten ihres Alltags. Stress, Überlastung, Schlaflosigkeit und Depressionen sind häufige Erscheinungen unserer modernen Zeit und direkte Folge eines Lebensstiles, der sich zum Großteil gegen den natürlichen Rhythmus des Menschen richtet und die wahren Bedürfnisse nicht erfüllt. Der Rauch unserer Pflanzen kann dabei zu einer großen Hilfe werden und sollte in Zukunft viel bewusster genutzt werden.

Stimmungsaufhellende Pflanzen:
Johanniskraut, Ringelblume, Goldrute, Alant

Beruhigende und schlaffördernde Pflanzen:
Baldrian, Melisse, Lavendel, Hopfen

Angstlösende Pflanzen:
Dost und Thymian, Königskerze, Witwenblume, Engelwurz

Körperliche Heilräucherungen

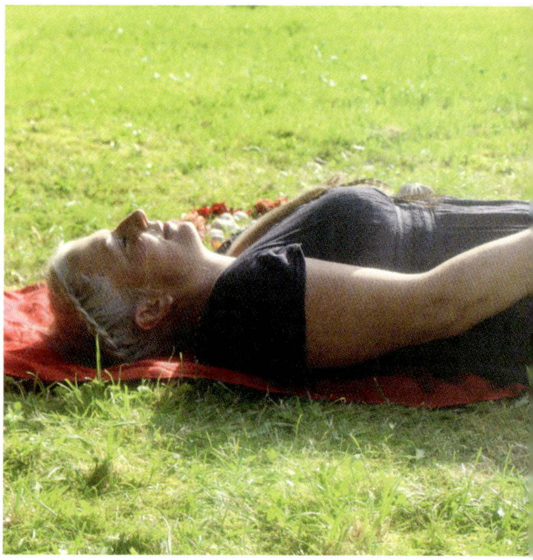

Zum Großteil in Vergessenheit geraten sind Räucherungen zur körperlichen Heilung. Man kann allerdings davon ausgehen, dass es Zeiten gab, wo Heilpflanzen über ihren Rauch zur körperlichen Genesung eingesetzt wurden. Eine sehr alte und nicht nachahmenswerte Überlieferung beschreibt, dass der Rauch des Stechapfels einst Asthmaerkrankungen und Lungenkrankheiten linderte. Auch der Rauch von Huflattichblätter wurde bei Hustenerkrankungen inhaliert. Hildegard von Bingen empfahl gegen Schnupfenerkrankungen Dill und Fenchel auf erhitzte Ziegel zu legen und den entstehenden Rauch durch die Nase einzuatmen. Aus dem Mittelalter liegen Schriften vor, die belegen, dass der Rauch von Fichtenharz und Wacholder zum Desinfizieren von Krankenräumen genutzt wurde. Zudem finden wir in der Frauenheilkunde Hinweise darauf, dass der Schoßraum der Frau, vor und nach Geburten oder auch bei frauentypischen Erkrankungen, mithilfe von Schoßraumräucherungen beräuchert wurde. Leider ist von diesem Wissen nur mehr wenig überliefert, und so dürfen bzw. müssen wir selbst neue Heilräucherungen entdecken, damit auch die körperlich heilende Wirkung des Pflanzenrauches aufs Neue genutzt werden kann. Ich habe in den letzten Jahren viel Erfahrung mit dem Heilräuchern sammeln dürfen und werde einen kleinen Teil meines Wissens in diesem Buch vorstellen.

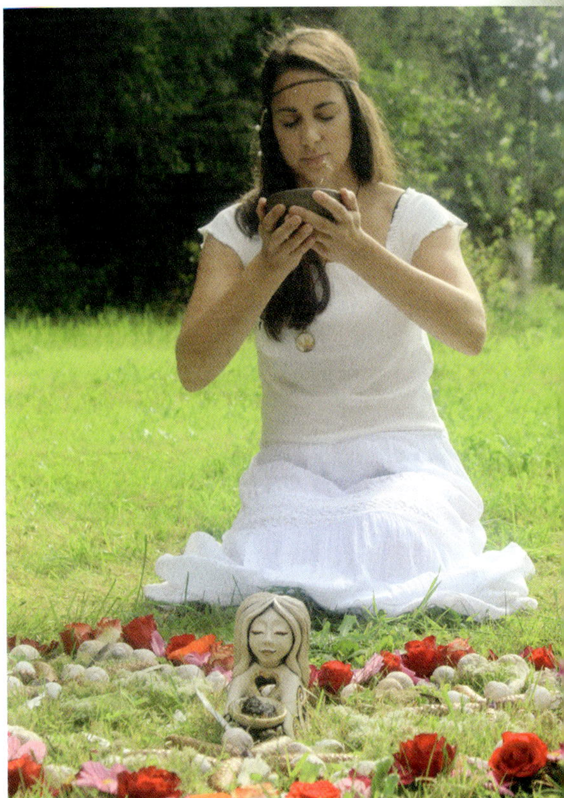

Rituale und die Kraft des Rauches

Der Rauch von Pflanzen hat wahrscheinlich in allen Kulturen und zu allen Zeiten die heiligen Rituale und Zeremonien der Menschen begleitet. In vorchristlicher Zeit wurden Rituale gefeiert, die stets in tiefem Einklang mit den Kräften der Natur standen. Der Zyklus des Jahreskreises war dabei ebenso bedeutend wie der Zyklus des Mondes oder der Zyklus des Lebens. So gehörten in unserem Kulturkreis Vollmondfeste, Jahreskreisfeste und unterschiedliche Lebensfeste und Lebensübergänge zu den wichtigsten Ritualen. Diese finden auch heute wieder verstärkt Interesse und werden immer häufiger aus naturspiritueller Sicht gefeiert. Ich selbst leite seit knapp 15 Jahren Jahreskreisfeste, naturspirituelle Hochzeiten, Willkommensfeste, Abschiedszeremonien und auch Frauen- und Vollmondrituale. Alle Rituale werden dabei vom heiligen Rauch begleitet, da dieser immer die eigentliche Kraft des Rituals spürbar werden lässt. Bei den Willkommensfesten räuchere ich beispielsweise mit segnenden Kräutern, um die neu geborene Seele mit Schutz und Segen zu versehen. Bei Hochzeiten werden herzöffnende und besonders wohlriechende Pflanzen verräuchert, um die Kraft der Liebe spürbar zu machen, und bei Verabschiedungen räuchere ich mit Schwellenpflanzen, die es der Seele ermöglichen ihren Weg nach Hause anzutreten. Bei den Vollmondfesten wird sowohl mit Frauenkräutern als auch mit Pflanzen, die die Sinne weiten und die Hellsicht stärken, geräuchert, damit die Frauen ihre Intuition und ihre tiefe Verbindung zum Urweiblichen spüren können. Räuchern und Rituale sind für mich absolut untrennbar miteinander verbunden. Da ich wirklich viele wunderschöne, heilsame und tiefgehende Rituale mit der Kraft des Räucherns begleitet habe, stelle ich am Ende des Buches meine schönsten Räucherrituale vor.

Rauch der Götter – Rauch der Religionen

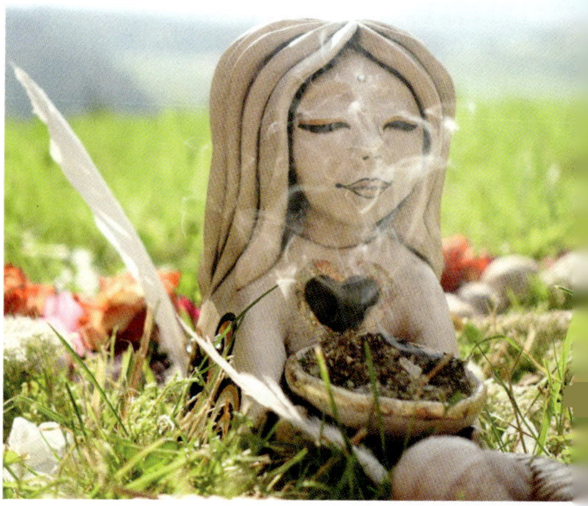

Einst galt der Rauch von Pflanzen und der edlen Harze als Opfergabe an die Götter. Das Bild des aufsteigenden Rauches, der den Himmel erreicht, wurde zum heiligen Bild und die Kraft der Rauchsäule zur verbindenden Kraft mit der Götterwelt. Die wertvollsten und wichtigsten Heilpflanzen und Harze wurden den Göttern geopfert, um sie milde zu stimmen, sie anzubeten und mit ihnen in Kontakt zu treten. Wettergottheiten wurden dabei ganz andere Kräuter als Rauch geschenkt, als Fruchtbarkeits- oder Erdgöttinnen. Altäre wurden einst mit Eisenkraut geräuchert, bevor die heiligen Zeremonien begannen. Viele der Gottheiten hatten ihre eigenen Pflanzen und ihre eigenen Rituale. Aus dem Räuchern für die Götter wurde später das religiöse Räuchern. Alle großen Religionen verwenden Rauch. In der katholischen Kirche wird bis heute Weihrauch eingesetzt. Obwohl das Räuchern lange Zeit von der katholischen Kirche als heidnischer Brauch zutiefst abgelehnt wurde, hat es nun schon seit dem 5. Jahrhundert nach Christus einen fixen Platz in der Liturgie. Auch in den anderen großen Weltreligionen ist das Räuchern ein wichtiger Teil der Zeremonien.

Der Rauch der Schamanen

Schamanen aller Kulturen nutzten ebenfalls ihre heiligen Kräuter als Rauch. Dieser half ihnen, einen veränderten Bewusstseinszustand zu erlangen, den wir als Trance bezeichnen und der es ermöglichte, den schamanischen Seelenflug anzutreten, um aus den geistigen Welten Botschaften zu erlangen. Selbst wenn es viele Methoden gibt, die eine derartige Trance induzieren, gab es auch immer die Tranceinduktion durch die Verwendung der Schamanenkräuter und damit der psychoaktiv wirksamen Pflanzen. Mit großer Wahrscheinlichkeit wurden hierfür in erster Linie heimische Giftpflanzen herangezogen. Der Rauch des Fliegenpilzes und des Bilsenkrautes kam in unserem Kulturkreis sicherlich ebenso zum Einsatz wie der Rauch der Tollkirsche und des Stechapfels. Diese Anwendungen sind allerdings kaum überliefert, da das Wissen darüber mit großer Wahrscheinlichkeit mit der Hexenverbrennung verloren ging. Ganz deutlich möchte ich an dieser Stelle erwähnen, dass Erfahrungen mit Giftpflanzen ausschließlich für langjährig erfahrene Kräuterkundige und schamanisch arbeitende Menschen vorgesehen sind und ich missbräuchliche Verwendung unserer heiligsten und stärksten Pflanzengeistwesen ablehne.

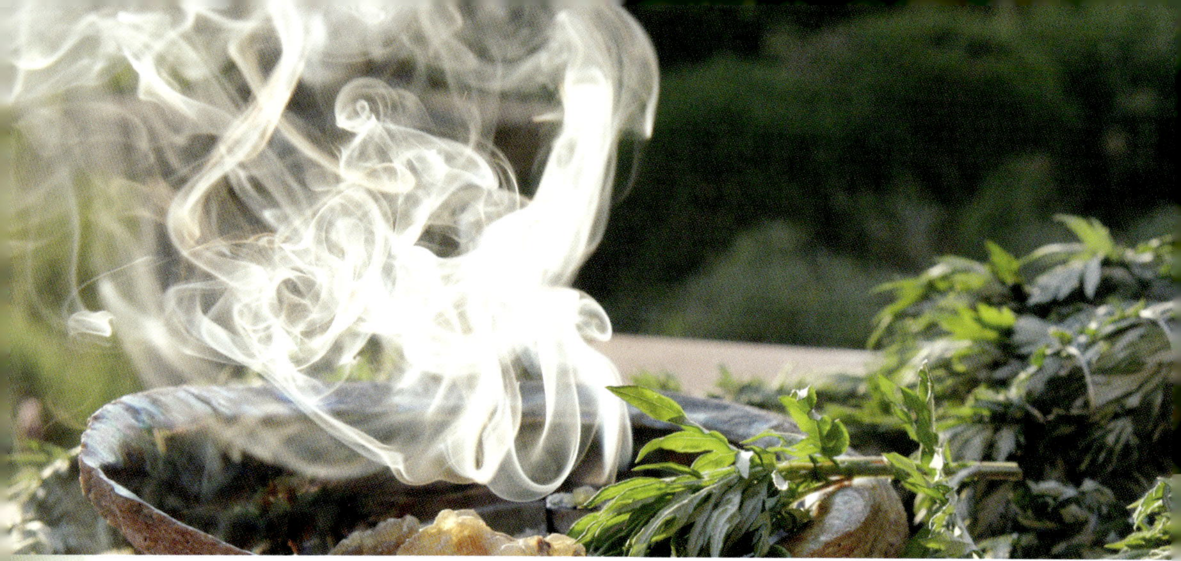

Die verschiedenen Räuchermethoden

Jeder sollte auf die Art und Weise räuchern können, wie es für ihn am besten ist. Wichtig ist, dass wir uns zuvor bewusst machen, dass jede Räuchermethode ihre eigenen Vor- und Nachteile hat.

- Das **Räuchern mit Sieb** geht beispielsweise sehr einfach und ist wunderbar alltagstauglich. Der erzeugte Rauch ist allerdings nicht sehr intensiv und man kann mit ihm keine Hausräucherungen durchführen.
- Das **Räuchern mit Kohle** ist im Gegensatz dazu sehr intensiv und bringt wirklich viel Rauch hervor. Durch den störenden Geruch der Kohle ist es aber nicht so natürlich.
- **Räuchern mit Räucherbündel** ist wiederum eine sehr natürliche Methode, doch hier können wir nicht alle Pflanzen verwenden, weil die Räucherbündel sonst nicht brennen würden.
- Das **Räuchern ohne Kohle** ist extrem wirkungsvoll, hat aber den Nachteil, dass man keine einzelnen Kräuter verräuchern kann, weil man immer mehrere bestimmte Kräuter und Harze braucht, damit das Räucherwerk brennt.

Daher empfinde ich es als wichtig, sich alle Methoden anzueignen, alles auszuprobieren und dann zu entscheiden, welche Methode man zu welchem Zweck einsetzt.

Räuchern mit Sieb

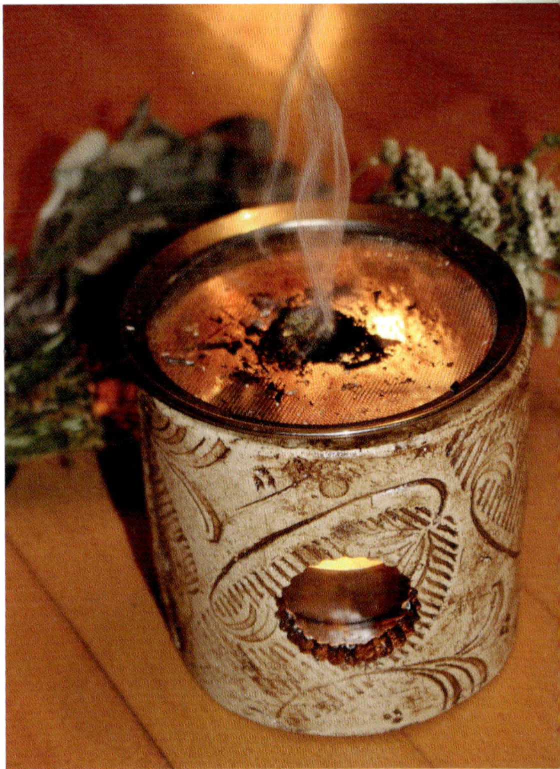

In den vergangenen Jahren wurde das Räuchern mit Räucherstövchen immer bekannter und beliebter. Dabei wird ein Gefäß verwendet, in das ein Teelicht gestellt werden kann und dem ein Sieb aufgelegt wird. Wird das Teelicht entzündet, entfaltet dieses seine Wärme, die bis zum Sieb aufsteigt und es erhitzt. Werden nun Kräuter und Harze auf das Sieb aufgelegt, beginnen diese ihren Rauch ganz sanft abzugeben und ihren Wohlgeruch zu verbreiten. Da das Rauchwerk nicht direkt in Kontakt mit der Flamme kommt, verräuchern die Pflanzen meistens sehr milde. Der so entstehende Rauch ist allerdings nicht sehr intensiv.

Man kann auf diese Art ganz wunderbar im Alltag räuchern und auch neben den Kindern und Haustieren. Ist das Räucherwerk sehr fein, kann es sein, dass es durch das Sieb rieselt. Wenn man Harze auflegt, beginnen diese meist zu tropfen. Deshalb legen viele Menschen ein kleines Edelmetallplättchen auf das Sieb.

Ich verwende das Räuchersieb gerne neben der Arbeit und auch dann, wenn ich keine Zeit habe, mich wirklich aufs Räuchern zu konzentrieren. Am liebsten aber räuchere ich mit dem Sieb immer dann, wenn ich eine einzelne Räucherpflanze oder nur ein Harz wirklich wahrnehmen und auch in seiner Räucherkraft kennenlernen möchte. Für mich liegt in der Möglichkeit mit dem Sieb einzelne Pflanzen zu verräuchern der allergrößte Vorteil. Möchte ich den Rauch einer Pflanze und die Botschaft des Pflanzenwesens kennenlernen und auf tieferer Ebene verstehen, gehe ich immer über das Räuchern mit dem Sieb in die Pflanzenkommunikation und Wahrnehmung der feinstofflichen Botschaft des Rauches hinein.

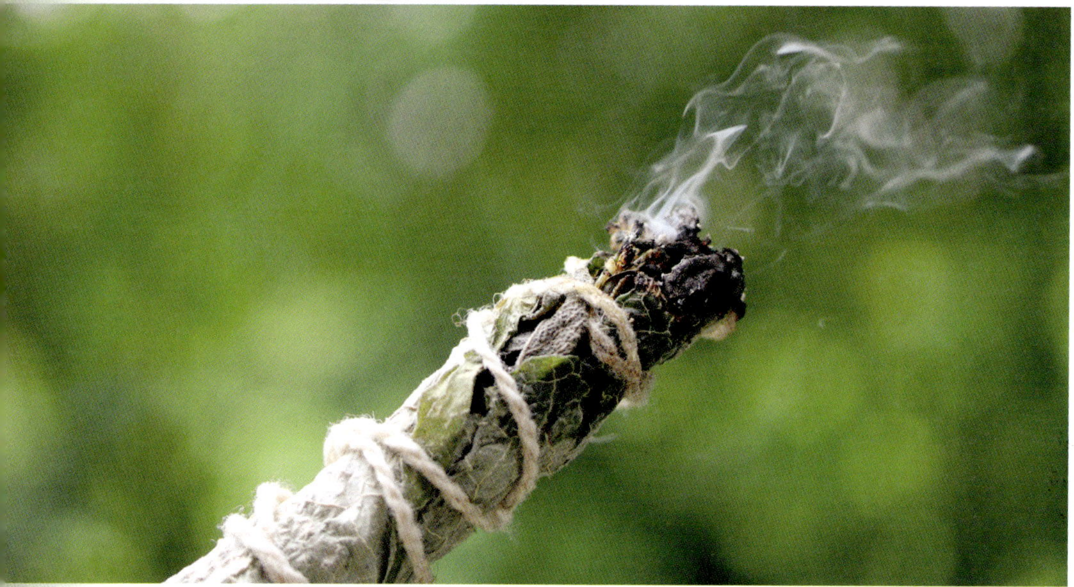

Räucherbündel

Eine der einfachsten und schönsten Formen zu räuchern ist das Binden von Räucherbündeln. Dazu verwendet man Pflanzen, die viele ätherische Öle und Harze beinhalten und aus diesem Grund gute Brenneigenschaften aufweisen. Salbei und Beifuß sind hier die beiden wichtigsten Kräuter. Diese werden in gleicher Länge geschnitten, aneinandergelegt und mit einem natürlichen Bindfaden fest umwickelt. Man kann in das Bündel auch noch andere Pflanzen mit hineinbinden, muss aber immer bedenken, dass dadurch die Brenneigenschaft etwas herabgesetzt wird. Gerne umwickle ich meine Räuchersticks mit einem großen Blatt einer Königskerze oder dem Blatt einer Großen Klette.

Die Räuchersticks hängt man verkehrt herum zum Trocknen auf. Wenn sie völlig trocken sind, kann man sie an einer Seite entzünden und zum Räuchern verwenden. Meist fällt dabei etwas Asche zu Boden, so dass man einen kleinen Teller unterhalten sollte. Am Ende der Räucherung muss man das Bündel ausdämpfen, indem man es am besten in etwas Sand oder Erde steckt. Bekannt sind Räuchersticks aus Weißem Salbei, die man im Räucherwarenhandel zu kaufen bekommt und die sehr gerne zum energetischen Reinigen von Auren, aber auch von Häusern verwendet werden.

Räuchern mit Kohle

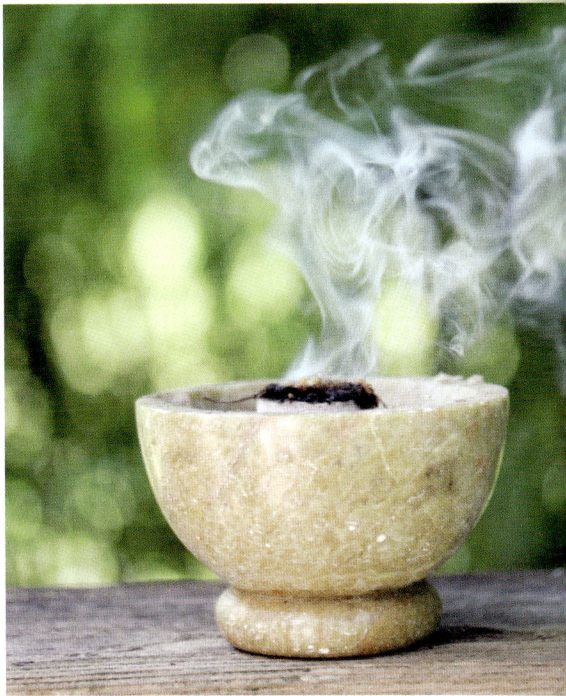

Dies ist wohl die am häufigsten beschriebene und empfohlene Art zu räuchern. So kraftvoll und schön diese Art des Räucherns ist, mich verwundert es doch immer wieder, dass sie in beinahe allen Räucherbüchern empfohlen wird, so als ob es keine Alternativen gäbe. Deshalb möchte ich sie hier auch nur ganz kurz beschreiben.

Man verwendet eine feuerfeste und hitzebeständige Räucherschale, in die etwas Räuchersand gefüllt wird. Will man räuchern, entzündet man eine Räucherkohle und legt diese im Räuchersand ab. Erst wenn die Kohle weiß-gräulich abgebrannt ist, beginnt man das Räucherwerk aufzulegen. Dieses verbrennt auf der heißen Kohle und lässt Rauch aufsteigen. Manchmal verkohlt das Räucherwerk dabei allerdings sehr rasch und muss mit einem kleinen Räucherlöffel wieder von der Kohle abgekratzt werden. Danach legt man neues Rauchwerk auf und räuchert weiter.

Für mich gibt es bei dieser Art des Räucherns leider einige Nachteile. Auf der einen Seite ist in herkömmlicher Räucherkohle Salpetersäure enthalten und dies ist deutlich zu riechen, wenn man die Kohle entzündet. Meine feine Nase mag auch den Geruch der Biokohle nicht so gerne, so dass ich grundsätzlich eine Abneigung gegen den Eigengeruch der Räucherkohle habe. Zudem geht mir das Abbrennen der Pflanzenteile oft zu rasch und ich kann mich gar nicht in Ruhe auf das Räuchern konzentrieren, weil ich das abgebrannte Rauchwerk schon wieder abkratzen muss. Bei manchem Räucherwerk ist es so, dass Blüten rascher verkohlen als Wurzelteile und das Rauchwerk dadurch sogar ein wenig unharmonisch abbrennt. Nun habe ich das Räuchern ohne Kohle entwickelt.

Die wichtigsten Räucherutensilien

Bevor wir im folgenden Kapitel tiefer in das Räuchern ohne Kohle einsteigen, möchte ich beschreiben, was man benötigt, wenn man zu räuchern beginnen möchte. Es braucht im Grunde nur einige wenige Materialien und Zutaten und schon kann es losgehen.

Räucherkräuter

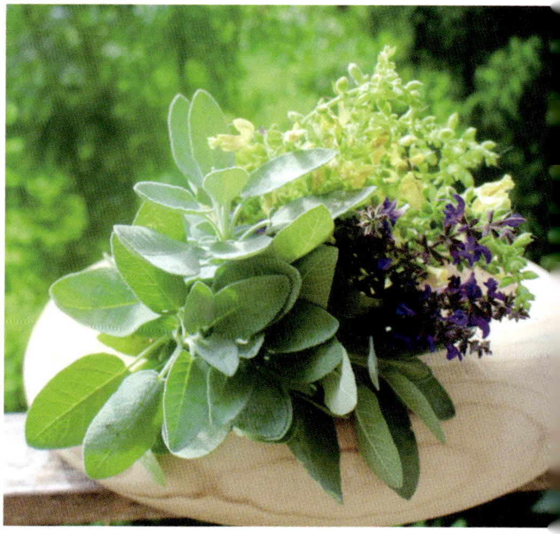

Zum Räuchern braucht man zuallererst viele getrocknete Pflanzen. Im Idealfall sammelt und trocknet man die Räucherpflanzen selbst. Natürlich können sie auch gekauft werden. Für unsere Art des Räucherns sind Salbei und Beifuß die wichtigsten Pflanzen, die man auf jedem Fall in ausreichender Menge im Haus haben sollte. Ob gekauft oder selbst gesammelt ist dabei nicht so wichtig.

Räucherharze

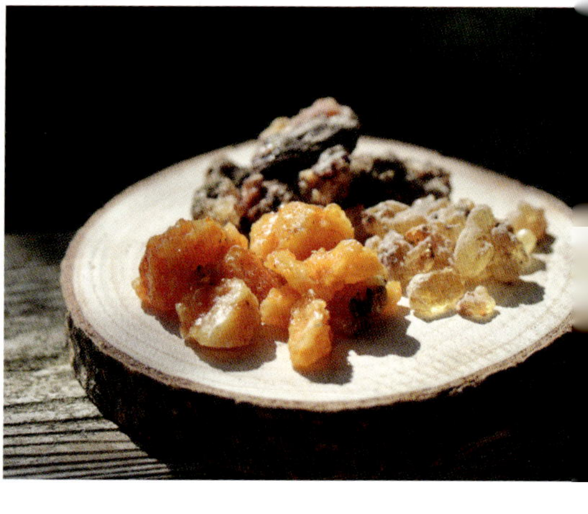

Jedes gute Räucherwerk beinhaltet ein Harz. Dieses ist sowohl für den Wohlgeruch und die energetische Wirksamkeit, aber auch für die gute Brenneigenschaft des Rauchwerkes verantwortlich. Ich räuchere am liebsten mit selbst gesammeltem Fichtenharz und anderen heimischen Harzen aus dem Wald. Manchmal greife ich auch auf edle

Harze wie Weihrauch oder Myrrhe zurück. Alle Harze, die wir brauchen, können natürlich im Räucherwarenhandel gekauft werden. Sich eine kleine Auswahl an unterschiedlichen Harzen zu besorgen würde ich auf jeden Fall empfehlen.

Mörser

Da wir unsere Räucherwerke selbst herstellen, indem wir Kräuter und Harze miteinander zu einem Räucherpulver vermörsern, gehört ein guter Mörser zum notwendigen Handwerkszeug. Ich empfehle einen etwas größeren Granit- oder Steinmörser, da dieser am kraftvollsten ist und auch harte Wurzelteile pulverisieren kann.

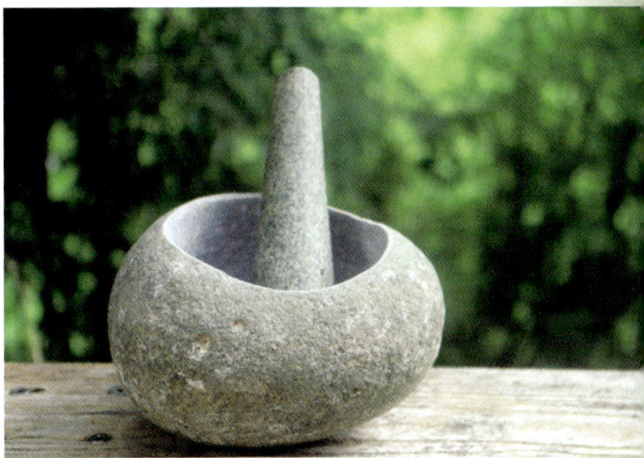

Gläser

Wir brauchen viele schöne kleine Gläser, um das Räucherwerk aufzubewahren. Man kann das Räucherwerk auch in Papier aufbewahren, doch am schönsten ist dann doch immer wieder ein gut verschlossenes Glas.

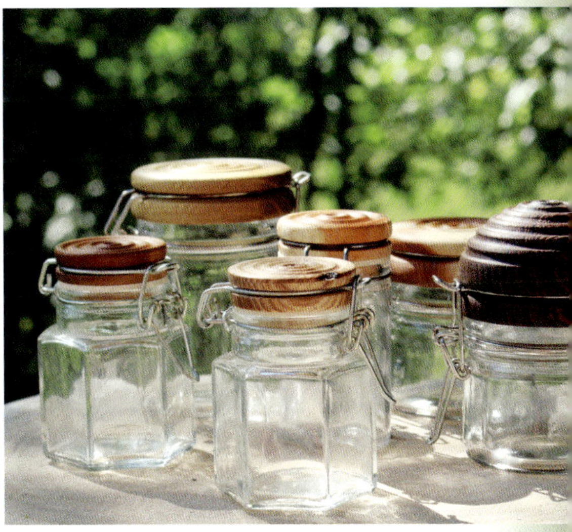

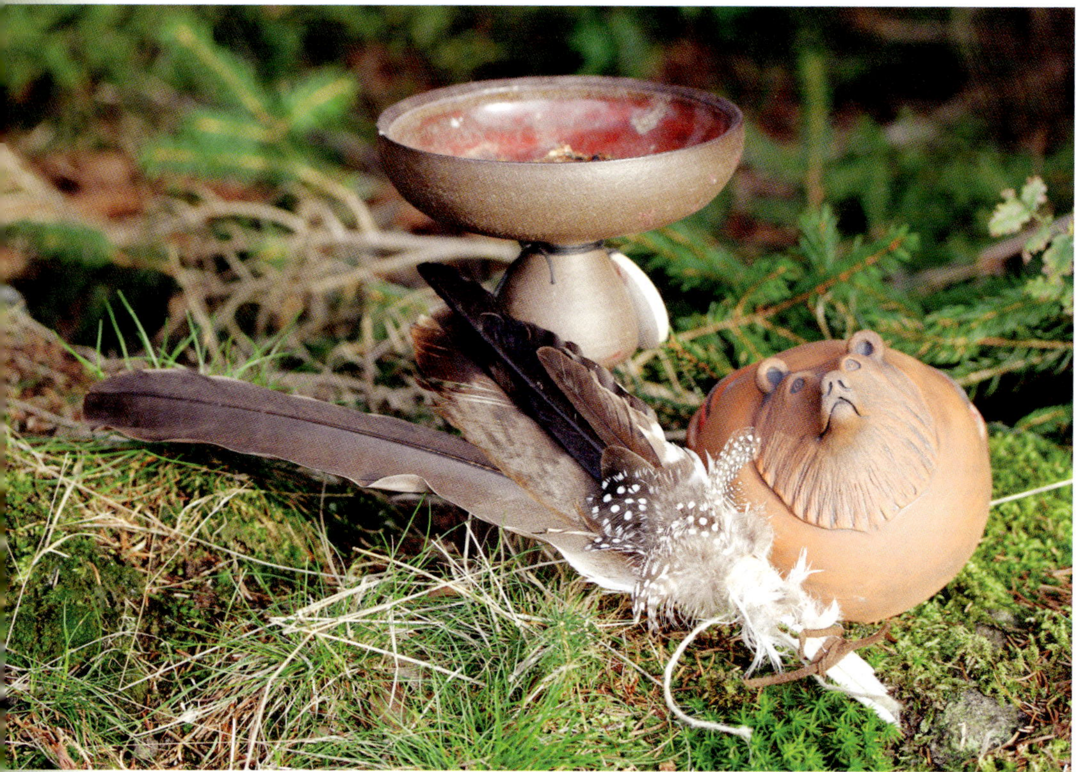

Räuchergefäß

Zum Räuchern braucht man selbstverständlich auch ein passendes Gefäß, das feuerfest und hitzebeständig sein muss. Ich verwende beispielsweise gerne eine ungeschliffene Abalonenmuschel. Sie kann für längere Zeit in der Hand gehalten werden und bei den Heilräucherungen auch am Körper abgestellt werden. Sie wird zwar warm, aber nie zu heiß. Selbst wenn ich Hausräucherungen durchführe, kann ich sie eine Stunde lange in Händen halten. Zudem kommt sie aus dem Meer und ich fühle durch sie die Verbindung zum Element Wasser. Die anderen drei Elemente sind beim Räuchern ebenfalls immer mit dabei. Das Feuer in der Glut, das Element Erde in den Pflanzen und das Element Luft im Rauch. Räucherkelche oder andere getöpferte Räuchergefäße verwende ich ebenfalls sehr gerne. Dies während Ritualen oder wenn es um heilige Handlungen geht.

Räucherfeder

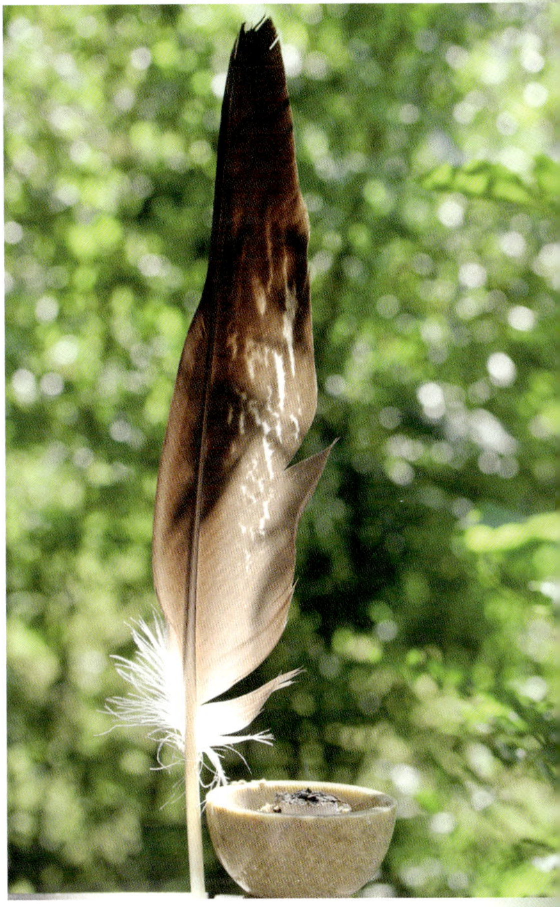

Eine Räucherfeder braucht man dann, wenn man Rauch verteilen möchte und auch die energetische Kraft einer Feder bewusst nutzen will. Man kann den Rauch auch ganz wunderbar mit den Händen verteilen oder sogar mit einem Farnwedel, den man direkt aus dem Wald holt. Dennoch galten Federn immer als heilige Werkzeuge der Heiler und Schamanen, so wie auch Vögel immer heilige Tiere waren, die den Zugang zu anderen Welten ermöglichten und vor allem das Tor zu den Himmelswelten öffneten. Vögel lernen der Seele wieder zu fliegen und im Bewusstsein frei und weit zu werden. Ihre Federn galten oftmals als wertvolle Gegenstände, die selbst eine besondere Kraft in sich tragen. Mit einer Adlerfeder kann man beispielsweise auch ohne Räucherwerk die Aura bereinigen. Ich kombiniere beim Räuchern gerne die energetischen Kräfte von Feder und Rauch.

Räucherfächer

Wesentlich stärker und machtvoller als eine einzelne Feder ist ein Räucherfächer, bei dem mehrere Federn kunstvoll zusammengebunden werden und der mit zusätzlichen Materialien, wie Kristallen oder Bändern, geschmückt werden kann.

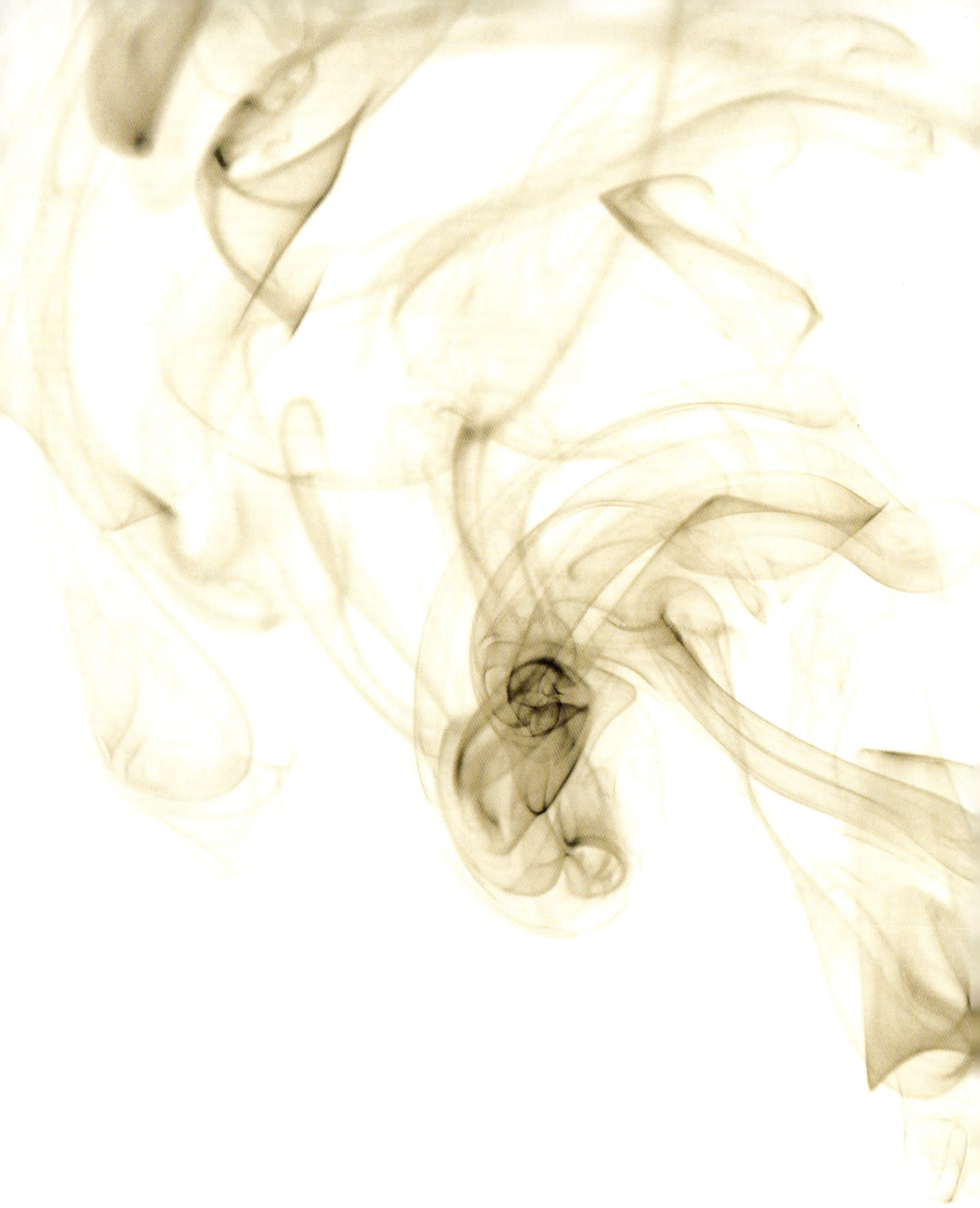

Räuchern ohne Kohle

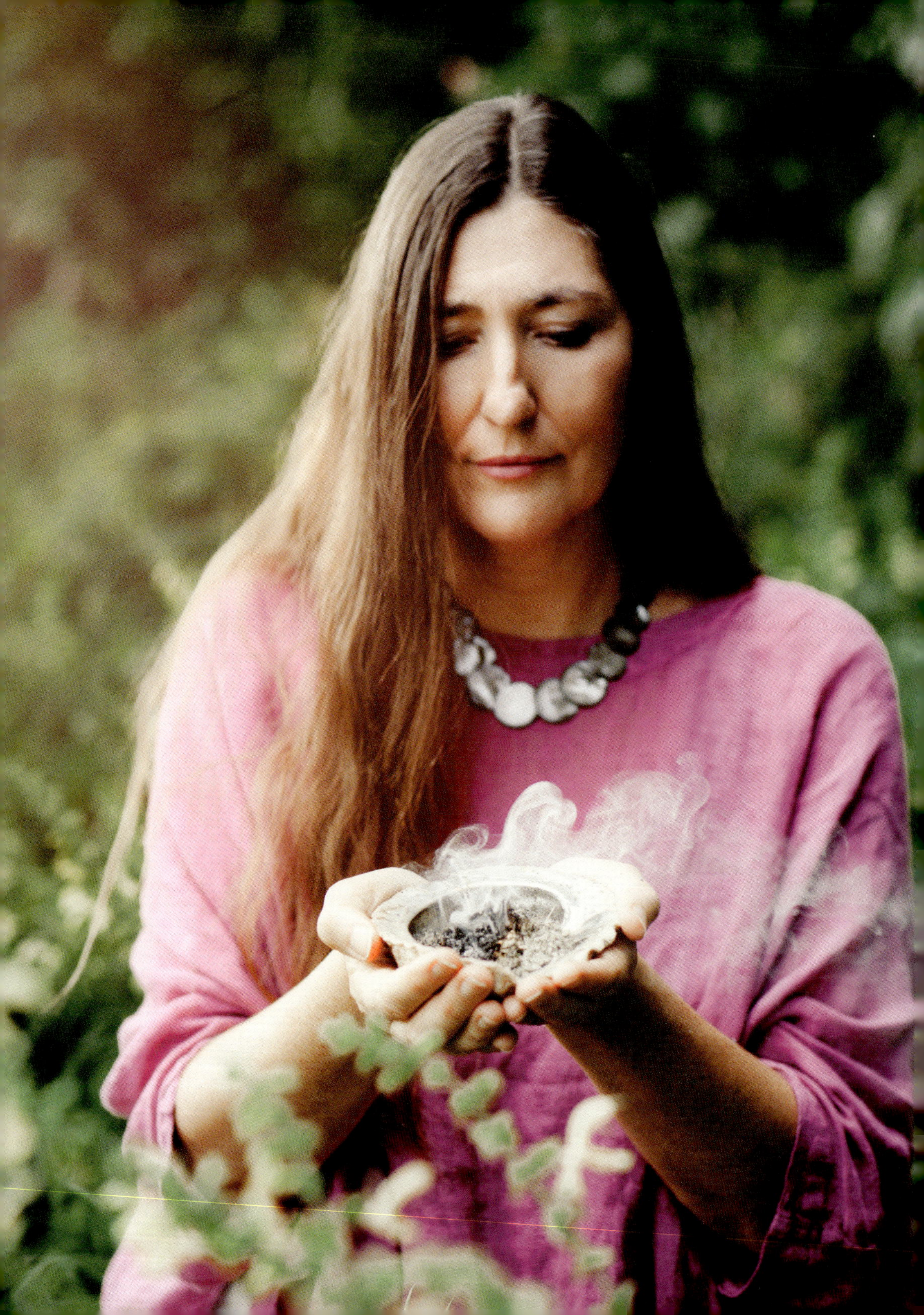

Räuchern ohne Kohle

Einleitung

Räuchern ohne Kohle ist eine Räuchermethode, die ich über viele Jahre entwickelt, erprobt und immer mehr vertieft und erweitert habe. Geprägt ist sie davon, dass ich keine Räucherkohle verwende, sondern ein besonderes Rauchwerk mörsere, das ich direkt entzünden kann und das sehr starken und heilsamen Rauch abgibt. Meine eigene Geschichte von Erfolg und Misserfolg beim Räuchern führte mich dorthin, wo ich jetzt stehe und wo ich mir meinen persönlichen und beruflichen Alltag ohne diese Art des Räucherns gar nicht mehr vorstellen kann. *Ohne Rauch geht`s auch* stimmt in diesem Fall für mich nicht. Mein Herz schlägt so sehr für diese uralte Praktik, die ich neu entdeckt und erweckt habe, dass es mir seit vielen Jahren ein wirklich großes Anliegen ist, all mein Wissen darüber in Ausbildungen und Kursen weiterzugeben und einen Teil davon nun auch in diesem Buch zu veröffentlichen.

Für diese Art des Räucherns braucht es nur etwas Grundlagenwissen, ein wenig Übung, ganz viel Freude und Begeisterung und auch eine gewisse Offenheit dafür, neue und unbekannte Wege zu gehen. Sicherlich wird es für manche zu Beginn ungewohnt sein, ohne Kohle zu räuchern. Dennoch zeigt mir meine langjährige Erfahrung, dass die meisten Menschen, die das *Räuchern ohne Kohle* bei mir kennengelernt haben, danach nicht mehr anders räuchern wollen.

Ohne Kohle kein Gestank

Für mich liegt einer der größten Vorteile des *Räucherns ohne Kohle* darin, dass ich auf die Räucherkohle verzichten kann. Dadurch entsteht kein künstlicher oder unangenehmer Geruch, der den Räucherduft verändert oder die Energie des Räucherwerkes herabsetzt. Bei mir rauchen und riechen wirklich nur die puren Pflanzenbestandteile und Harze.

Räuchern braucht Rauch

Ein weiterer Vorteil ist die starke Rauchentwicklung. Durch diese Art des Räucherns entfaltet sich ein sehr kraftvoller und mächtiger Rauch, den ich persönlich beim Räuchern auch benötige. *Räuchern braucht Rauch*, wenn ich damit wirklich etwas bewirken will. Dies ist zumindest meine Meinung, die letztlich meiner Erfahrung entstammt. Bereinige ich eine Aura von Fremdenergien oder räuchere ich ein Haus, brauche ich genau diesen starken, sichtbaren und spürbaren Rauch. Gerade dieser ist es, der energetisch etwas verändert. Ich persönlich liebe es übrigens, wenn es so richtig raucht, qualmt und nebelt. Dann erst können Energien in Bewegung kommen und sich transformieren.

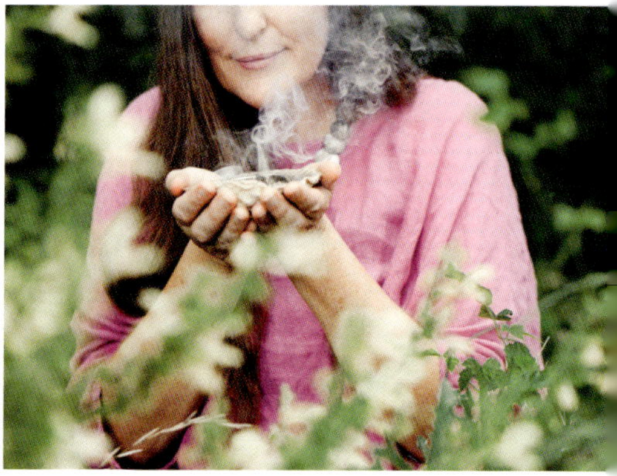

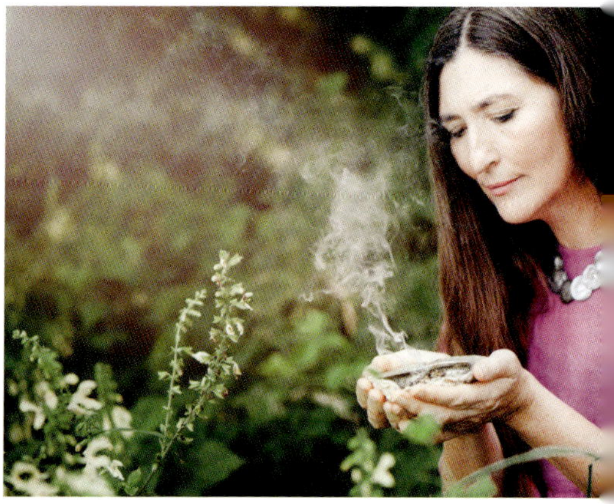

Räuchern mit weit offenem Bewusstsein

Was ich ebenfalls besonders schätze, ist die harmonische und beständige Rauchentfaltung, die es mir ermöglicht, mich ganz auf das Räuchern zu konzentrieren und einzulassen. Es braucht kein Abkratzen und Neuauflegen meines Räucherwerkes. Es brennt einfach sehr lange vor sich hin, wenn ich ausreichend davon verwende. Dies ermöglicht mir, dass ich mich tief in die eigentliche Tätigkeit fallen lassen kann, ohne ständig auf das Rauchwerk achtgeben zu müssen. Dabei verändert sich manchmal sogar mein Bewusstseinszustand, der es mir dann ermöglicht, Energien wahrzunehmen, zu lenken und zu lösen. Gerade wenn ich Häuser reinige, Heilräucherungen durchführe oder Rituale mit heiligem Rauch begleite, benötige ich diesen veränderten Bewusstseinszustand.

Räuchern zu allen Themen, die Rauch brauchen

Ein letzter und ebenfalls sehr geschätzter Vorteil ist, dass ich zu meinem Grundrauchwerk, das nur aus drei Zutaten besteht, noch viele weitere Kräuter dazumischen kann. Dadurch ergeben sich unzählige Möglichkeiten für unterschiedlichste Themenräucherungen. Der eigenen Räucherkreativität sind keinerlei Grenzen gesetzt und jeder kann sein eigener Räucherprofi werden. Es gibt so viele Themen, zu denen wir räuchern können, und so viele wunderschöne und kraftvolle heimische Räucherkräuter, deren Heilkräfte genutzt werden wollen.

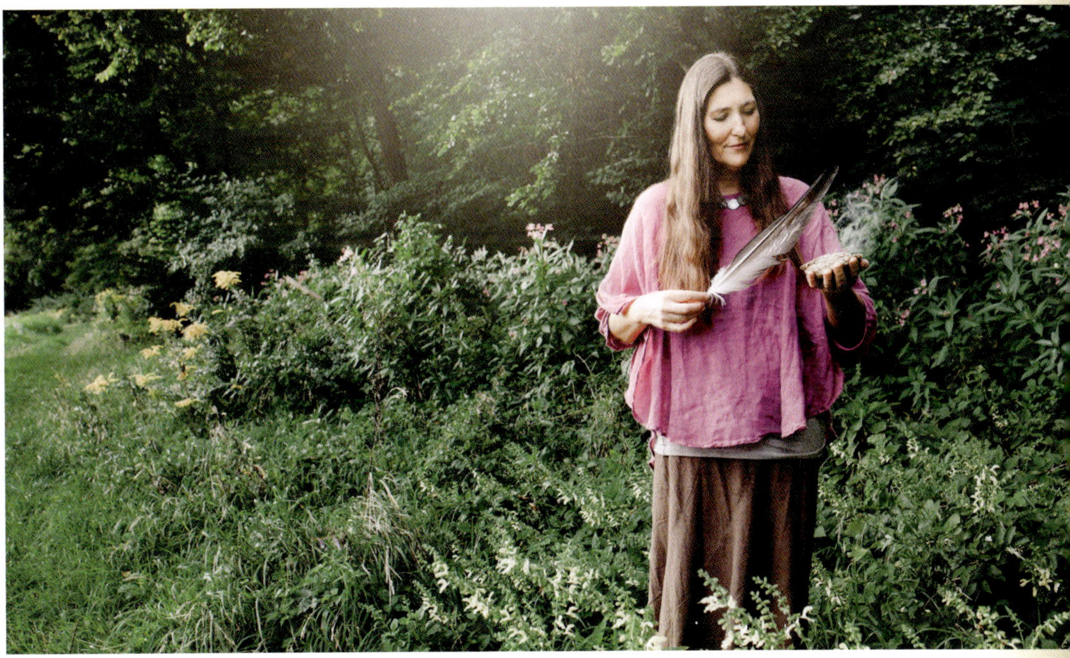

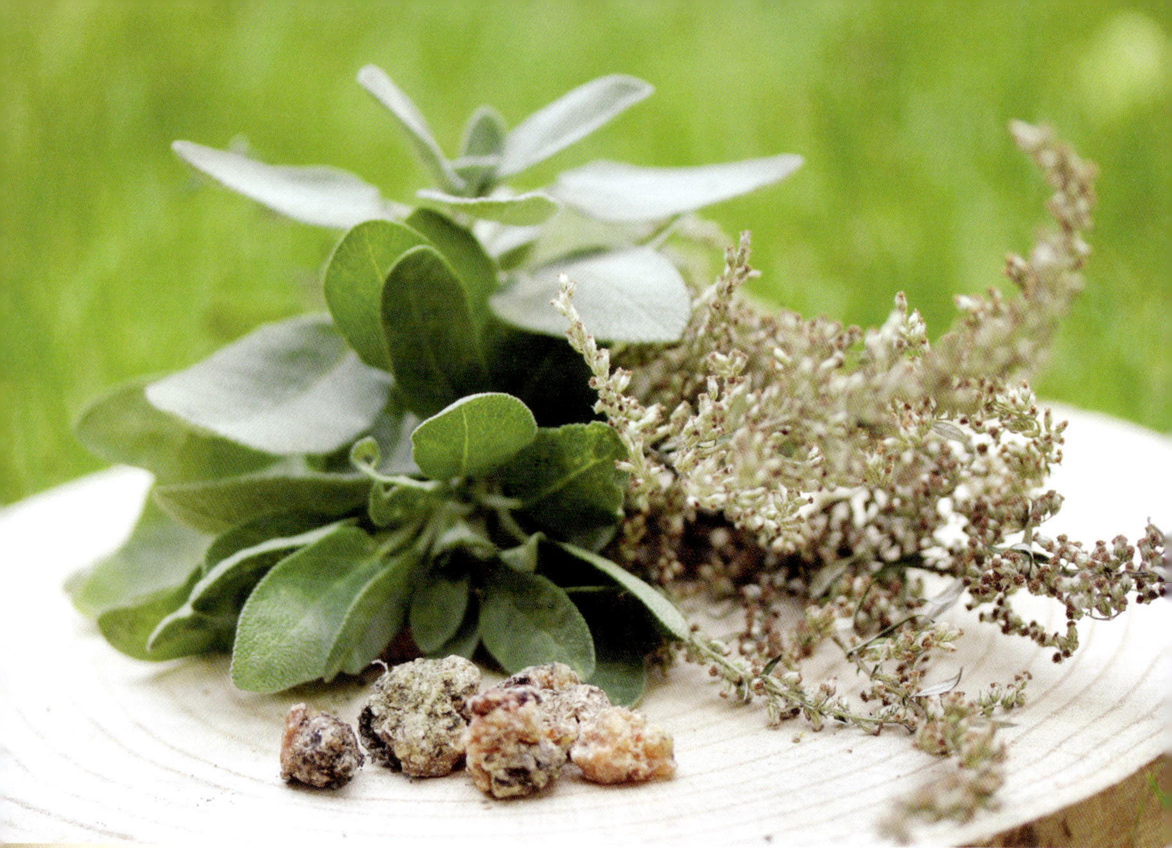

Die Grundräuchermischung für das Räuchern ohne Kohle

Das Geheimnis des Räucherns ohne Kohle ist im Grunde sehr rasch und einfach erklärt. Die Basis meiner Räucherungen bilden drei Grundzutaten, die zu einem feinen Räucherpulver vermörsert werden. Diese drei Bestandteile haben den großen Vorteil, dass sie sehr gute Brenneigenschaften aufweisen und aufgrund ihrer Inhaltsstoffe auch ohne Hitzequelle starken Rauch entfalten. Alle drei sind ganz leicht zu finden und können selbst gesammelt, getrocknet und verarbeitet werden.

Die magischen DREI

Beifuß, Echter Salbei und Fichtenharz

Mein Grundräucherwerk besteht tatsächlich nur aus diesen drei wunderbaren heimischen Schätzen: dem magischen Beifuß und damit dem wichtigsten und mächtigsten heimischen Schamanen- und Räucherkraut. Wild in der Natur wachsend, wild im Rauchwerk wirkend. Dem wohlriechenden und heilsamen Salbei des kultivierten Kräutergartens und damit einer der stärksten Reinigungs- und Schutzpflanzen unserer Heimat. Klarheit schenkend und Ordnung schaffend. Und dem wertvollen Fichtenharz, das wir auch als Gold des Waldes oder Waldweihrauch bezeichnen und das die gesamte Kraft der heimischen Wälder in sich trägt, welche sich durch seinen heiligen Rauch entfaltet.

Wald, Wiese und Garten in ihrer magischen Kraft und im heiligen Rauch vereint

Diese drei einfachen und doch so wirkungsvollen Bestandteile ergeben zusammen die Basis meiner Räuchermischungen. Sie werden zu einem homogenen Räucherpulver gemörsert. Dieses kann direkt entzündet werden und beginnt dadurch Rauch abzugeben. Das Pulver brennt deshalb so gut, weil die verwendeten Bestandteile viele ätherische Öle und Harze beinhalten, welche gute Brenneigenschaften aufweisen. Getrockneter Beifuß und auch getrocknete Salbeiblätter brennen bzw. rauchen beispielsweise auch dann, wenn nur ein Blatt von ihnen entzündet wird. Man sagt sogar, das Verräuchern eines Salbeiblattes sei die schnellste Art zu räuchern. Das verwendete Harz ist natürlich ebenfalls wichtig, damit das Rauchwerk selbstständig brennen kann, und entfaltet im Rauch gleichzeitig seine heilende, schützende und reinigende Wirkung.

In dieser Einfachheit finden wir die Großartigkeit des „Räucherns ohne Kohle".

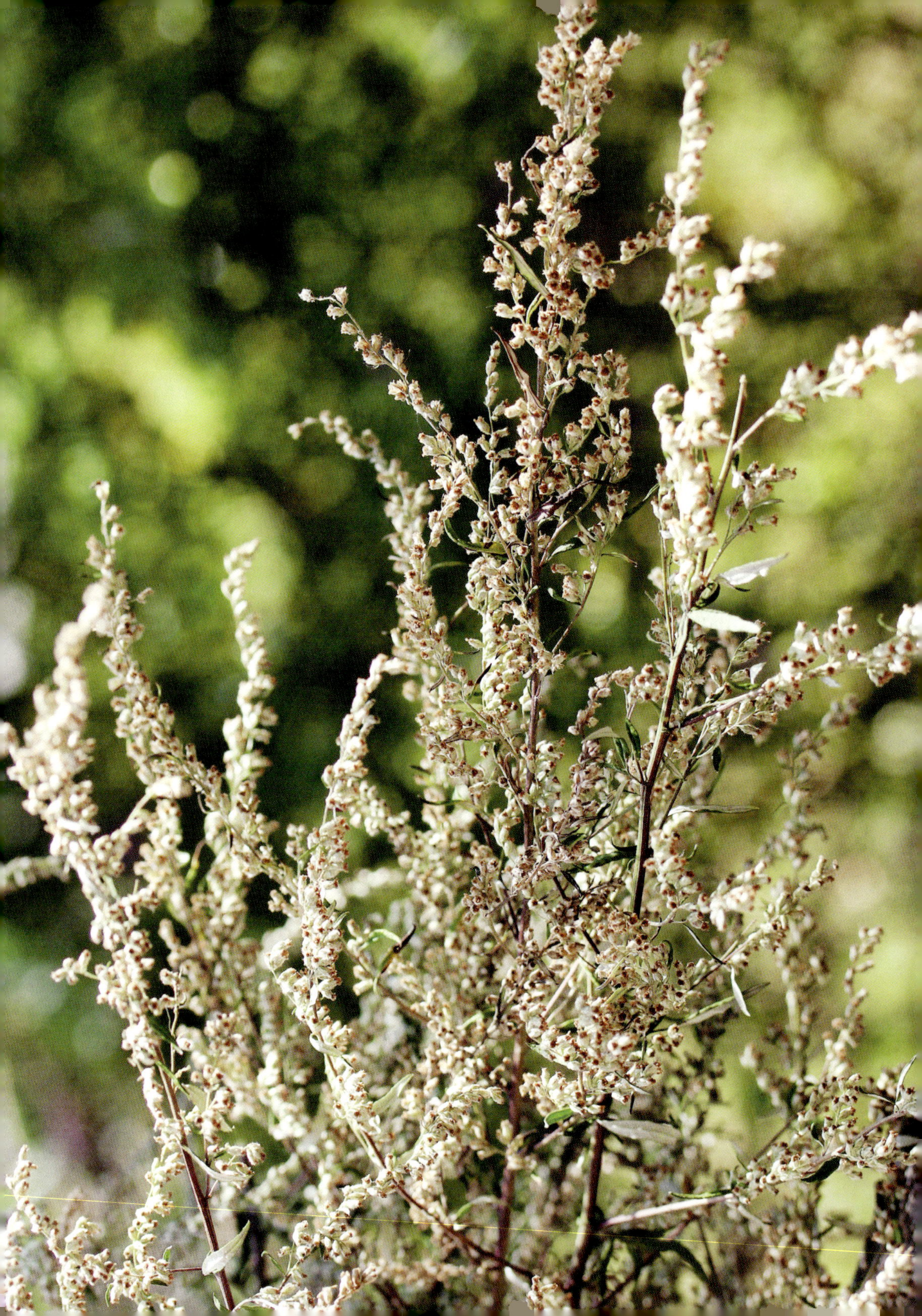

Der Beifuß

Heiliges Schamanenkraut unserer Heimat

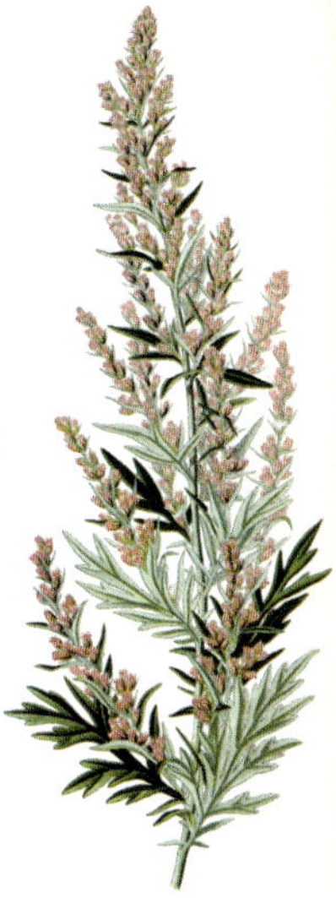

Ich beginne meine Pflanzenbeschreibungen mit dieser wundervollen Pflanze, die für mich nicht nur eine der wichtigsten Pflanzenverbündeten ist, sondern gerade im Zusammenhang mit dem Räuchern wirklich sehr große Bedeutung hat. Der Beifuß bewirkt in unserem Räucherwerk, dass dieses ohne Kohle brennt, und verströmt zudem mit seinem Rauch seine gesamte heilsame und machtvolle Kraft. Als wichtigstes heimisches Schamanenkraut steht er an allererster Stelle.

Beifuß – Mutterkraut, Mutter aller Kräuter – Schamanin und Göttin unter den Pflanzen

Beifuß wurde seit alters her als kraftvolle heimischen Schutz-, Heil- und Zauberpflanze verwendet und geehrt. Er ist **das** heimische Schamanenkraut und wurde bereits bei Kelten und Germanen rituell verräuchert. So wie die Indianer ihren heiligen Tabak verehrten, so wurde bei uns einst der Beifuß verehrt. *Macht-* und *Mugwurz* wurde er genannt, denn man sprach ihm übermenschliche Kraft zu. Er konnte heilen, wo Heilung nicht mehr möglich schien, er konnte öffnen, was energetisch fest verschlossen war, und er ließ Schwellen übertreten, die nur durch die Kraft eines Schwellenkrautes übertreten werden konnten. Zudem galt er als wichtiges Frauenheilkraut, als Geburtskraut und als Kraut der großen Göttin. Damit war und ist er zutiefst mit der urweiblichen Kraft verbunden. Manchmal wird er als Mutter aller Kräuter bezeichnet und auch im angelsächsischen Kräutersegen stand er als *Una, das erste und mächtigste aller Kräuter* an erster Stelle. Als besonders starkes, heiliges und mächtiges Räucherkraut darf er auch von uns neu erkannt werden. Sicherlich begleitet er jeden Räucherinteressierten in seine eigene Kraft und Macht.

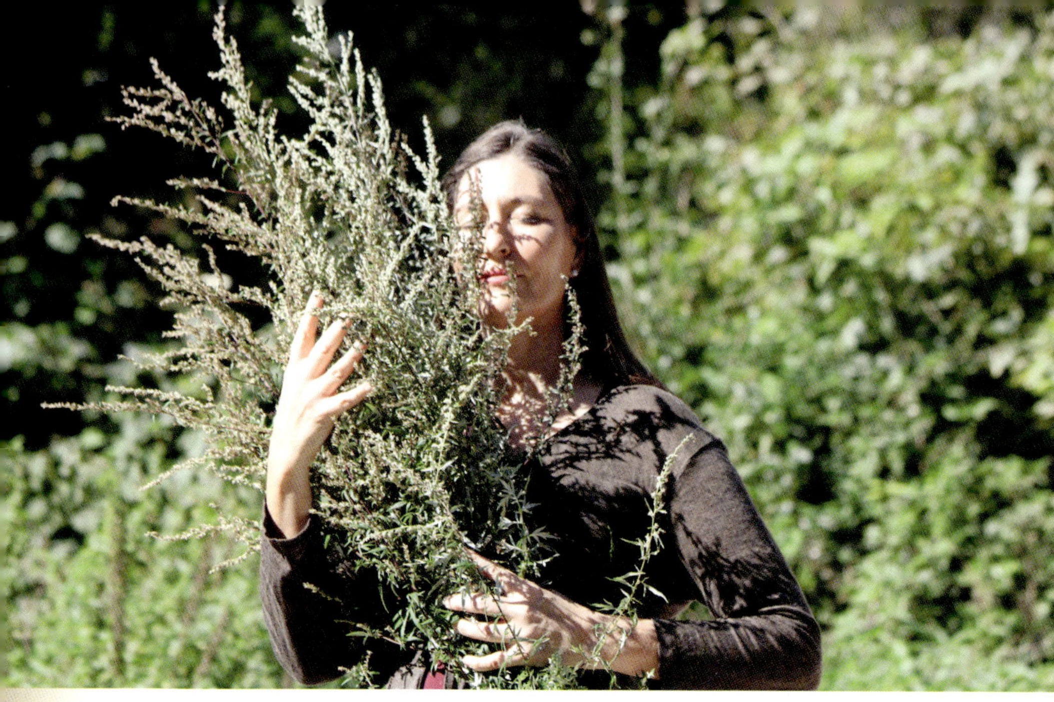

Meine Beziehung zum heiligen Beifuß

Ich fühle mich dem Beifuß zutiefst verbunden und darf an dieser Stelle sagen, dass dieses Kraut sicherlich zu meinen größten und wichtigsten Lehrern zählt. Von ihm habe ich mehr gelernt, als von irgendeinem irdischen Lehrer und deshalb ehre, schätze und liebe ich ihn sehr. Müsste ich mich für die Verwendung einer einzigen Heil- und Räucherpflanze entscheiden, würde ich mit Sicherheit ihn wählen.

Manchmal habe ich das Gefühl, dass er die Urkraft aller Heilpflanzen in sich trägt und dass er wahrlich der Ursprung aller Heilpflanzenkräfte ist. Der Beginn oder die Urmutter. Jedenfalls ist er eine zutiefst weibliche Pflanze und sowohl mit Mutter Erde als auch der Kraft der großen Göttin verbunden. Für mich war er stets eine Pflanze, die mich in der Entfaltung meiner eigenen weiblichen Kraft unterstützte. Immer wieder öffnete er mir eine Türe zu meinem nächsten Schritt und lehrte mich wie eine liebevolle, aber strenge Lehrerin. Stets schenkte er mir Kraft und Mut weiterzugehen, meine weibliche Aufgabe immer mehr anzunehmen und als Frau, die ihre Weiblichkeit lebt und liebt, kraftvoll vorauszugehen.

Beifuß trägt die Eigenschaften in sich, heilige Räume zu öffnen, zu schützen und zu halten, weshalb er vor allem bei den Ritualen besonders große Bedeutung hat. Er ermöglicht tiefe spirituelle Erfahrungen und hilft dabei, unser Bewusstsein zu weiten und mit den nicht sichtbaren Ebenen allen Seins in Kontakt zu kommen. Sein Rauch öffnet die Pforten in die Reiche der Naturwesen und lässt uns die Seelenebenen der Pflanzen und Tiere wahrnehmen. Zudem hilft er uns, wieder tief zu fühlen und intuitiv und hellsichtig wahrzunehmen. Er verbindet mit Mutter Erde und der Kraft der Mondin, erinnert an das heilige Weibliche und an die Kraft und die Macht der Urweiblichkeit. Er ist eine Pflanze der Göttin und unterstützt alle Frauen, das weiblich Göttliche in sich selbst wieder zu finden. Gerade deshalb ist er mir wahrscheinlich so nahe, weil dies auch meine Aufgabe ist. Für mich ist er aus all diesen Gründen das allerwichtigste Räucherkraut, die Göttin und Schamanin unter allen Pflanzen und in seiner Wirkkraft unglaublich machtvoll und stark.

Geschichten und Mythen des Beifußes

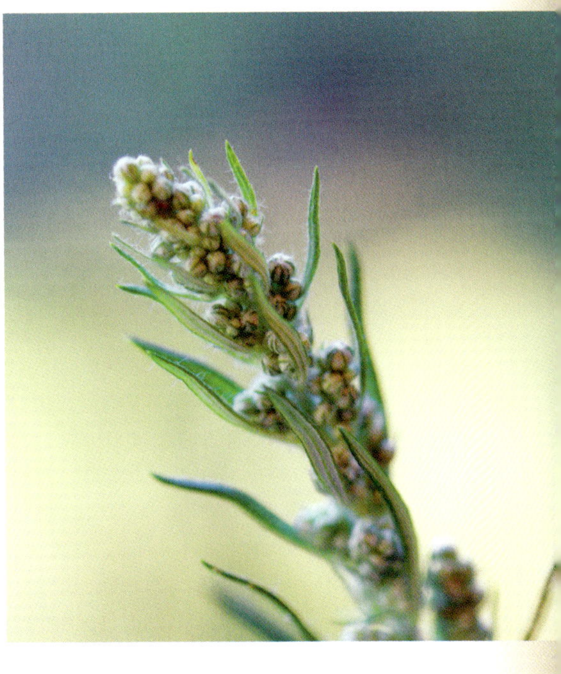

Gräberfunde beweisen, dass Beifuß bereits vor 70 000 Jahren als Grabbeigabe verwendet wurde. Auch bei den Kelten und Germanen sprach man ihm stets große Bedeutung zu. Er wurde von ihnen sowohl als mächtige Heilpflanze als auch als magische Ritualpflanze eingesetzt. Seit etwa 6000 Jahren wird er nachweislich bei den Ritualen zur Sommersonnenwende genutzt. Frauen flochten Gürtel aus ihm, die sie beim abendlichen Tanz ums Feuer um ihre Hüften trugen. Beim Sprung über das Feuer entfaltete sich seine reinigende,

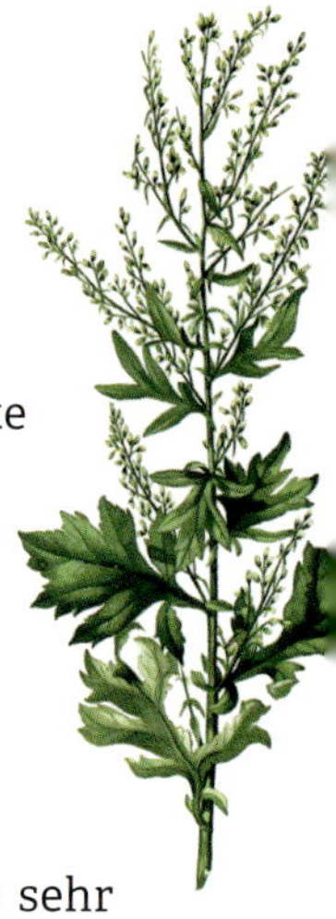

fruchtbarkeitsfördernde und kraftspendende Wirkung. Danach wurden die Gürtel im Feuer verbrannt, um alles Unheil und alle Krankheiten abzuwenden. Beifuß ließ die Schwelle in die zweite Jahreshälfte übertreten, so wie er ganz allgemein die Fähigkeit besitzt, Schwellen übertreten zu lassen. Man bezeichnet ihn deshalb auch als Schwellenpflanze. Dies bedeutet, dass er energetische Tore in andere Dimensionen öffnet und einen Übertritt in andere Ebenen ermöglicht.

Sein lateinischer Name *Artemisia* weist darauf hin, dass er eine sehr bedeutungsvolle Frauenpflanze ist. Artemisia leitet sich von der griechischen Göttin Artemis ab, die als Schutzgöttin aller Gebärenden galt und Fruchtbarkeit und Heilung förderte.

Ein anderer Name des Beifußes lautet *Frauenwurz*. Als Heilmittel für Frauen und Gebärende entspannt und wärmt er den Unterleib und lindert Schmerzen und Verkrampfungen. Er stärkt die Schoßkraft und hat großen Bezug zur Gebärmutter. Er wurde bei Geburten eingesetzt, um die Wehentätigkeit anzuregen. Venus- und Mondkräfte sind in ihm vereint und so verwundert es nicht, dass er bei vielerlei Frauenangelegenheiten als Hilfe herangezogen wurde.

Ein volkstümlicher Beiname des Beifußes lautet *Mugwurz*, vom germanischen Wort *mug – wärmen* abgeleitet. Dieser Name deutet darauf hin, dass er stark wärmende Eigenschaften entfalten kann. Seine Wärme dringt bis tief in das Zellgewebe ein, weshalb er in der chinesischen Medizin auch als Moxapflanze verwendet wird. Beim Moxen wird sein Rauch genutzt, der gemeinsam mit der Wärme der brennenden Moxa-Zigarre über die Akupunkturpunkte in den Körper eindringt. Wärme und Rauch öffnen die Meridiane und lassen die Heilkraft der Pflanze tief in den Körper eindringen, so dass Heilung geschehen kann. Ich stelle aus heimischen Beifuß Moxazigarren her und habe bereits viel heilsame Erfahrungen damit sammeln dürfen. Dieses Wissen lehre ich allerdings nur in den Ausbildungen, weil es an dieser Stelle viel zu komplex wäre.

Die Wirkung beim Räuchern

Schutz und Reinigung

Der Rauch des Beifußes wirkt sehr stark reinigend und klärend auf Energien. Man kann mit ihm die Aura von Menschen, Orten und Häusern bereinigen und alles Fremde, Negative und Belastende lösen. Zudem erzeugt sein Rauch einen sehr starken Schutz, der ganz klare Grenzen zieht und nichts Störendes mehr hereinlässt. Er ist damit eines der stärksten Kräuter für alle Schutz- und Reinigungsräucherungen.

Spannungsabbauend – beruhigend

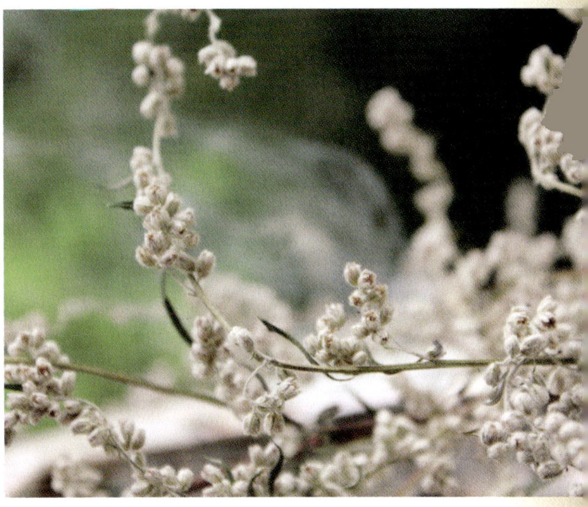

Beifußrauch wirkt stark spannungsabbauend und kann in Räumen genutzt werden, die nach Streit oder zu viel Computerarbeit energetisch und elektrostatisch aufgeladen sind. Auch bei Unwettern und Gewittern wird er eingesetzt, um die aufgeladene Luft zu entladen. Zudem wirkt er ganz allgemein entspannend und beruhigend und kann abends verwendet werden, um in den Schlaf zu finden, oder auch tagsüber, wenn man die Energien harmonisieren möchte und Ruhe und Entspannung braucht.

Traumkraft – Visionskraft

Beifußrauch stärkt unsere Visionskraft, weitet das Bewusstsein, öffnet unsere Sinne und fördert die Intuition. Er verbindet mit den Kräften des Mondes und stärkt dadurch unsere Traumkraft. Man kann ihn daher bewusst abends nutzen, um intensiv zu träumen. Tagsüber kann man den

Rauch verwenden, um die Hell- und Übersinne zu stärken und die intuitive und emotionale Ebene zu nähren. Auch für Visionsarbeit kann sein Rauch begleitend eingesetzt werden.

Zugang zu anderen Welten

Seit jeher wurde der Rauch von Beifuß dazu genutzt, den Zugang zu nicht sichtbaren Welten zu ermöglichen. Er begleitet schamanisch Tätige und öffnet ihnen das Tor, um in die Anderswelten zu gelangen und damit in die feinstofflichen Welten, die mit freiem Auge nicht sichtbar sind. Er fördert den Zugang zu den Seelenebenen allen Seins. Wir können durch seinen Rauch in Kontakt zu unseren Ahnen, Geistführern, Naturwesen, Pflanzenseelen und Tiergeistern kommen. Sein Rauch öffnet Schwellen.

Schwellenkraft

Diese Schwellenkraft kann auch bei allen Ritualen und Zeremonien genutzt werden, wo es darum geht die Schwellen des Lebens zu übertreten. Beifuß wurde stets bei Geburten geräuchert, damit die Seele den Weg ins irdische Leben findet. Auch heute können wir diesen Übertritt mit den Geburtsräucherungen begleiten. Sterbende wurden bei ihrer letzten Reise ebenfalls vom Rauch des Beifußes unterstützt. Übertritte innerhalb des Lebens, bei denen man in ein neues Lebensalter oder in einen neuen Lebensabschnitt eintritt, können von Beifußräucherzeremonien begleitet werden.

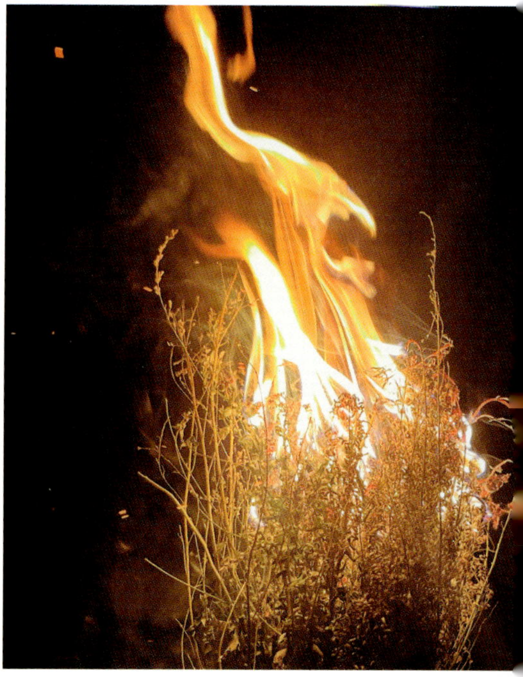

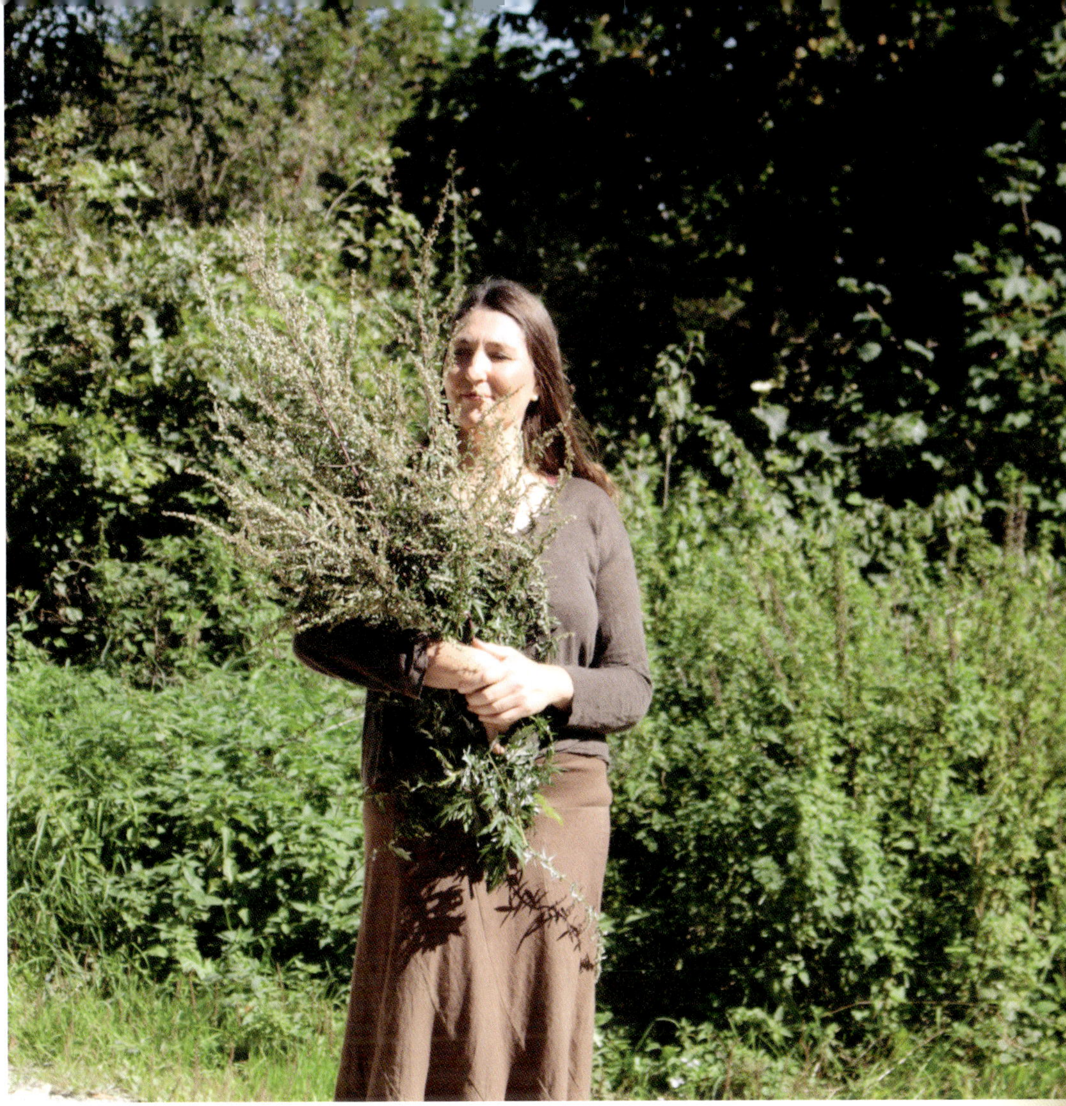

Innere Stärke – Macht und Selbstermächtigung

Auf seelischer Ebene richtet der Rauch des Beifußes von innen heraus auf, stärkt das eigene Feld, schenkt Kraft und Mut und hilft uns dabei, zu uns selbst zu stehen. Er fördert unser Selbstbewusstsein und das Gefühl der inneren Macht oder Selbstermächtigung. Beifuß macht stark, und das aus dem tiefsten Inneren heraus.

Verbindung zur weiblichen Kraft

Der Rauch des Beifußes verbindet stets mit der Kraft der Weiblichkeit, mit Mutter Erde und der großen Göttin. Wir können durch ihn in Verbindung treten mit der Seele der Erde und ihn nutzen, um Erdheilungszeremonien zu begleiten. Er unterstützt uns aber auch, die urweibliche Kraft in uns neu zu erwecken, und hilft dabei, den Weg der Weiblichkeit zu gehen. Sein Rauch würde auch heute noch bei Geburten unterstützend begleiten und es sowohl der Seele ermöglichen, den Schwellübertritt zu meistern, als auch dem Körper der Frau sich zu öffnen und zu weiten, so dass der körperliche Durchtritt des Kindes leichter geschehen kann.

Räucherkraft – kurz und bündig

» Schutz und Reinigung
» entspannend und wärmend – wirkt dabei – vor allem körperlich in die Tiefe
» krampflösend – entkrampfend
» segnend
» Übergangsrituale und Schwellenübertritte aller Art
» Abbau negativer Spannungen (z. B. in Computerräumen)
» Stärkung der Intuition und des Weiblichen
» Unterstützung für Veränderungen im Leben
» Loslassen
» Erwärmt die vom seelischen Schmerz erkaltete Brust

Vorsicht

ist geboten bei Allergikern und schwangeren Frauen – leider wirkt der Beifuß stark allergieauslösend und in den ersten Schwangerschaftswochen könnte er – selbst als Rauch – zum Abgehen des Babys führen. Schließlich zählt er auf körperlicher Ebene zu den Abtreibungs- und Geburtskräutern.

Tipp zum Sammeln

Um eine gute Räucherkraft zu erhalten, sollte man immer blühenden Beifuß sammeln. Die Blüte macht das Rauchwerk so schön luftig und ermöglicht es gerade dadurch, dass er wirklich gut brennt. Man sollte den Beifuß immer zu einem Zeitpunkt ernten, wo die Blüte noch nicht ganz aufgegangen ist. Am meisten Kraft entfaltet er an heißen Vollmondtagen im Juli und August, wo wir ihn am besten zur Mittagszeit sammeln. Diesen Beifuß verwendet man für alle kraftspendenden, aufbauenden und stärkenden Rituale. Soll er der Reinigung und der Heilung dienen, kann er auch bei abnehmender Mondphase oder bei Neumond geerntet werden.

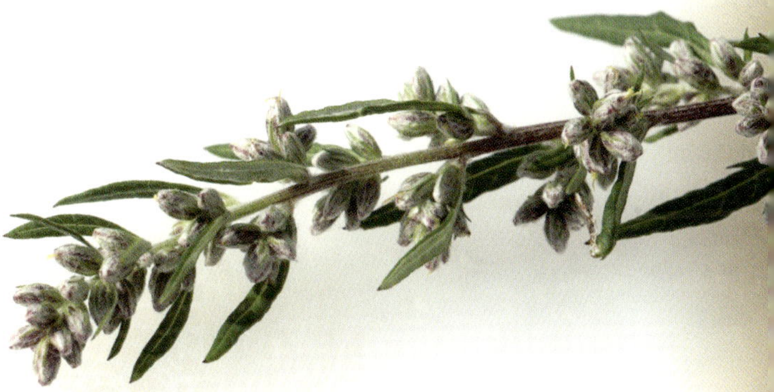

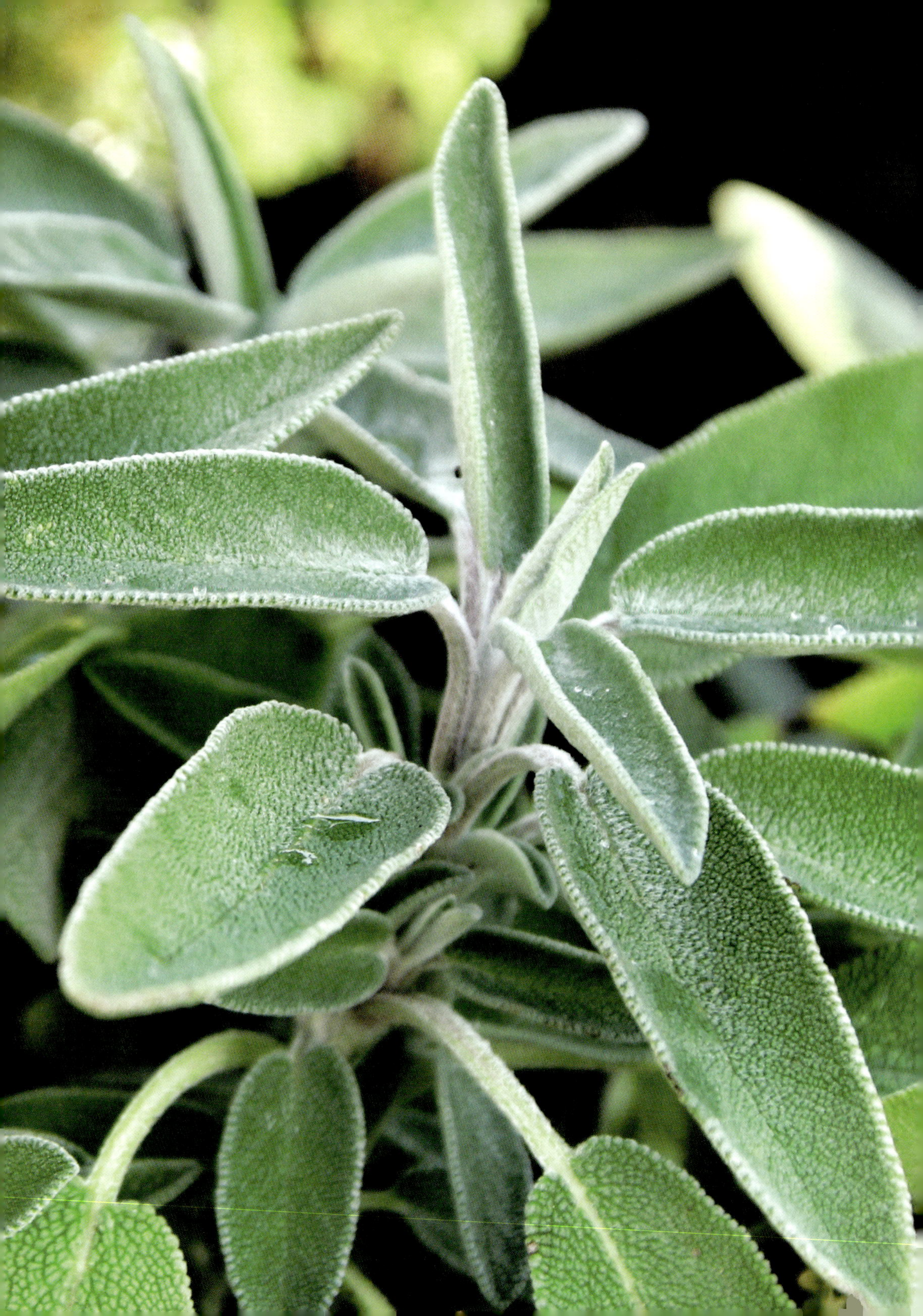

Der Salbei

Klärende Kraft aus dem Kräutergarten

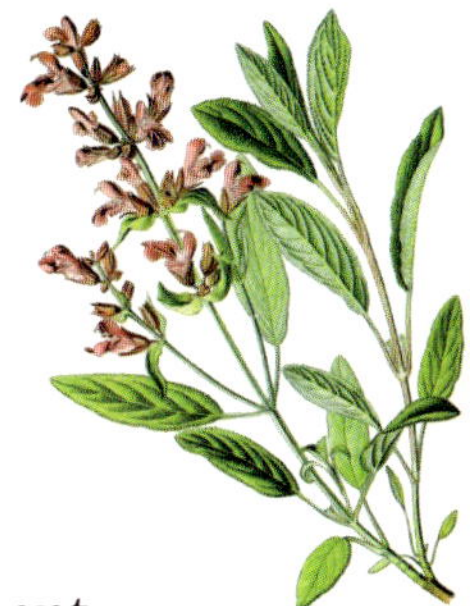

Der Echte Salbei oder Gartensalbei, lateinisch „Salvia officinalis“, ist die zweite wichtige Grundzutat unseres Räucherwerkes. Er weist, so wie alle anderen Salbeiarten, stark desinfizierende und keimhemmende Kraft auf und gilt daher als eine der wichtigsten Schutz- und Reinigungspflanzen. Er wirkt auch als Räucherpflanze sehr stark energetisch klärend und reinigend. Aufgrund seiner enthaltenen ätherischen Öle und Harze ist er besonders gut brennbar und dient unserer Grundräuchermischung dazu, dass sie starken Rauch hervorbringt.

Der Gartensalbei ist keine heimische Pflanze. Er ist ein mediterranes Kraut und kam erst durch die Kultivierung der Klostergärten zu uns. Auch heute müssen wir ihn selbst anbauen, wenn wir ihn als Heil- oder Räucherpflanze nutzen wollen. Gerade deshalb mag ich ihn allerdings so gerne, weil ich ihn durch den Anbau immer in meiner Nähe habe und er die Kraft des eigenen Gartens in sich trägt. Uns darf in diesem Zusammenhang erneut bewusst werden, wie wichtig die Pflanzen sind, die in unserem direkten Umfeld wachsen, und wie sehr sie mit uns in Verbindung stehen. Früher sagte man, dass immer die Pflanzen im eigenen Garten wachsen, die man gerade benötigt, und man wusste, dass die Pflanzen, die sich von selbst nähern, auch die heilkräftigsten für die eigenen Beschwerden sind. Der Salbei aus dem eigenen Garten, der sein ganzes Leben lang in der Nähe von mir, meiner Familie und meiner Wohnräume verbracht hat, ist daher auch eine der wirkungsvollsten Pflanzen, wenn es darum geht, genau diese Orte und Menschen energetisch zu reinigen oder zu heilen. Aus diesem Grund verwende ich nur selbst angebauten Salbei und hege und pflege ihn liebevoll und in großer Wertschätzung.

Geschichten und Mythen

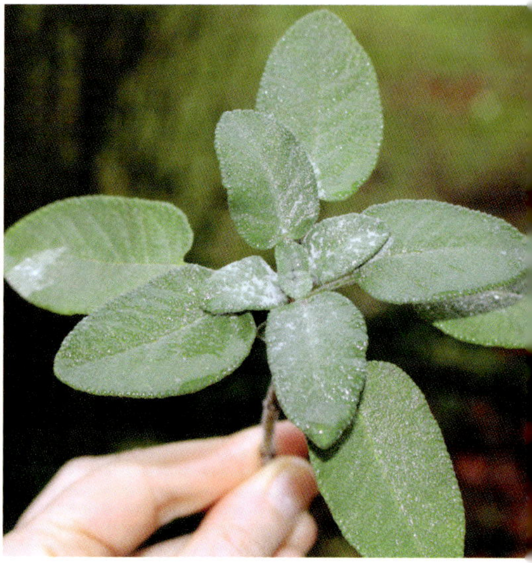

Im Mittelalter sprach man dem Salbei besonders magische Wirkkraft, aber auch sehr große Heilkräfte zu. Er sollte Stärke und Macht, Weisheit und Willenskraft verleihen und unsterblich machen. Zudem half er als wahres Allheilmittel bei fast allen Erkrankungen.

Es gab sogar den Ausspruch: *Warum sollte ein Mensch sterben, wenn es Salbei gibt*, und so vertrauten unsere Ahnen auf vielen Ebenen der Kraft dieses Krautes.

Es gibt zudem eine schöne Mariengeschichte in Zusammenhang mit dem Salbei. Maria war mit dem Jesuskind auf der Flucht vor Herodes und bat alle Blumen des Feldes, ihr zu helfen und ihr Unterschlupf zu gewähren. Doch keine der Blumen wollte für sie da sein. Einzig der Salbei bot ihr seine Hilfe an und versteckte Maria und Jesus unter seinen Blättern. Nachdem die Gefahr vorbei war, trat Maria hervor und sprach zum Salbei, *Ich gebe dir die Kraft, die Menschen zu heilen, vor jeder Krankheit, errette sie vom Tode, wie du es auch mit mir getan hast*. Diese Geschichte erzählt von der großen Schutzwirkung des Salbeis.

Dass der Salbei besonders heilsame Eigenschaften besitzt, verrät auch sein lateinischer Name. Das Wort *salvia* bedeutet so viel wie *heilen*. Salbei zählte damit zu den wichtigsten und stärksten Heilkräutern des Volkes. Früher ersetzte man den Gang zum Arzt mit der Einnahme von Salbei und auch heute noch vermag er vielerlei Beschwerden zu lindern.

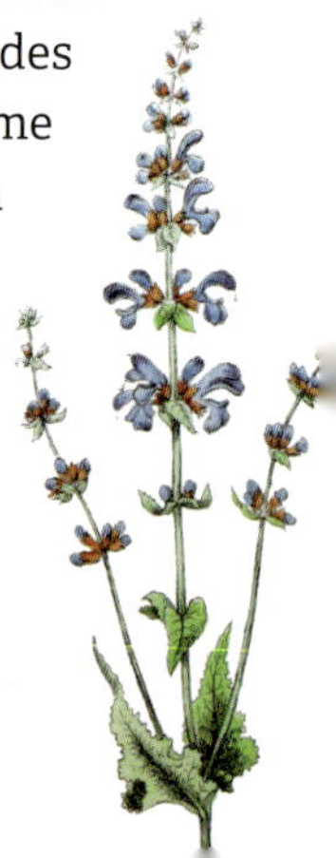

Die Wirkung des Salbeis beim Räuchern

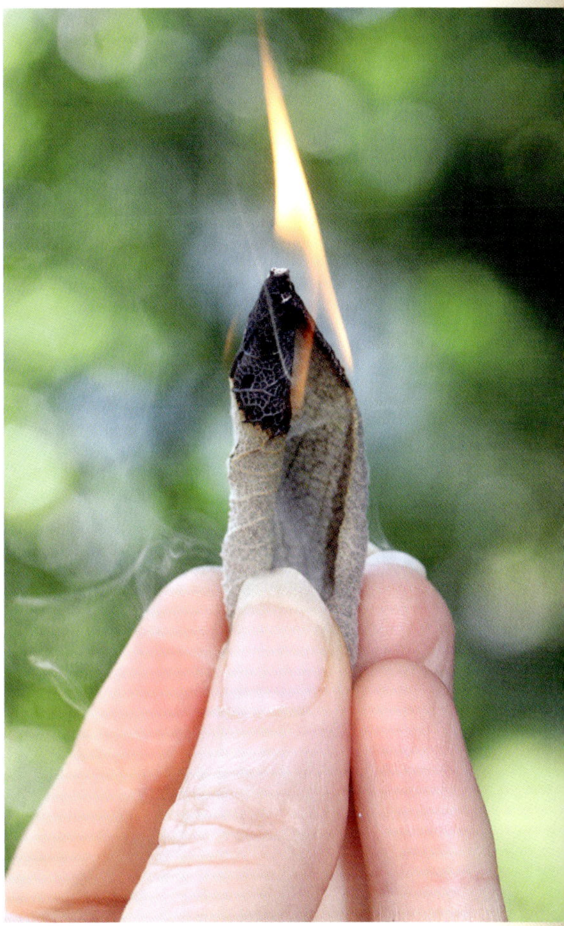

Klärende und reinigende Kraft

Als Räucherkraut zählt Salbei zu den kraftvollen Reinigungs- und Schutzkräutern. Sein Rauch wirkt klärend und befreiend auf belastende, schwere und negative Energien. Er dringt dabei in dichte, verhärtete und energetisch verkrustete Energiefelder ein und löst diese auf, so dass sie wieder vollkommen frei sind. Jegliche energetische Fremdeinflüsse können durch ihn beseitigt werden. Einst wurde er sogar zum Austreiben dämonischer Kräfte herangezogen und auch zum Lösen von Besessenheit. Bis heute verwendet man ihn, um Häuser und die Aura von Menschen von störenden, belastenden und fremden Energien zu befreien.

Von der dicken Luft zum freien Duft

Zudem löst sein Rauch Spannungsfelder auf, die durch Streit oder zu hohe elektrostatische Belastung entstanden sind. *Dicke Luft* im Raum wird wieder dünn und auch frei. Angespannte Stimmung entspannt sich. Ganz allgemein wandelt er tiefe, unharmonische und belastende Energien in höhere, harmonische und freie Energien. Er transformiert und neutralisiert und erzeugt einen lichtvollen, reinen und klaren Raum.

Klarer Geist – Klare Energie

Salbeirauch klärt auf vielen Ebenen. Er verhilft auch uns wieder, einen klaren Geist und ein reines Gedankenfeld zu erlangen. Zudem stärkt er unsere Konzentration und macht wach und klar im Kopf.

Belebend, erfrischend, kräftigend

Durch seinen intensiven Geruch wirkt der Rauch des Salbeis sehr stark belebend und erfrischend. Zudem stärkt er und lässt uns unsere innere Kraft wahrnehmen. Er fördert sowohl einen klaren, wachen und kraftvollen Geist als auch einen lebendigen, frischen und kraftvollen Körper.

Stille Kraft des inneren Friedens

Die Grundschwingung dieses Krautes ist eine stille Kraft des inneren Friedens. Der Rauch überträgt diese Friedenschwingung auch auf uns. Er zentriert, erdet, bringt in die eigene Mitte, gleicht aus und harmonisiert. Er macht uns innerlich ruhig und zufrieden.

Freiheit und Weite

Salbeirauch macht den gesamten Brustraum frei und lässt uns tief durchatmen. Er öffnet unser Herz und lässt dieses weit werden. So spüren wir durch den Rauch Freiheit und Weite in uns. Zudem weitet er auch unser Bewusstsein und verbindet auf sehr schöne Weise mit den Kräften von Himmel und Erde.

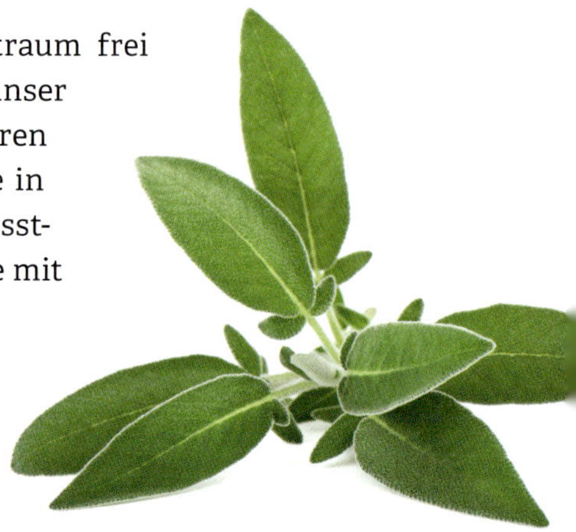

Räucherkraft – kurz und bündig

» reinigend
» klärend
» schützend
» harmonisierend
» transformierend

Tipp

Am schnellsten und einfachsten entfaltet sich seine Wirkkraft, indem man ein getrocknetes Blatt nimmt, es anzündet und mit ihm räuchert. Diese ist die leichteste Alltagsräucherung, die man mit dem hauseigenen getrockneten Salbei am besten täglich durchführt, um die Räumlichkeiten stets energetisch rein zu halten.

Der Salbei ist auf körperlicher Ebene ein wirksames Heilkraut für verschiedene Erkrankungen des Halses. Der Hals ist die Verbindung von Herz und Kopf und oftmals eine energetische Engstelle.

Das **Halschakra** hat sehr viel mit dem eigenen Ausdruck zu tun und ob wir mutig genug sind, unsere Stimme zu erheben und unsere Meinung zu sagen. Halserkrankungen sind oftmals die Folge davon, wenn wir immer wieder schweigen oder alles hinunterschlucken. Räuchere daher regelmäßig dein **Halschakra** mit Salbeirauch, wenn dein Hals, deine Stimme, dein verbaler Ausdruck oder deine Verbindung zwischen Herz und Kopf geschwächt sind. Du wirst merken, dass sich dadurch etwas öffnet und befreit. Vielleicht kannst du damit immer wiederkehrende Halserkrankungen lösen.

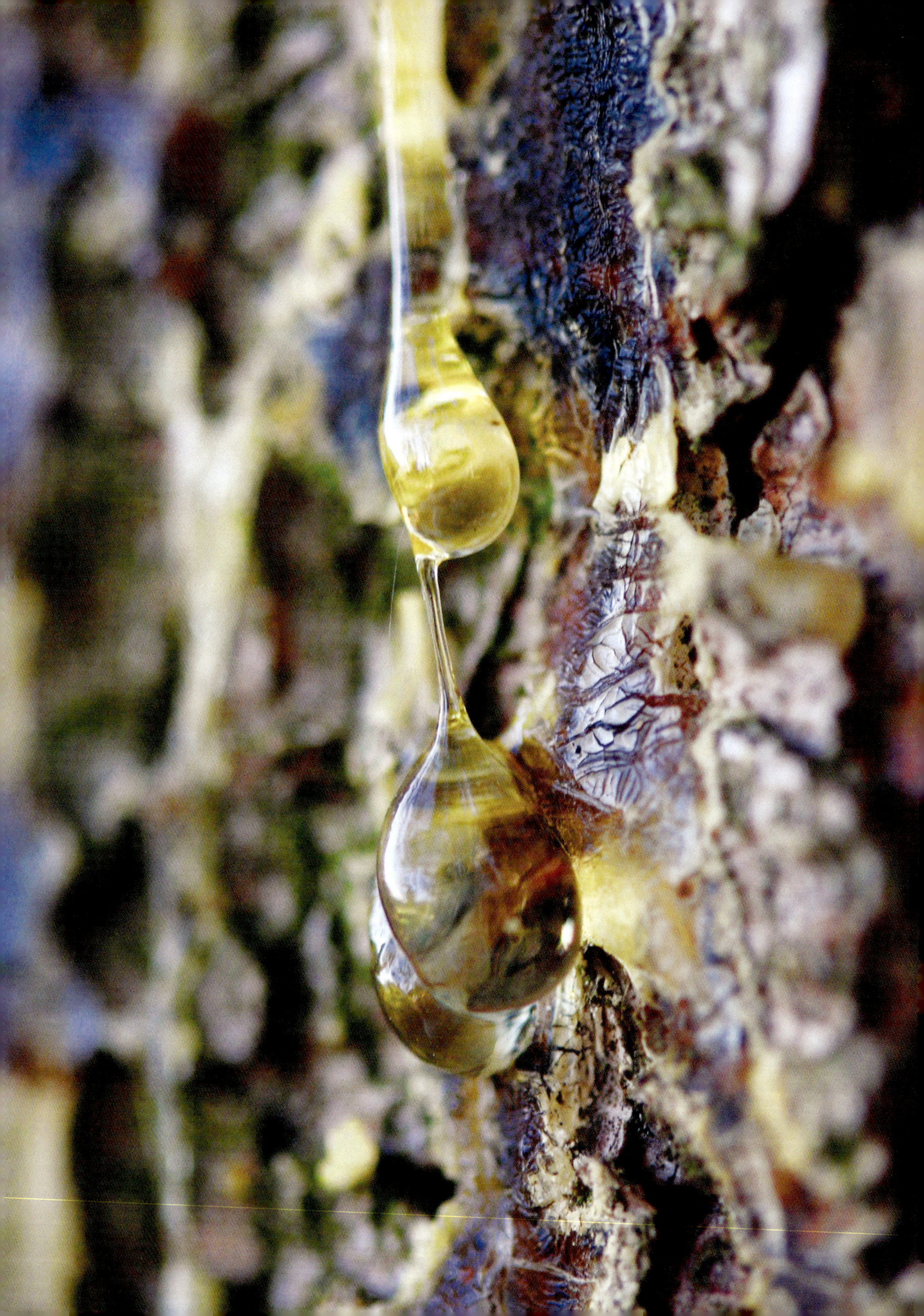

Das Fichtenharz

Gold des Waldes – Waldweihrauch

Harz bewirkt im Rauchwerk stets, dass dieses gut brennt und wohlwollend riecht. Gleichzeitig weist es wundervolle energetische Eigenschaften auf, die sehr stark reinigend und schützend, aber auch heilend und klärend wirken.

Die Bedeutung der Harze

Harze werden von einem Baum immer dann gebildet, wenn dieser verletzt wurde und die entstandene Wunde verschließen muss. Es wird in Harzkanälen gebildet, die unterhalb der Rinde liegen und die Harzproduktion erhöhen, wenn eine Wunde entsteht. Dieses klebrige und fast flüssige Harz wird dann zur Baumwunde transportiert, verschließt diese und bewirkt mit seinen desinfizierenden und wundheilenden Inhaltsstoffen, dass keinerlei Keime eindringen können und die Wunde heilt. Harze wirken für Menschen auf körperlicher Ebene wundheilend, keimtötend und stark desinfizierend. Hier möchte ich einmal mehr daran erinnern, dass die grobstofflichen Wirkweisen unserer Pflanzen immer mit den feinstofflichen Kräften in Verbindung stehen. Wirkt eine Pflanze oder ein Harz auf körperlicher Ebene keimhemmend und desinfizierend, so kann es auch immer auf feinstofflicher Ebene schädigende energetischen Eindringlinge abwehren. Wundheilende Eigenschaften weisen darauf hin, dass auch seelische Wunden durch die feinstoffliche Kraft geheilt werden können.

Ich verwende zum Räuchern meist selbst gesammelte Harze. Fichtenharz hat dabei sicherlich die größte Bedeutung. Einerseits, weil es am häufigsten zu finden ist, auf der anderen Seite, weil es wirklich eine sehr schöne Räucherkraft besitzt. Das Sammeln von Harz ist für mich eine heilige Handlung. Wenn ich eines finde, fühle ich mich reichlich beschenkt und kann nachvollziehen, warum unsere Ahnen diese Harze als *Gold des Waldes* bezeichnet haben.

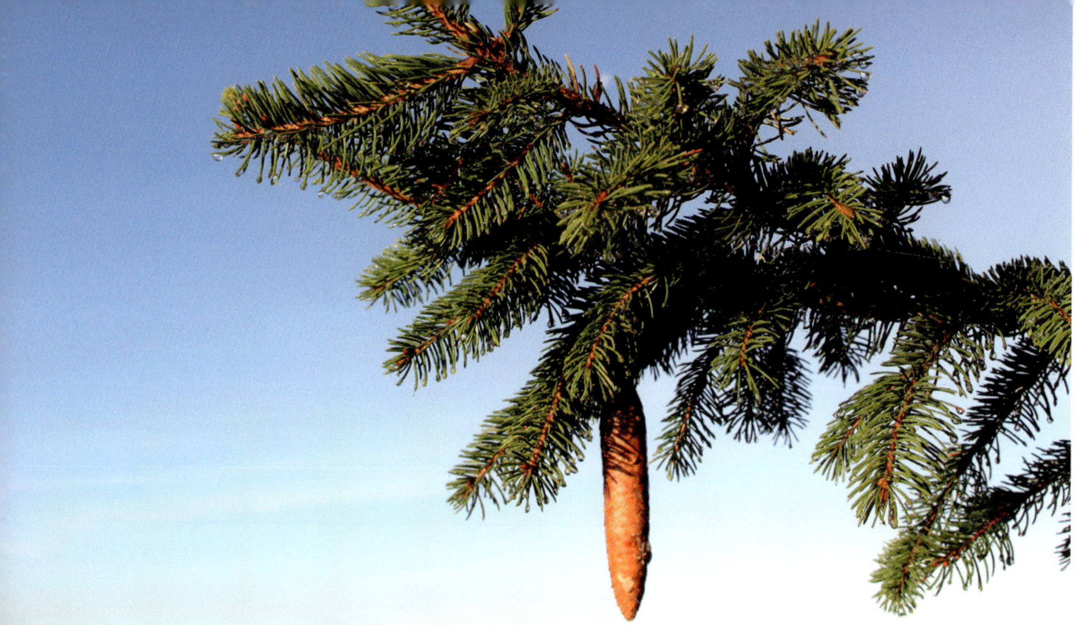

Die Fichte und ihr heiliges Harz
Großmutter Wald schenkt Trost und Heilung

So gewöhnlich und wenig bedeutsam die Fichte in den Augen mancher Menschen vielleicht sein mag, so ungewöhnlich und bedeutsam empfinde ich diesen wunderbaren Baum, welcher mir und vielen anderen schon so oft geholfen hat. Die Fichte ist einer meiner absoluten Lieblingsbäume und seit vielen Jahren erzähle ich über sie und lasse dabei all meine Liebe und Wertschätzung zu ihr spürbar werden. Manche meiner Teilnehmer werden jetzt vielleicht schmunzeln, weil sie sich daran erinnern, wie wir gemeinsam im Wald standen und ich einfach nicht mehr aufhören konnte, über sie zu sprechen. So oft hat mir der Rauch meiner geliebten Fichte bereits geholfen, mich getröstet und meine Wunden geheilt. So oft hat mich der Rauch fühlen lassen, dass der großmütterliche Geist der Fichte mich liebevoll in seine Arme nimmt und mich wiegt wie ein kleines Kind. So oft hat sich durch den warmen Rauch mein Herz geöffnet, so dass die Kraft der Liebe in mir spürbar werden konnte. Ich finde hier wohl nicht genug Raum und auch nicht die passenden Worte, um all meine Liebe und Wertschätzung zu diesem Baum auszudrücken. Demütig möchte ich dem Wesen der Fichte aber mein großes innerliches Dankeschön und meine tiefe Liebe aussprechen.

Geschichten und Mythen zur Fichte

Die Fichte wurde einst als *Großmutter des Waldes* bezeichnet. In ihr nahmen unsere Ahnen ein weibliches, gutmütiges und sanftmütiges Baumwesen wahr, das stets den Menschen half und ihnen liebevoll zur Seite stand. Man brachte ihr alle Beschwerden und Krankheiten und bat sie, dass sie die Mühen und Schmerzen abnehmen möge. *Liebe Frau Fichte, ich bring dir meine Gichte* war nur einer der Aussprüche, mit dem man sich an sie wandte.

Tatsächlich trägt sie die Fähigkeit in sich, Menschen alle ihre Lasten, Schmerzen und Krankheiten abzunehmen. Als urweibliches Wesen hilft sie vor allem bei Verletzungen der Weiblichkeit. Viele Krankheiten verschwanden angeblich vollständig, nachdem man einer alten Fichte einen Besuch abgestattet hatte. Ihre immergrünen Nadeln und ihr Wesen galten als Zeichen der Unsterblichkeit und der Hoffnung. Im Winter wurde sie als Lebensbaum verehrt. Die Germanen nahmen in ihr einen mächtigen Schutzgeist wahr und nannten sie Mutterbaum. Ihr schneller und aufrechter Wuchs galt als Zeichen der Aufrichtigkeit, inneren Stärke und Kraft.

Die körperliche Heilkraft der Fichte

Um die feinstoffliche Botschaft des Fichtenrauches zu verstehen, blicken wir ganz kurz auf die körperliche Heilkraft des Fichtenharzes. Es wirkt desinfizierend, keimhemmend, pilzhemmend, schmerzlindernd und wundheilend. Zudem hat die Fichte wärmende, schleimlösende und das Immunsystem stärkende Kraft.

Heilsalben aus ihr werden für Wunden verwendet und auch bei Erkältungskrankheiten und Schmerzen am Bewegungsapparat eingesetzt. Alles, was sie hier grobstofflich bewirkt, entfaltet sie auch auf feinstofflicher Ebene.

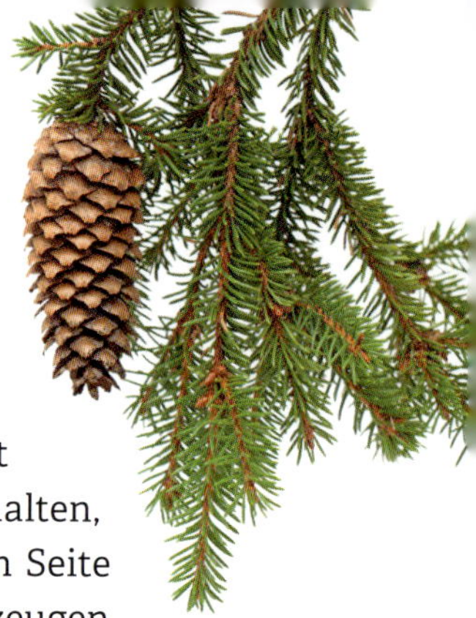

Der Rauch des heiligen Fichtenharzes

Fürs Räuchern verwenden wir in erster Linie das Harz der Fichte. Wobei auch ihre Nadeln verräuchert werden können, weil diese viele ätherische Öle beinhalten, die einerseits gut brennbar sind und auf der anderen Seite einen wohlriechenden und hoch wirksamen Rauch erzeugen.

Harziger Rauch gegen Keime

Unser Fichtenharz, das den wunderbaren Namen Waldweihrauch trägt, verströmt als Räucherung einen wohlriechenden, warmen und harzigen Duft. Es riecht nach *Wald*, wenn wir es entzünden, und entfaltet einen starken und manchmal dunklen Rauch, der reinigend und klärend wirkt und die gesamte Raumluft sowohl energetisch als auch tatsächlich desinfiziert und von Keimen aller Art befreit.

Man kann einerseits zu Grippezeiten mit Fichtenharz räuchern, um körperlich ansteckende Keime zu vertreiben, andererseits auch immer auf energetischer Ebene, wenn es darum geht, feinstoffliche Fremdeinflüsse zu beseitigen. Die Fichte galt dabei seit jeher als großer Schutzbaum, und so kann ihre Kraft für alle Schutzräucherungen herangezogen werden.

Entspannung und Ruhe

Der warme Rauch entspannt die gesamte Raumatmosphäre und nimmt jegliche Anspannung oder körperliche Verspannung.

Im Rauch der Fichte werden Körper und Seele ruhig und können loslassen, was zu lange bereits festgehalten wurde. Oftmals findet man auch in einen tiefen und erholsamen Schlaf, wenn man abends mit Fichtenharz räuchert.

Klare Gedanken, tiefer Atem, offenes Herz

Ihr Rauch klärt den Geist und reinigt unsere Gedanken, so dass unser Kopf wieder frei wird. Er wirkt auch auf unser Herz, weil seine liebevolle Wärme dieses durchdringt und energetisch öffnet und die Kraft der Liebe wieder fließen lässt. Zudem öffnet und weitet er unsere Lunge, so dass ein tiefes Durchatmen, auf körperlicher wie auf seelischer Ebene, wieder möglich wird.

Von der Enge in die Weite

Der Rauch erwärmt energetisch kühle oder abgekühlte Räume, aber auch seelische Kälte und körperliche Starre. Wir wissen, wie sehr Wärme weitet und Kälte zusammenzieht, also weitet Fichtenrauch ganz allgemein unsere energetischen Räume und erfüllt sie mit einem wohligen und warmen Licht. Zudem hilft er, Enge und Starre, sowohl auf körperlicher als auch auf seelischer Ebene, loszulassen und wieder weit, offen und warmherzig zu werden.

Großmütterliche Güte und Trost

Die beschützende und behütende Kraft der Fichte breitet sich über ihren Rauch aus und erzeugt eine angenehme Stimmung, die Geborgenheit und ein Gefühl des *Zuhauseseins* schenkt. Es fühlt sich so an, als ob die liebende Großmutter an unsere Seite treten würde und ihre sanfte, wohlwollende und gutmütige Energie verbreitet. Der Rauch spendet Trost, Warmherzigkeit und Güte. Dies wird auch auf Seelenebene spürbar, wo die wundheilende Kraft seelische Wunden heilen kann. Oftmals lösen sich im Rauch der Fichte uralte Tränen und ermöglichen uns, innerlich heil zu werden. Ich begleite viele meiner Heilungsräucherungen mit dem Rauch von Fichtenharz. Vor allem dann, wenn es um Themen der verletzten Weiblichkeit geht.

Weites Bewusstsein

Die Kraft der Fichte hat einen Bezug zu unserem Bewusstsein und öffnet dieses ganz sanft. Der Rauch weitet unsere Sinne, stärkt unsere Intuition und auch unsere Hellsichtigkeit. Er verbindet mit den nicht sichtbaren Welten und lässt das Gefühl entstehen, mit *göttlichen Mächten verbunden zu sein*. Die violette Blüte weist auf den Bezug zur Spiritualität hin und auch darauf, dass wir über den Rauch in die feinstofflichen Zwischenwelten eintreten können.

Räucherkraft – kurz und bündig

» reinigend
» klärend
» desinfizierend
» wärmend
» entspannend
» beruhigend
» schützend
» kräftigend

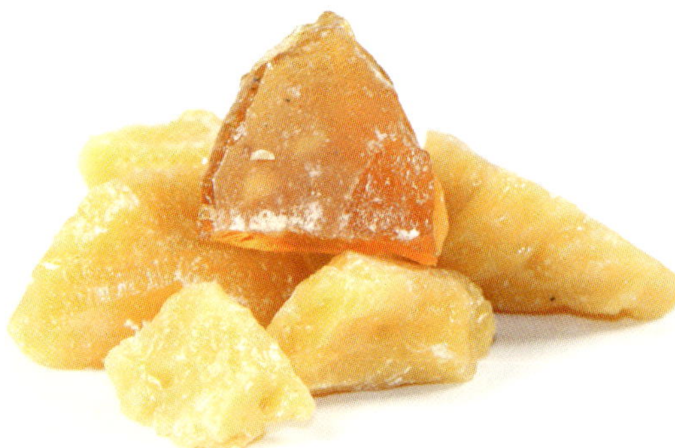

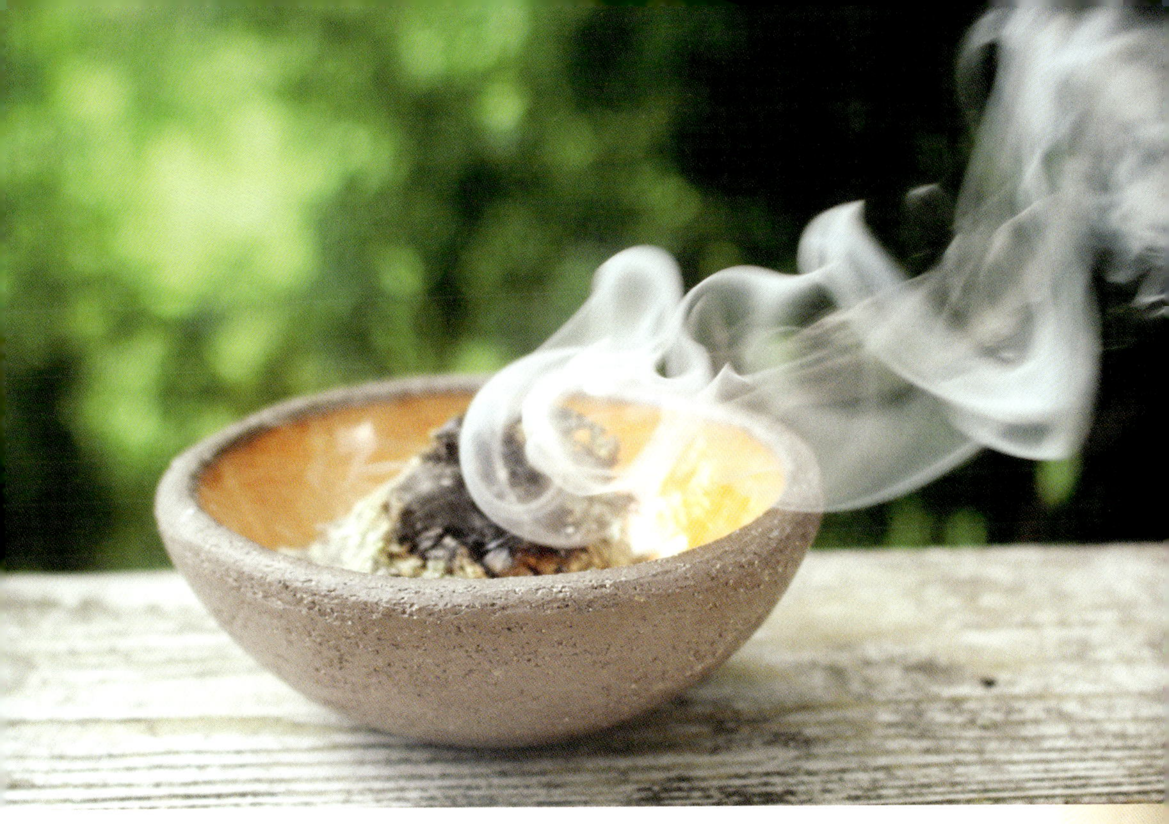

Die Herstellung der Grundräuchermischung

Nun wenden wir uns der konkreten Herstellung unseres Räucherwerkes zu. Dieses wird in seiner einfachsten Form nur aus den drei bereits beschriebenen Komponenten hergestellt, Salbei, Beifuß und Fichtenharz. Sie werden in einem bestimmten Mischungsverhältnis und auch in einer bestimmten Konsistenz verarbeitet. Wenn wir beim Verarbeiten einige wichtige Grundsätze beachten, ergibt dies tatsächlich ein Räucherwerk, das in der Räucherschale direkt entzündet werden kann und auch ohne Kohle ganz wunderbar brennt.

UNSERE ZUTATEN

- 15 g getrocknete Salbeiblätter
- 15 g getrockneter Beifuß (mit Blüten)
- 30 g Fichtenharz

DIE KONKRETE VERARBEITUNG

1. Das Fichtenharz wird abgewogen, in den Mörser gegeben und zu einem sehr feinen Pulver vermörsert. Dies geht schnell und leicht und das Gemörserte kann danach sofort in eine Schale gegeben und zwischengelagert werden.
2. Nun rebelt man den getrockneten Salbei von den Stängeln und mörsert ihn ebenfalls zu einem Pulver. Dieses sollte nun aber nicht so fein sein wie das gemörserte Fichtenharz. Hier dürfen die Pflanzenteile noch erkennbar sein, wie es auch am Bild dargestellt ist. Den Salbei gibt man ebenfalls in die Schale zum Harzpulver.
3. Zuletzt wird der Beifuß gemörsert. Dazu braucht man meistens etwas länger, weil dies nicht ganz so leicht ist wie bei den beiden anderen Zutaten. Deshalb trennt man die drei Bestandteile auch, weil es sonst sein kann, dass der Salbei zu fein pulverisiert wird, wenn der Beifuß endlich fertig gemörsert ist. Die Konsistenz des gemörserten Beifußes sollte sehr luftig oder wollig sein. Auf keinen Fall darf er zu fein gemörsert werden. Genau diese wollige und luftige Struktur braucht es nämlich, damit das Rauchwerk nachher auch ausreichend Luft zum Brennen bekommt.
4. Am Ende werden alle drei Bestandteile miteinander vermischt und danach in ein Glas abgefüllt. Ich mache meistens mit einer kleinen Menge eine Probe, ob das Räucherwerk auch wirklich brennt, und fülle erst danach ab.

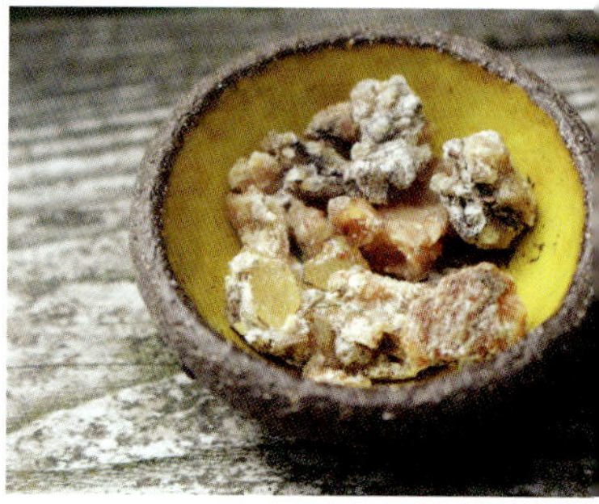

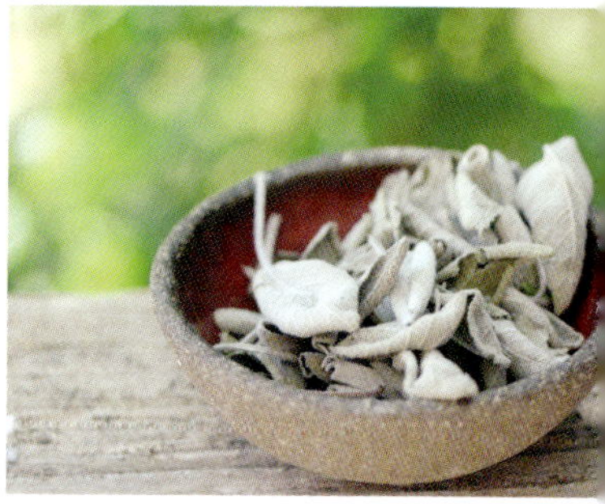

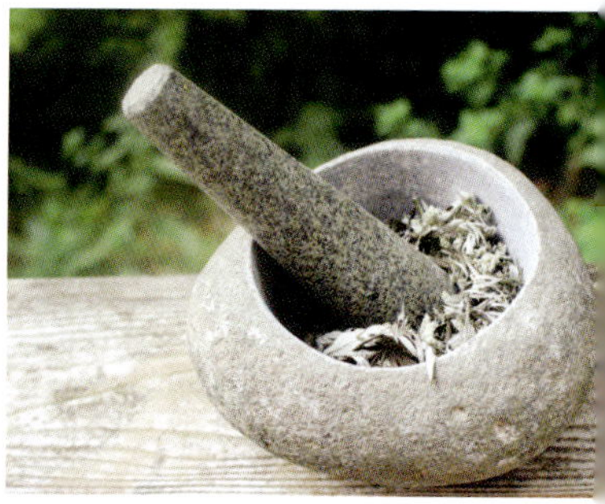

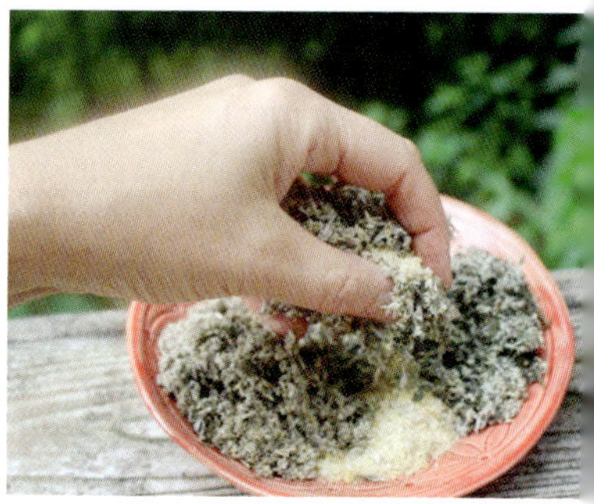

DIE ERSTE RÄUCHERUNG

- Gib einen Teil der Räuchermischung – etwa eine kleine Handvoll – in dein Räuchergefäß. Drücke das Räucherwerk mit deinen Fingern zusammen und bilde eine kleine Erhebung.
- Halte das Gefäß leicht schräg und entzünde das Rauchwerk. Am besten ist es, wenn du dazu die Flamme des Streichholzes so lange brennen lässt, bis sich das Rauchwerk entzündet. Wenn das Rauchwerk gut brennt, kannst du die Flamme wieder ausblasen. Nun beginnt sich der Rauch zu entfalten.
- Du solltest deiner Räucherung immer wieder ein wenig Luft zukommen lassen, indem du ganz leicht hineinbläst oder mit der Räucherfeder Luft zufächelst. Dadurch verbrennt es nach und nach und entfaltet dabei seinen heilsamen Rauch. Eine kleine Handvoll Räucherwerk sollte etwa 15–20 Minuten rauchen.

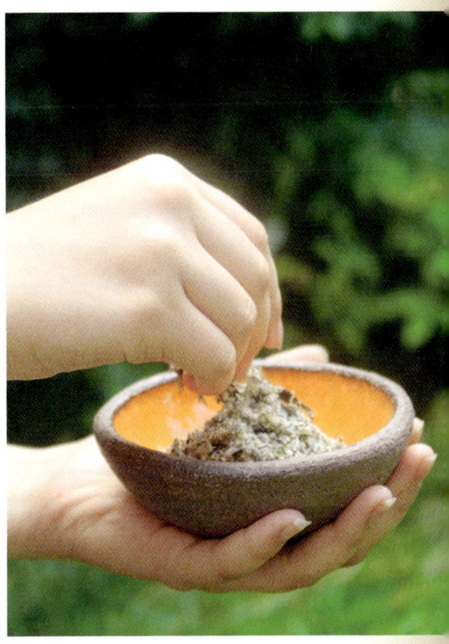

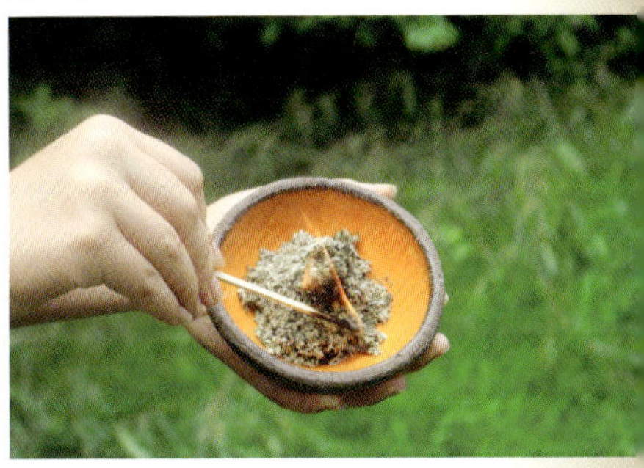

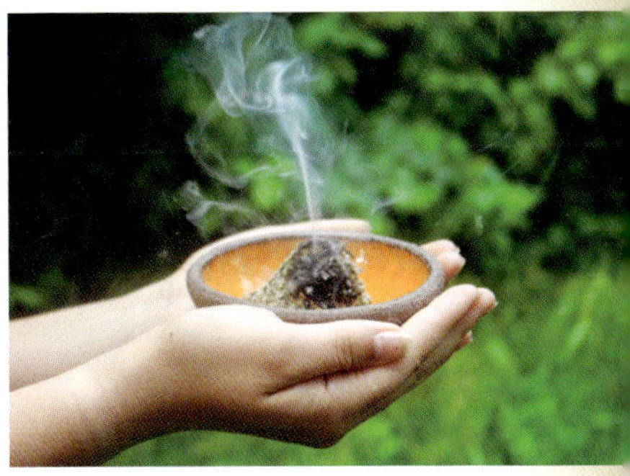

Wenn du auf diese Weise dein erstes Rauchwerk entzündet hast, beginn dich deinem Rauch ganz spielerisch zu nähern. Verteile ihn mit deiner Hand oder der Räucherfeder. Sieh ihm zu, wie er aufsteigt und wie er sich bewegt. Nimm wahr, wie er sich verändert, wenn du hineinbläst, und tritt auf deine Weise in Verbindung mit ihm.

Ab nun wirst du viele gemeinsame Erfahrungen sammeln und ich wünsche dir viel Freude und Erfolg beim „Räuchern ohne Kohle".

Fehlerquellen

Zu fein gemörsert
Wenn wir unser Räucherpulver zu fein mörsern, wird es nicht brennen, weil ihm dann die Luftzufuhr fehlt. Es darf nicht ganz fein pulverisiert sein, sondern sollte immer luftig und ein wenig körnig bleiben.

Feuchte Bestandteile
Sowohl das Harz als auch die verwendeten Kräuter müssen vollständig trocken sein. Klebriges Harz oder ungetrocknete Kräuter enthalten zu viel Feuchtigkeit. Dies würde die Brenneigenschaften verringern.

Beifuß ohne Blüten
Man sollte immer darauf achten, blühenden Beifuß zu verwenden, denn gerade die Blüten bewirken die wollige und luftige Struktur, die wir benötigen, damit das Rauchwerk auch brennt.

Tipp

Wer an einer Beifußallergie leidet und auf diesen aus gesundheitlichen Gründen verzichten muss, nimmt für die Herstellung des Grundräucherwerkes die doppelte Menge Salbei und lässt den Beifuß einfach weg. Natürlich könnte man dies auch umkehren und 2 Teile Beifuß verwenden, wenn man auf den Salbei verzichten möchte oder verzichten muss.

Dieses Grundräucherwerk stelle ich nur wenige Male im Jahr her und dann in so großer Menge, dass ich wieder eine Zeit lang damit auskomme. Manchmal räuchere ich nur mit dieser Mischung. Oftmals aber erweitere ich sie mit anderen Kräutern, um spezielle Themenräucherungen zu erhalten.

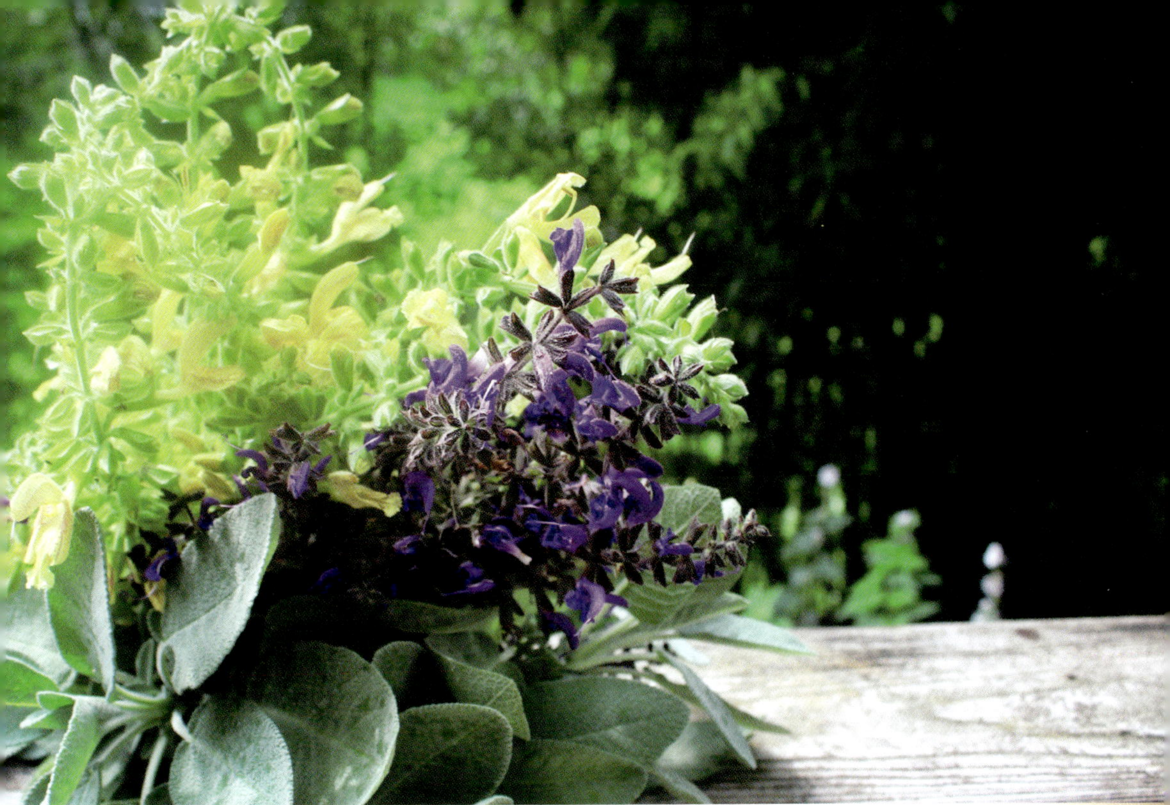

Weitere Salbeiarten und Harze

Unser wundervolles Grundräucherwerk kann durch weitere Salbei- und Harzarten verändert und abgewandelt werden. Grundsätzlich würden die magischen Drei „Beifuß – Gartensalbei – Fichtenharz“ ausreichen, um beinahe alle Räucherthemen abzudecken, denn in dieser Kombination wirken sie sowohl reinigend, schützend, heilend, segnend, öffnend als auch harmonisierend.

Dennoch ist es schön, weitere Räucherkräuter und Harze kennenzulernen, um aus dem ganz Einfachen manchmal etwas Besonderes werden zu lassen. Dafür eignen sich alle anderen heimischen Harze und auch die wundervollen Salbeiarten, die so schöne energetische Kräfte besitzen. Einzig zum Beifuß gibt es keine Alternative. Dieser hält seine exklusive Kraft und Macht. Er ist einfach in seiner Besonderheit nicht zu ersetzen.

Verschiedene Salbeiarten zum Erweitern der Grundräuchermischung

Salbeiarten zählen ganz allgemein zu den wichtigsten Räucherkräutern weltweit. Sie wirken reinigend und klärend, vertreiben negative und schädigende Energien und stellen damit eine wichtige Basis für alle reinigenden Räucherungen dar. Alle Salbeiarten, die ich nun vorstelle, können anstatt des Gartensalbeis für das Grundräucherwerk verwendet werden. Man kann sie mit dem Gartensalbei mischen. Wichtig dabei ist, dass der gesamte Salbeianteil immer nur ein Drittel des Grundräucherwerkes einnimmt und mit Beifuß und Harz vermengt wird. Dieses Salbeidrittel kann sich aber aus einer, zwei oder mehreren Salbeiarten zusammensetzen.

Der Weiße Salbei – Sage

Salvia apiana

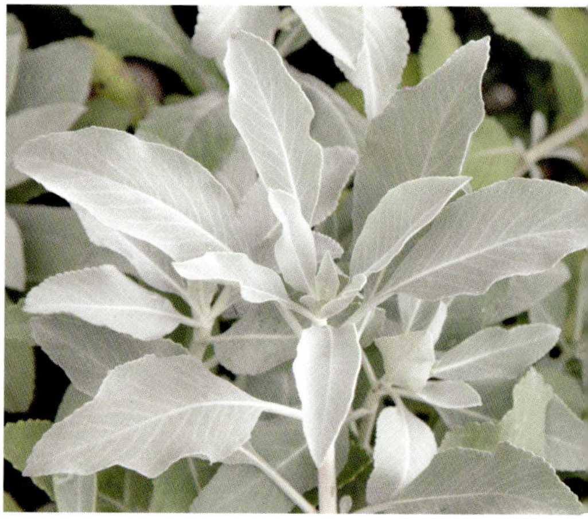

Der Weiße Salbei ist ein nicht heimisches Räucherwerk und wird im Räucherwarenhandel meistens als Bündel verkauft, das man direkt entzünden und mit dem man sehr schnell und effektiv Räume und Auren energetisch bereinigen kann. Er stammt aus Mittel- und Südamerika und wird dort von angesiedelten Schamanen und Heilern verwendet. Sie nutzen ihn, um ihre Wohnräume zu reinigen, um ihre Zeremonienplätze vorzubereiten und um Heilrituale zu begleiten. Man reinigt mit ihm, bevor etwas Heiliges stattfindet. Auch zum Säu-

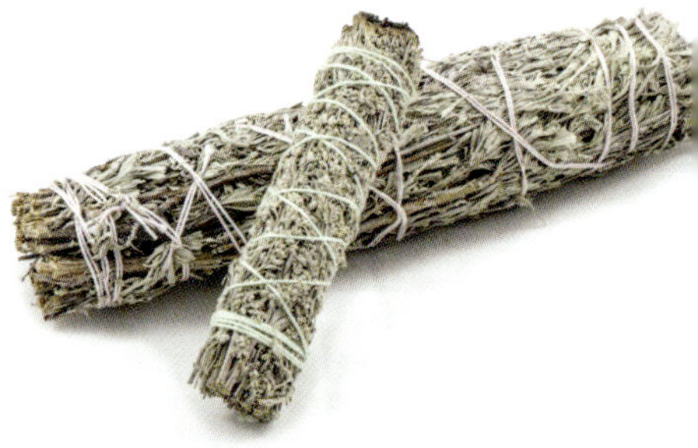

bern oder Aufladen der Ritual- und Kraftgegenstände wird sein Rauch genutzt. Ganz allgemein gilt er als heiliges Räucher- und Zeremonienkraut.

Weißer Salbei ist unglaublich stark in seiner reinigenden Räucherkraft. Seine Wirkweise ähnelt der des Gartensalbeis, ist aber noch wesentlich kraftvoller. Sein Rauch kann jegliche Negativenergie von Aura, Mensch und Haus vertreiben. Er baut zudem starken Schutz auf, so dass störende und schädigende Energien nicht mehr eindringen können. Er verleiht Stärke und verhilft zu tiefer Weisheit. Er kann Krankheiten sowohl energetisch als auch auf körperlicher Ebene austreiben.

Es gibt den Ausspruch:
„Wo Weißer Salbei brennt, da werden die bösen Geister krank."

Wichtig ist beim Weißen Salbei nur, dass man auf gute Quellen achtet, denn nicht immer wird qualitativ hochwertiger Salbei verkauft. Am besten ist es natürlich, wenn wir versuchen diese Pflanze selbst anzupflanzen, zu ernten und zu trocknen. Leider ist es nicht ganz leicht, diese Pflanze bei uns zu beheimaten, aber echte Räucherfreunde werden es auf jeden Fall versuchen.

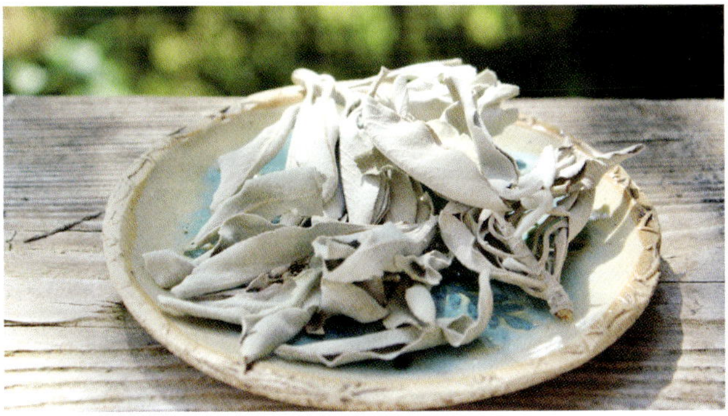

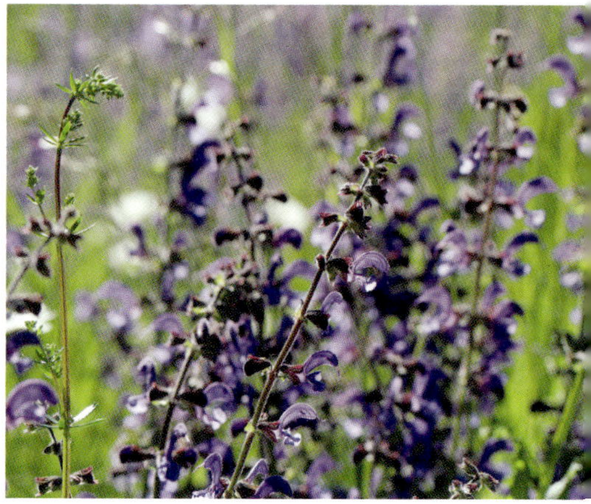

Der Wiesensalbei

Salvia pratensis

Der wundervollen Wiesensalbei ist eine heimische und wildwachsende Salbeiart. Seine tief violetten Blüten, die im späten Frühjahr auf unseren Wiesen zu leuchten beginnen, weisen auf seine stark transformierende und spirituelle Kraft hin. Auch wenn seine energetische Heilkraft nicht ganz an die des Echten Salbeis herankommt, ist er auf seine Weise doch besonders. Seinen Rauch würde ich als wesentlich milder beschreiben. Dennoch wirkt er reinigend, lösend, klärend, harmonisierend, entspannend und wundervoll beruhigend. Im Vergleich zu anderen Salbeiarten ist er aber wesentlich sanfter, weicher und liebevoller in seiner Kraft.

Ich verwende ihn sehr gerne, wenn ich für Kinder räuchere oder Kinderzimmer ausräuchere, weil es dabei sanfter, langsamer und stiller sein darf. Zudem ist er stark mit der Welt der Naturwesen verbunden und lässt diese durch seinen Rauch spürbar werden. So entsteht eine sehr liebevolle, verspielte und dennoch reine und hoch schwingende Energie.

Wiesensalbei ist eine Pflanze, die ganz wundervoll bei Übergängen begleitet und auf energetischer Ebene die Schwelle in einen neuen Lebensabschnitt öffnet. Er transformiert und erhebt auf die nächst höhere Ebene. Als Pflanze, die Frauen in den Wechseljahren gute Unterstützung leisten kann, begleitet sein Rauch besonders gerne Frauen auf ihrem Weg zur Alten Weisen. Denn wie jede andere Salbeiart stärkt er unsere innere Weisheit.

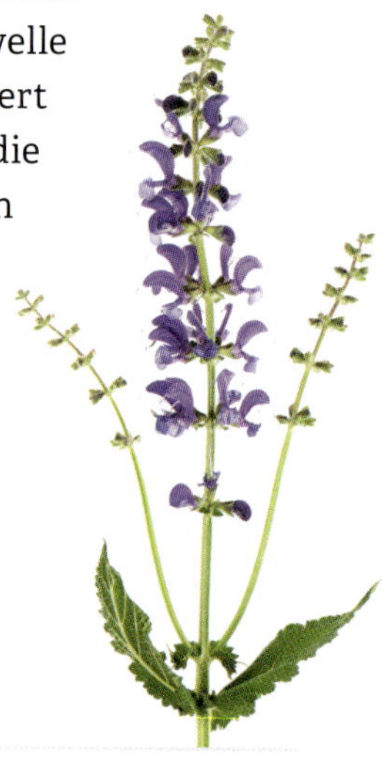

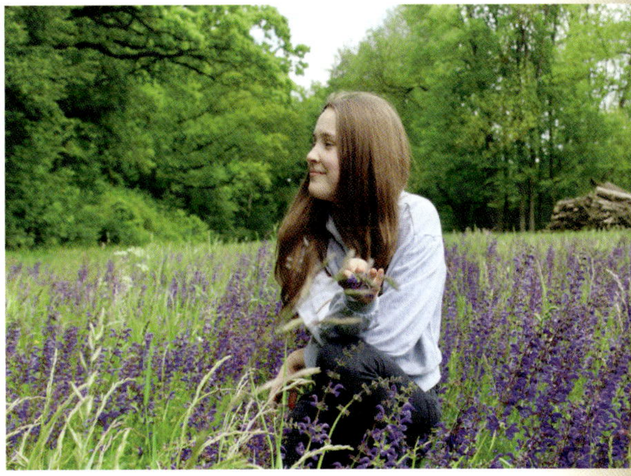

Seine dunkelvioletten Blüten weisen auf einen starken Bezug zu den spirituellen Ebenen hin. Der Rauch der Blüten weitet unser Bewusstsein und fördert unsere Intuition und unser Traumerleben. Er ist wundervoll feinschwingend. Ich verwende ihn besonders gerne, um Ritualplätze in der Natur vorzubereiten, da er den heiligen Raum öffnet und sehr stark schützt. Da er ein energetisches Tor zum Reich der Naturwesen und zur Wahrnehmung von Mutter Erde und Vater Himmel öffnet, ist er eine der besten Räucherpflanzen, um Naturrituale zu begleiten.

Er trägt zudem die Kraft in sich, durch schwere Zeiten zu geleiten, und hilft, dass wir selbst nach schwierigen Lebensphasen, die uns überlastet haben, wieder ins innere Gleichgewicht und in die innewohnende Kraft finden. Er ist eine wunderbare Seelenpflanze, die dabei unterstützt, die Anbindung an die eigene Seele nicht zu verlieren. Für mich zählt er aus all diesen Gründen zu meinen allerliebsten Räucherkräutern. Ich kann nur empfehlen, mit ihm zu experimentieren, um diese wundervolle heimische Pflanze, die meinem Empfinden nach viel zu wenig erkannt wird in ihrer Kraft, wieder bewusst zu nutzen.

Räucherkraft – kurz und bündig

» reinigend
» klärend
» transformierend
» schützend
» öffnend
» bewusstseinserweiternd

Der Muskatellersalbei

Salvia sclarea

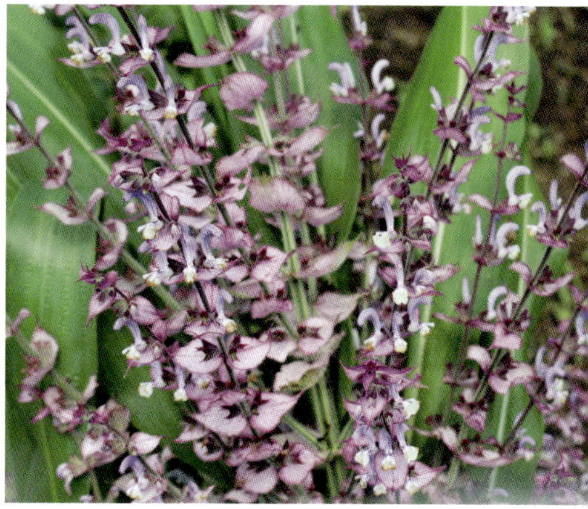

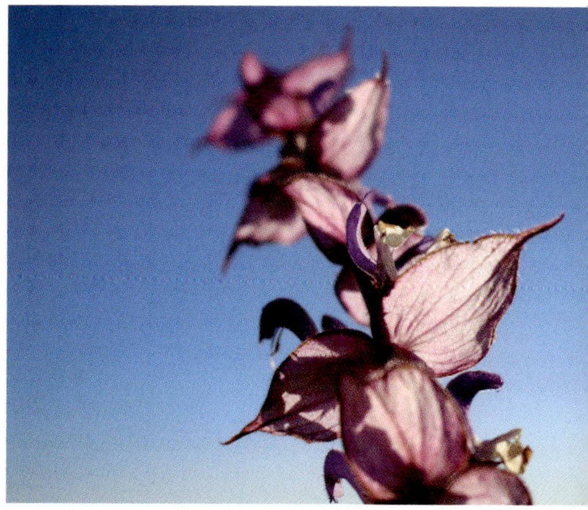

Diese Salbeiart, die ursprünglich aus dem Mittelmeerraum kommt, verzaubert durch ihr gesamtes Erscheinungsbild, durch ihre Schönheit und durch ihren besonderen Duft. Die Heilkraft dieses Salbeis ist vor allem als ätherisches Öl bekannt, wo er als aphrodisierend, entspannend, lösend und euphorisierend beschrieben wird. Im Mittelalter hat man Bier und Wein mit ihm angereichert, um seine berauschende Wirkung zu nutzen. Selbst den Kelten soll er heilig gewesen sein, denn auch sie mischten ihn ihren Getränken bei, um die berauschende, ekstatische und bewusstseinserweiternde Wirkung zu nutzen.

Als Räucherkraut ist Muskatellersalbei leider weitgehend unbekannt, obwohl sein Rauch einen besonders wohlriechenden Duft und tiefe Entspannung verbreitet. Er betäubt und dämpft und wirkt leicht berauschend und bewusstseinserweiternd. Er weckt Inspiration und Kreativität und macht einen wachen und klaren Geist. Er öffnet den Zugang zu unserer innewohnenden Schöpferkraft.

Zusätzlich fördert er jeglichen Neubeginn, indem er eine wohlwollende, positive, unbekümmerte Stimmung erzeugt und damit unbelastet in das Neue hinein begleitet. Der Rauch wirkt euphorisierend, aphrodisierend und stimmungsaufhellend und ist für alle Liebes- und Lusträucherungen geeignet. Er macht den Kopf frei und hilft dabei, das Denken vollständig auszuschalten und sich den ekstatischen Wahrnehmungen des eigenen Körpers, der Lust und der Sinne hinzugeben. Zudem öffnet er das Tor in andere Welten und ist für alle schamanisch Tätigen geeignet, um in andere Bewusstseinsebenen zu gelangen. Sein hoher Harzanteil ermöglicht, dass er wie alle anderen Salbeiarten wunderbar brennt und ohne jegliche Kohle verräuchert werden kann. Ich verwende diese Pflanze der Lust und der Sinnlichkeit vor allem bei den Beltane-Ritualen und den Sommersonnwendfesten, wo es darum geht die Kräfte des Lebens, der Liebe und der Sexualität zu zelebrieren.

Räucherkraft – kurz und bündig

» reinigend
» klärend
» schützend
» stimmungsaufhellend
» euphorisierend
» harmonisierend
» ausgleichend
» entspannend

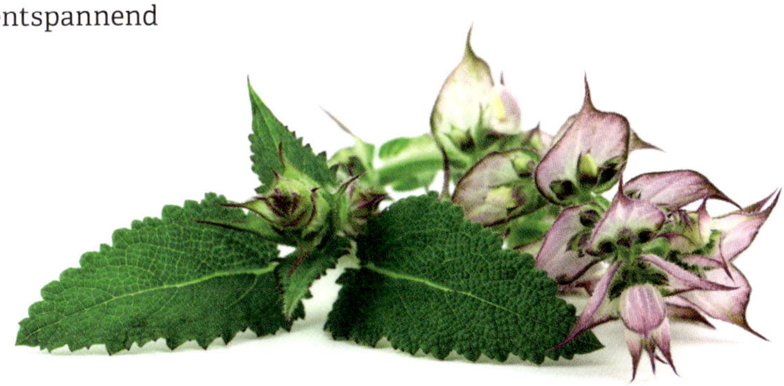

Der Klebrige Salbei

Salvia glutinosa

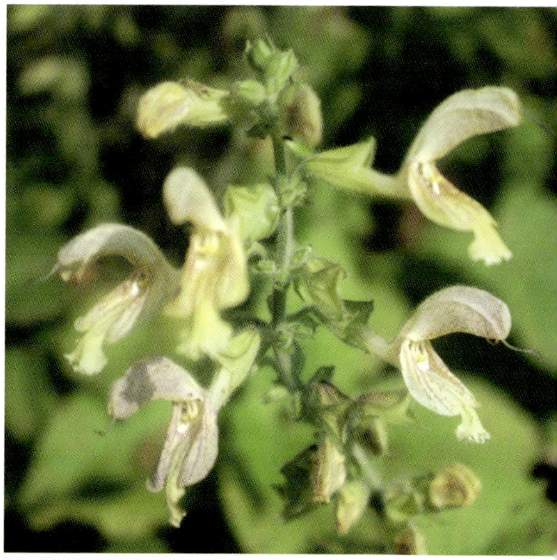

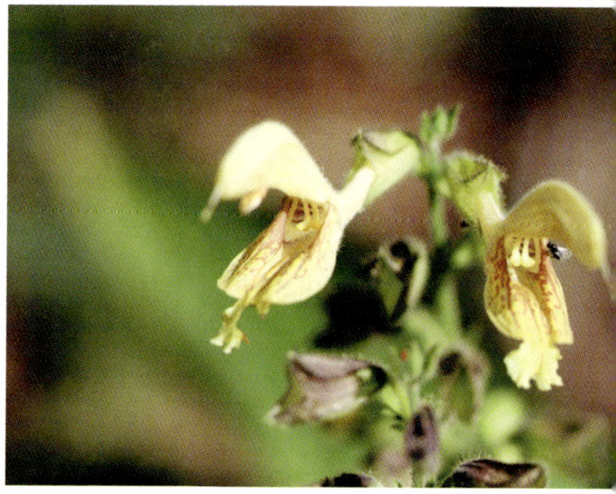

Im späten Sommer beginnt in unseren Wäldern der wundervolle Klebrige Salbei zu blühen. Diese Pflanze scheint mir regelrecht in Vergessenheit geraten zu sein, obwohl sie wirklich gute Heilkräfte in sich birgt. Als Räucherkraut unterstützt sie beispielsweise, kleben gebliebene Fremdenergien von uns zu lösen, und als Heilpflanze wirkt sie keimhemmend und schweißtreibend. Zudem stärkt sie unser Immunsystem und wirkt allgemein aufbauend und kräftigend. Außerdem duftet dieser Salbei wirklich hervorragend und ist zudem eine bedeutsame Insektennahrung. Ich finde es wirklich schade, dass er kaum Verwendung findet.

Seine hellgelben Blüten sind auffallend groß und wunderschön. Sie verströmen einen süßlichen und betörenden Duft und wurden ebenfalls berauschenden und bewusstseinserweiternden Getränken zugegeben. Sie erhellen die Stimmung und erheben das Gemüt. Wenn ich mich nur kurz zum Klebrigen Salbei setze, fühle ich mich sofort fröhlich und frei, beschwingt und glücklich. Klebriger Salbei wirkt allgemein euphorisierend, aphrodisierend und stimmungsaufhellend.

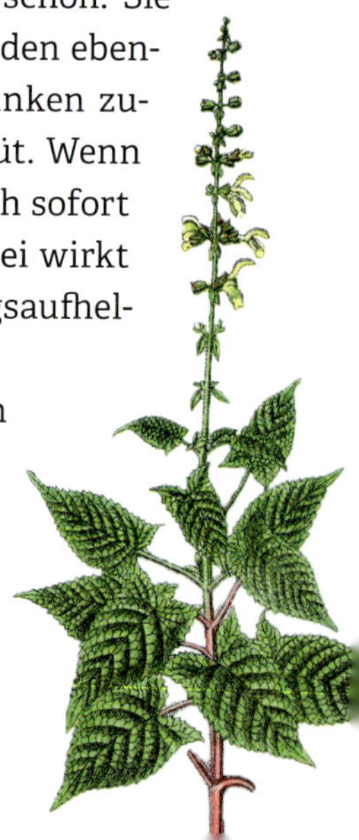

Pflanzen, die klebrige Eigenschaften aufweisen, tragen auf energetischer Ebene die Wirkung in sich, kleben gebliebene Energien lösen zu können. Genau dies tun wir, wenn wir mit diesem Salbei räuchern. Sein Rauch löst Energien, die sich in unserer Aura eingenistet haben, aber nicht zu uns gehören. Dabei wirkt er vor allem auf Energien, die gar nicht wirklich etwas mit uns zu tun haben. Es geht nicht um schlechte Energien und Gedanken, die uns auf persönlicher Ebene treffen. Es geht dabei um neutrale, aber dennoch schädigend wirkende Kräfte, die meist völlig unbemerkt und unbewusst an uns *hängen* oder *kleben* bleiben.

Besonders feinfühlige und gutmütige Menschen nehmen oftmals solche Fremdenergien auf, die sie für andere übernehmen, ohne dass ihnen dies bewusst wird. Der Besuch eines Einkaufszentrums, eines Krankenhauses oder von bestimmten Plätzen kann dann dazu führen, dass Energien haften bleiben. Der Klebrige Salbei ist eine wunderbare Pflanze, um gerade diese unerkannten und letztendlich auch unpersönlichen Energien wieder zu lösen. Er nimmt ab, was an uns kleben geblieben ist, und bereinigt und säubert unser feinstoffliches Feld. Für mich gehört er deshalb zur energetischen Hausapotheke und ich setze ihn sehr oft in meiner Arbeit ein.

Neben der reinigenden Kraft wirkt sein Rauch allgemein lösend und befreiend. Er verbreitet eine wohlwollende und harmonische Stimmung und erhellt den Raum mit seiner fröhlichen und leichten Schwingung. Er lässt uns innerlich zufrieden und glücklich fühlen und nährt alles Positive, richtet uns von innen auf und schenkt uns Kraft und Mut, zu uns zu stehen.

Tipp

Setze dich zur Blütezeit des Klebrigen Salbeis immer wieder zu dieser Pflanze hin. Atme ihren Duft ein, bewundere ihre Schönheit und versuche zu spüren, wie ihre feinstoffliche Kraft auf dich wirkt. Sicherlich wird etwas in dir sehr fröhlich und leicht werden. Nimm dir dann genau aus dieser Energie heraus ein großes Bündel an Pflanzen mit nach Hause, damit du sie zu Räucherwerk weiterverarbeiten kannst.

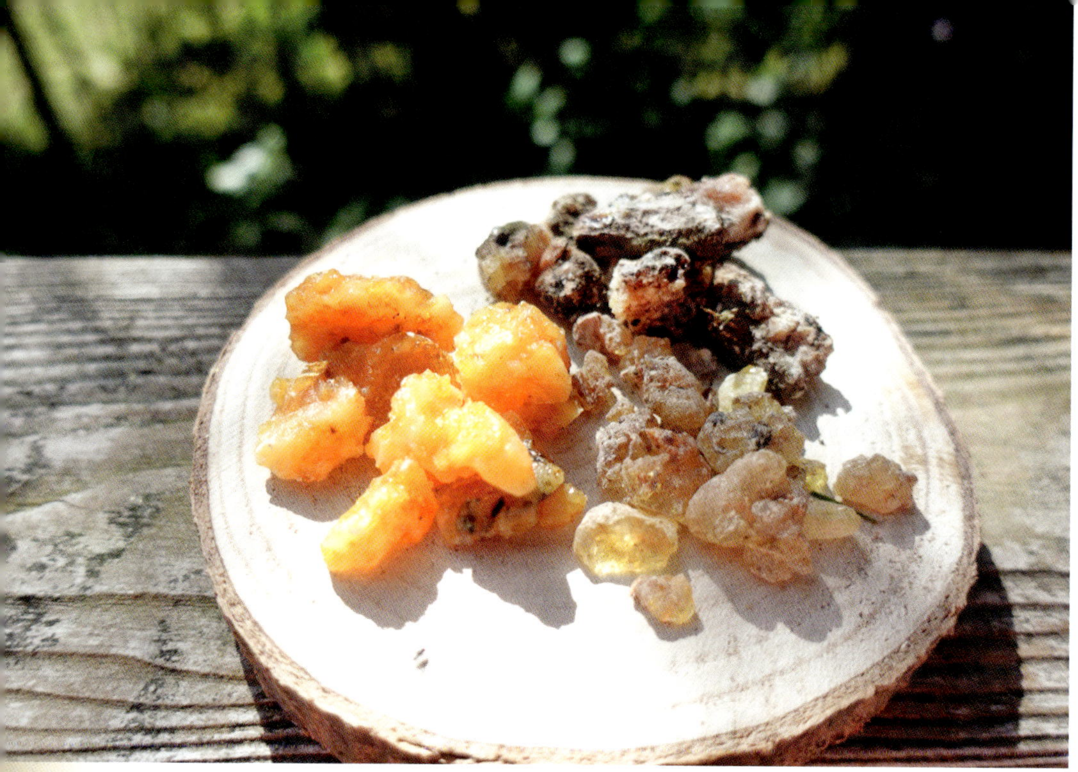

Heimische und edle Harze

Es gibt ganz viele unterschiedliche Harze von heimischen Nadelbäumen, aber auch von Bäumen aus fernen Ländern. Alle Harze tragen als Räucherzutat die Eigenschaft in sich, die Raumluft zu desinfizieren, energetisch zu reinigen, aber auch auf Seelenebene tiefgehend zu heilen. Jede Harzart hat eine besondere Wirkweise, die natürlich mit dem jeweiligen Baum zusammenhängt, der das Harz bildet. Das Harz der starken und männlichen Tanne wirkt dabei anders als das der lieblichen Lärche. Ich liebe es, heimische Harze für meine Räucherungen zu verwenden, denn ich liebe alle heimischen Bäume und ihre unterschiedlichen Kräfte. Manchmal greife ich auf edle Harze, wie Weihrauch oder Myrrhe, zurück. Alle Harze, die ich nun vorstelle, können anstatt des Fichtenharzes verwendet oder mit diesem gemischt werden. Wiederum soll sich der Gesamtharzanteil der Grundräuchermischung nicht verändern.

Die Tanne und ihr Harz

Großvater Wald schenkt Kraft und Mut

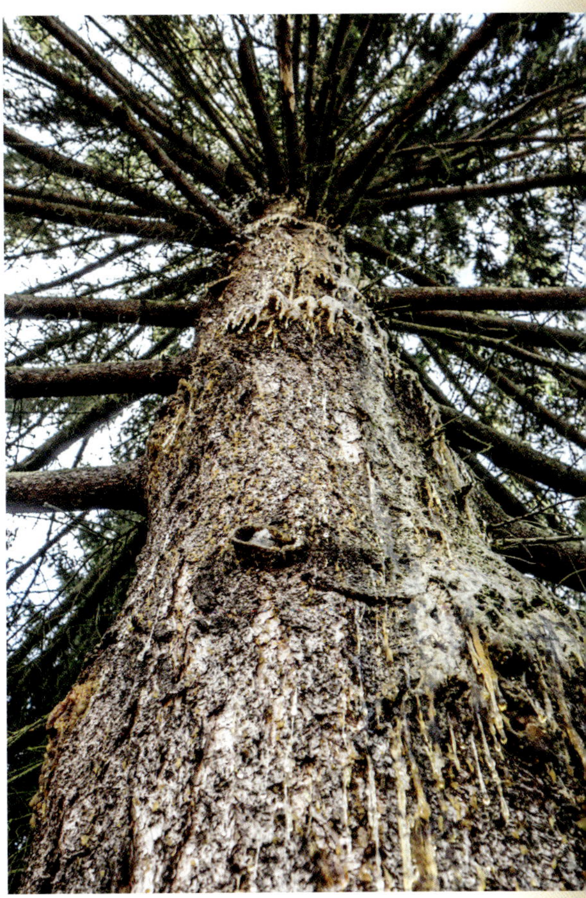

Die starke und mächtige, leider aber bereits selten gewordene Tanne ist einer der heiligsten Bäume unserer Wälder. Sie verkörpert etwas Majestätisches, Königliches oder sogar Göttliches und ist im Gegensatz zur Fichte ein sehr männliches Baumwesen. Sie wurde mancherorts als Baum der Götter verehrt und in Sibirien dachte man, dass bei ihr die Schamanen geboren werden. In der christlichen Kultur gilt sie seit Jahrhunderten als Symbol für Licht, Leben, Liebe und Wiedergeburt und sie wird als Christbaum bis heute verwendet und verehrt. Tannen sind die Großväter oder Sonnengötter des Waldes und tragen eine sanftmütige, weise und dennoch starke Kraft in sich. Sie sind Schutzbäume und lehren uns, die eigene innere Kraft und Macht wieder zu entdecken. Sie stehen sowohl für Tapferkeit als auch für Mut.

Während Fichten dem Mond zugeordnet sind, stehen Tannen mit der Sonne und dadurch mit der männlichen Kraft in Verbindung. In ihrer Nähe fühlt man sich meist besonders sicher und gut behütet und beschützt. Unter ihr blieb man stets vor allen bösen Geistern und vor jedem Zauber verschont. Zudem öffnete sie stets den Zugang zum *Geist des Waldes*. Unter ihr wurden die Bewohner des Waldes sichtbar. Man konnte durch ihre Kraft in Kontakt mit den Naturwesen treten, aber auch mit allen anderen beseelten Ebenen der Natur. Durch ihre Hilfe konnte man die Wesenheiten der Pilze, Tiere, Pflanzen und Bäume wahrnehmen. Deshalb wird sie oftmals in den Märchen dargestellt, ummantelt von Fliegenpilzen, Wichteln und anderen Wesen des Waldes. Die mächtige und heilige Tanne steht zudem in tiefer Beziehung zum *Grünen Mann* und damit zum Gott der Natur.

Wirkung des Harzes beim Räuchern

Wird das Harz der Tanne verräuchert, fühlt man sofort eine stark erhellende, wärmende und schützende Kraft. Diese vertreibt alles Negative, aber auch alle krankheitserregenden Keime. Luft und Atmosphäre werden von schädigenden Einflüssen befreit und gleichzeitig stark erhellt. Die Grundschwingung im Raum erhöht sich und lässt nichts Tiefschwingendes, wie Traurigkeit, Wut, Streit oder Angst, zu. Befindet man sich in diesem Raum, fühlt man sich zudem stark und mutig und erlangt Zuversicht, die Herausforderungen des Lebens zu meistern.

Der Rauch bringt die Kraft der Sonne zu uns und erhellt unsere Stimmung. Er verbindet mit der heilen männlichen Kraft und lässt väterliche Liebe und väterlichen Schutz spüren. Er öffnet unser Bewusstsein, so dass wir den Zugang zu den beseelten Ebenen der Natur wieder erlangen, und baut eine Verbindung zwischen Naturwesen und Menschen, aber auch zwischen dem *Grünen Mann* und den Menschen auf. Er ist ein großer und mächtiger, männlicher und lichtvoller Schutzrauch, der unsere Seelen zutiefst erwärmt und erhellt und uns auch dabei unterstützt, das eigene Seelenlicht wieder mutig und kraftvoll zu entzünden und hell scheinen zu lassen.

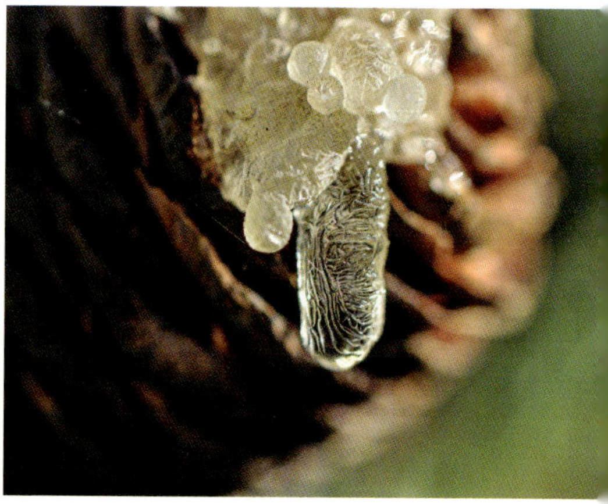

Wald-Kiefer

Das lichtvolle Harz der Kiefer

Pinus sylvestris

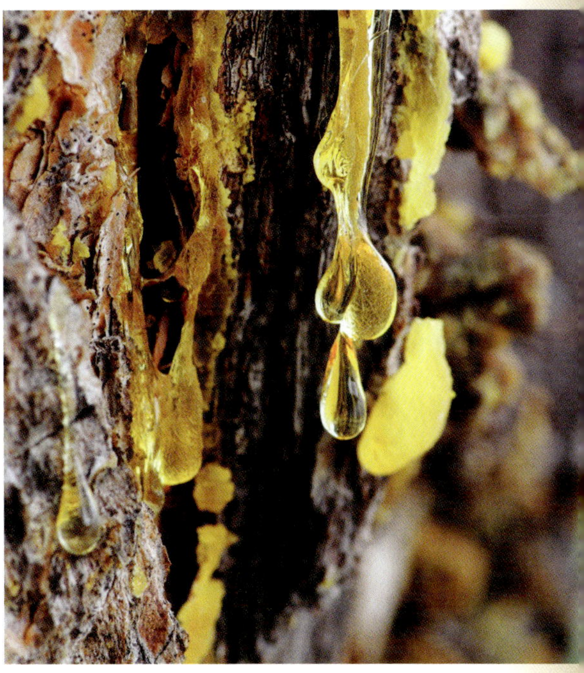

Die Wald-Kiefer weist in Mittel- und Nordeuropa eine besonders lange Geschichte auf. Sie trägt eine starke Lichtkraft und eine tiefe Anbindung an die Himmels- und Sonnenkräfte in sich. Damit ist sie ein weiteres männliches Baumwesen, das den Lichtimpuls in sich birgt. Neben diesen besonderen Lichtkräften trägt sie besondere Feuerkräfte in sich. Ihr rötliches Harz durchdringt die gesamte Borke und macht das Holz zu einem gut brennenden Feuerholz. Kiefernholz wurde einst zum *Lichtmachen* verwendet. Wenige Zentimeter dicke Späne wurden dazu in Pech getaucht, entzündet und als Fackel oder Lichtquelle genutzt. Als *Kienspan* bezeichnete man Hölzer, die aufgrund ihres großen Harzanteiles so hell brannten, dass sie oftmals für mehrere Stunden als Lichtquelle genutzt werden konnten.

Besondere Bedeutung erlangte die Kiefer, weil viele Geschichten davon erzählen, dass der große Magier Merlin durch sie einen Teil seiner Weisheit erlangte. Tatsächlich ist sie ein Baum, der uns für unsere Spiritualität öffnet, Himmel und Erde miteinander verbindet und uns in andere Bewusstseinszustände begleitet. Zudem war sie auch immer ein Baum des Lebens, der Fülle, der Fruchtbarkeit und des Reichtums. Ihre Zapfen sind besonders groß und beinhalten viele Samen. Diese sind essbar und wurden als Nahrung herangezogen. Die Fülle der Samen steht für die Fülle und den Reichtum des Lebens, und so wurde die Kiefer stets hoch verehrt und als Licht-, Feuer- und Nahrungsbaum betrachtet.

Sie ist ein besonders anspruchsloser Baum und wächst und gedeiht dort, wo viele andere Bäume große Schwierigkeiten hätten. Sie ist genügsam in ihrem Sein und eine Überlebenskünstlerin. Auf feinstofflicher Ebene lehrt sie auch uns Menschen, in schwierigen Lebensabschnitten durchzuhalten, uns nicht unterkriegen zu lassen und mit herausfordernden Situationen zurechtzukommen.

Wirkung des Kiefernharzes beim Räuchern

Der Rauch des Kiefernharzes wirkt wärmend, entspannend, harmonisierend und beruhigend. Er verbreitet energetische Helligkeit, die dunkle und negative Energien vertreiben und abweisen kann. Besonders stark soll die Kraft des Kiefernrauches gegen Hexerei und Zauberei wirken und von allen magischen Praktiken, die im schlimmsten Falle sogar Krankheiten auslösen oder zum Tod führen konnten, befreien.

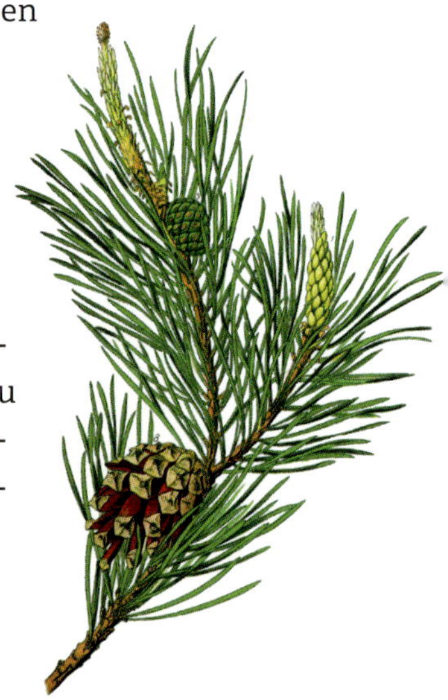

Dieses Harz wirkt sehr stark reinigend und entfaltet ebenso großen Schutz vor dunklen Mächten. Wir können mit ihm räuchern, wenn wir spirituelle Erfahrungen erlangen wollen, die mit tieferer Weisheit zu tun haben. Wie die Bachblüte *Larch* verhilft auch die Räucherung dazu, das Selbstbewusstsein zu stärken, den inneren Anführer zu wecken und sich von eigenen Schuldgefühlen zu befreien. Der Rauch führt damit zurück zur innenwohnenden Kraft, Macht und Stärke.

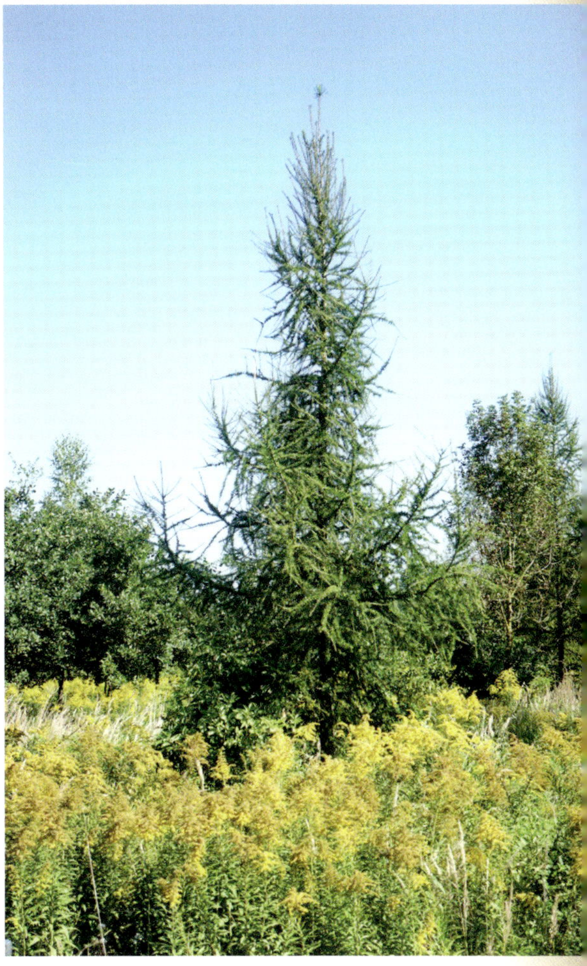

Die Lärche und ihr Harz

Mystische Lichtkraft der Berge

Die Lärche ist der einzige heimische Nadelbaum, der im Winter seine Nadeln verliert. Damit zählt sie nicht zu den starken, immergrünen, überdauernden und widerstandsfähigen Nadelbäumen, sondern trägt etwas Vergängliches, Sanftes und Weiches in sich. Sie strahlt in ihrem gesamten Erscheinungsbild eine große Leichtigkeit aus und ist damit ein Baumwesen, das zur inneren Leichtigkeit verhilft und Dunkles erhellt.

Die Lärche ist elastisch und biegsam und hält damit selbst starken Stürmen stand. Sie lässt sich weder entwurzeln noch brechen. Sie biegt und windet sich im Sturm des Lebens und steht danach wieder aufrecht und stolz und in ihrer vollen Kraft da. Auch hierbei unterstützt sie uns Menschen auf seelischer Ebene. Sie führt durch stürmische Zeiten und schenkt dabei Halt und Vertrauen. Sie richtet auf, macht selbstbewusst und stärkt von innen heraus.

Da sie der einzige Nadelbaum ist, der seine Nadeln verliert, kann sie eine wundervolle Unterstützung beim Loslassen sein. Sie lehrt uns, dass Loslassen ganz einfach gehen kann. Für unsere Ahnen verkörperte sie seit jeher die Kräfte des Neubeginns und der Erneuerung. Sie ist ebenfalls ein sehr weiblicher Baum und zutiefst mit den Zyklen des Mondes verbunden.

Wirkung des Harzes beim Räuchern

Der Rauch von Lärchenharz verströmt einen balsamischen und wärmenden Duft, der Leichtigkeit schenkt und Licht in den Raum bringt. Alles wird durch diesen Rauch erhellt und erleichtert. Die Kraft der Erneuerung wird spürbar, indem alte Blockaden, negative Energien oder alte Lasten, die auf Menschen und Haus hängen, vertrieben werden. Der Rauch bringt in Bewegung, was ins Stocken geraten ist, und löst Festgefahrenes und Blockiertes. Er hilft ganz allgemein beim Loslassen und beim Erneuern und kann daher bei allen Ritualen eingesetzt werden, wo wir die Schwelle in einen neuen Lebensabschnitt übertreten. Der Rauch lässt kindliche Unbeschwertheit fühlen und erfüllt jeden Raum mit Mut und Freude und ganz viel lichtvoller, positiver und stärkender Kraft. Er öffnet das Tor in die Zwischenwelten und in die beseelten Ebenen der Natur. Er verbindet mit den Naturwesen und mit der Kraft des Mondes.

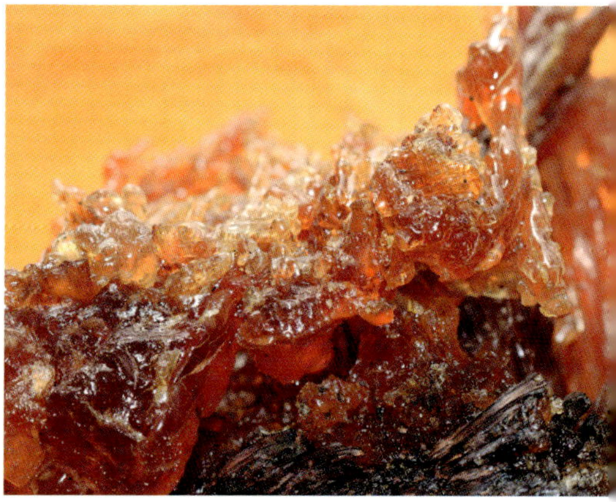

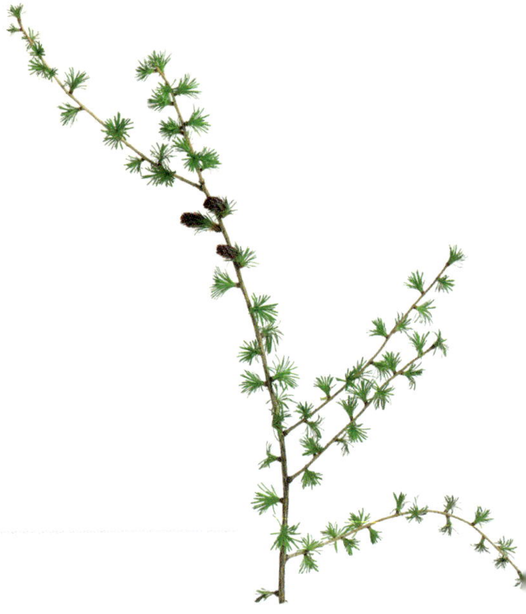

Magischer Bernstein

Fossiles Harz unserer Heimat

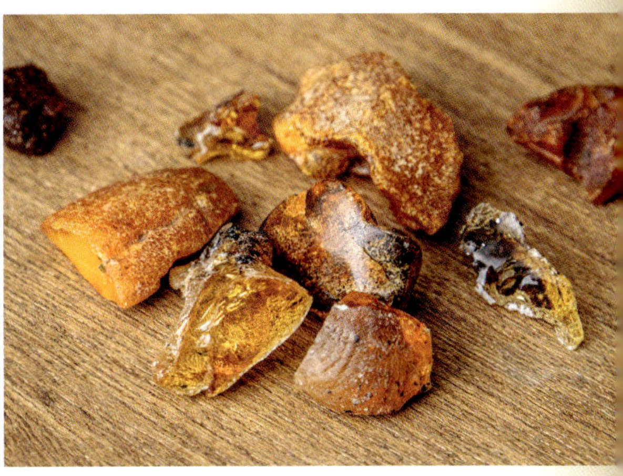

Bernstein wird auch als *Gold des Nordens* bezeichnet und ist ein fossiles Harz, das bereits vor Millionen Jahren gebildet wurde. Sein Name geht auf das Wort *Brennstein* zurück, da er sehr leicht entzündlich ist. Es ist ein besonders lichtvolles Harz, das die uralte Weisheit der Erde in sich trägt und bis heute in sich speichert. Da man Bernstein nur an der Nordseeküste finden könnte, muss man ihn kaufen, wenn man ihn zum Räuchern verwenden möchte.

Wirkung des Harzes beim Räuchern

Der Rauch des Bernsteins besitzt eine unglaublich stark reinigende Wirkung. Nach Bernstein-Räucherungen sind Räume von allen negativen, belastenden und störenden Energien befreit. Danach sollte die Energie allerdings ganz bewusst wieder aufgebaut werden, da die Reinigung wirklich bis in die tiefsten Tiefen reicht und einen energetisch vollkommen leeren Raum erzeugt. Man verwendet den Rauch, wenn wirklich hartnäckige Energien gelöst werden müssen.

Bernsteinräucherungen wurden gerne eingesetzt, um mit den Göttern in Verbindung zu treten. Zudem wurden sie bei den heiligen Ritualen und Zeremonien verwendet. Sie waren wertvolle Opfergaben und unterstützten Heilungszeremonien aller Art. Tiefe Heilung und Reinigung sind durch dieses fossile Harz möglich. Wird es auf ein Räuchersieb gelegt, entfaltet sich seine Kraft besonders mild und führt in die eigene Mitte und in eine tiefe innere Gelassenheit. Der Rauch nimmt Ängste, Anspannungen und Unruhe von uns. Sein goldenes Licht entzündet unser eigenes inneres Licht und lässt uns zudem die Anbindung an Himmel und Erde und an das große Ganze spüren.

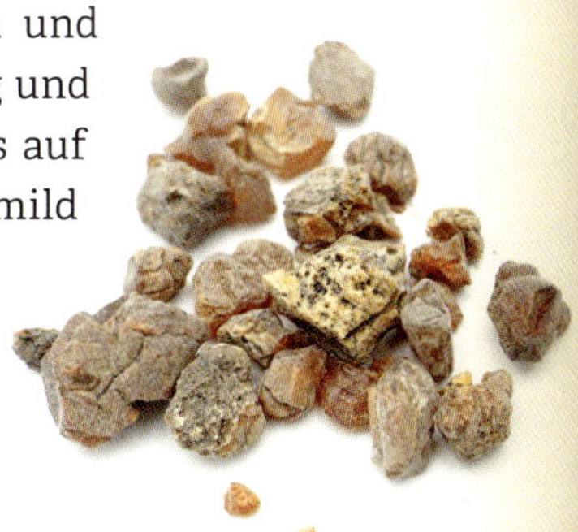

Das Sammeln der Harze

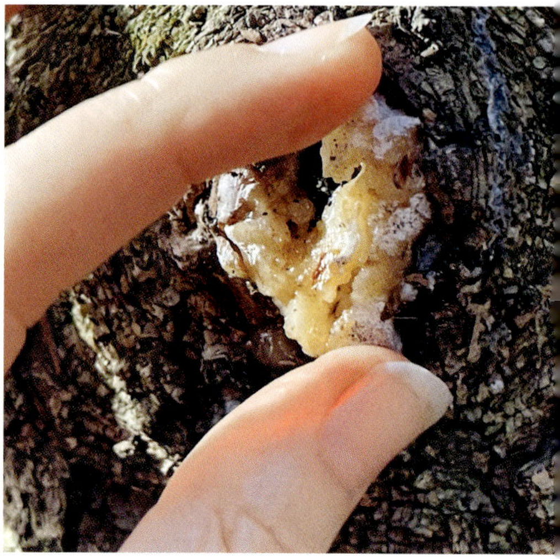

Nun haben wir die wichtigsten heimischen Harze kennengelernt. Gerne möchte ich dazu motivieren, diese selbst zu sammeln. Doch genau dafür liegt es mir ganz besonders am Herzen, darauf hinzuweisen, dass man dabei immer so achtsam als möglich sein sollte. Schließlich dient das Harz dem Baum als Wundverschluss und wir wollen den verletzten Bäumen keinen weiteren Schaden zufügen.

Für Räucherkundige ist es wichtig zu wissen, dass ausschließlich trockenes und vollständig ausgehärtetes Harz verwendet wird. Sammeln wir noch klebriges Harz, wäre dieses fürs Räuchern zu feucht und würde verursachen, dass unser Räucherwerk gar nicht brennt. Das ist ein kleiner Vorteil beim Sammeln, denn meist handelt es sich um bereits alte Verletzungen, wenn das verschließende Harz ausgehärtet ist. Leider finden wir vollkommen ausgehärtetes Harz wesentlich seltener als noch klebriges. Wir müssen an den Wurzeln der Bäume suchen oder auch an alten Baumstümpfen. Manchmal findet man dort ganze Harzdrusen, deren Harz man wunderbar entnehmen kann, weil der Baum ja nicht mehr lebt.

Lebende Bäume haben oft größere und ältere Wunden, die von ausgehärtetem Harz verschlossen sind. Hier müssen wir beim Sammeln aufpassen, um den Baum nicht zu verletzen. Ich versuche immer zuerst mit den Fingern das Harz abzubrechen. Wenn dies nicht gelingt, nehme ich die Sichel zur Hand oder einen Holzlöffel und kratze das Harz so sanft als möglich ab.

Sammeltipp

An manchen Bäumen finden wir kleine, tränenartige Harztropfen, die so aussehen, als würden sie den Stamm herunterrinnen. Oftmals sind diese Harztränen bereits vollständig ausgehärtet und können ganz einfach heruntergebrochen werden. Sie verschließen keine Wunde, sondern sind am Stamm ausgehärtet. Auch wenn man hier beim Sammeln wohl am längsten braucht, ist es dennoch die schonendste Form der Harzgewinnung. Am besten sammelt man diese Tropfen ein, gibt sie in ein Glas und verschließt dieses nur mit einem natürlichen Stoff, so dass das Harz atmen kann.

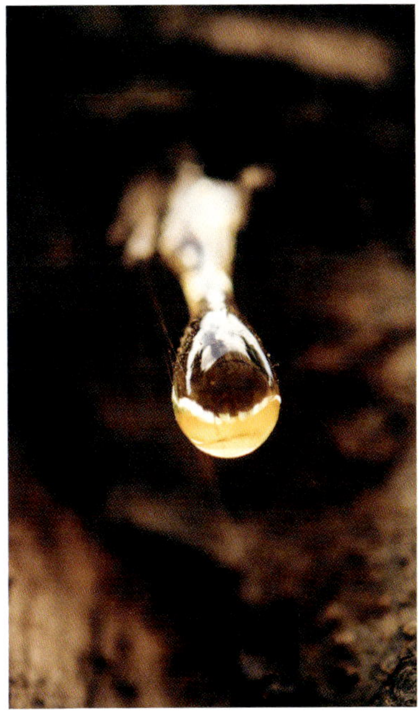

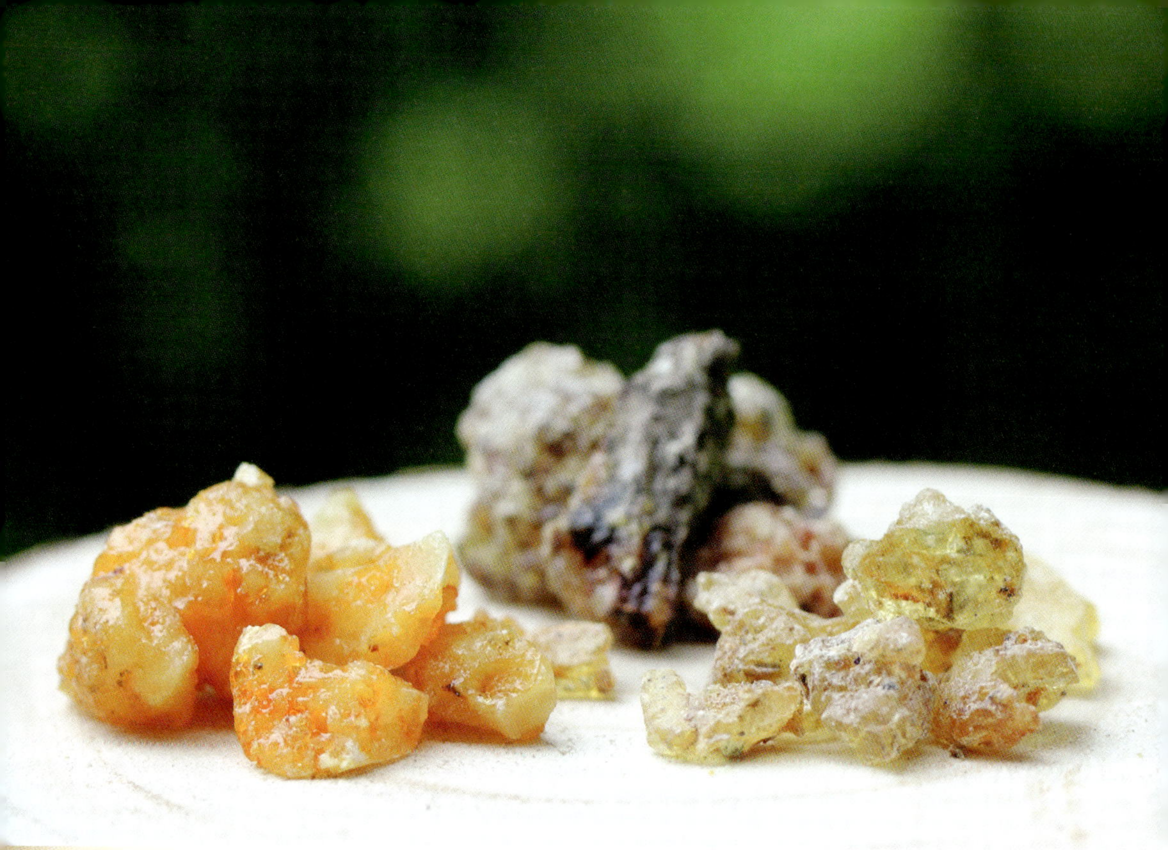

Edle Harze aus der ganzen Welt

Anstatt heimischer Harze können zum Räuchern natürlich auch die edlen Harze aus aller Welt verwendet werden. Ihr Vorteil ist, dass man sie fast überall kaufen kann und nicht selbst sammeln gehen muss. Natürlich weisen sie alle auch eine ganz besondere Räucherkraft auf, die sich von den heimischen Harzen noch einmal deutlich abhebt. Ihr Nachteil ist, dass sie nicht heimisch sind.

Heiliger Weihrauch

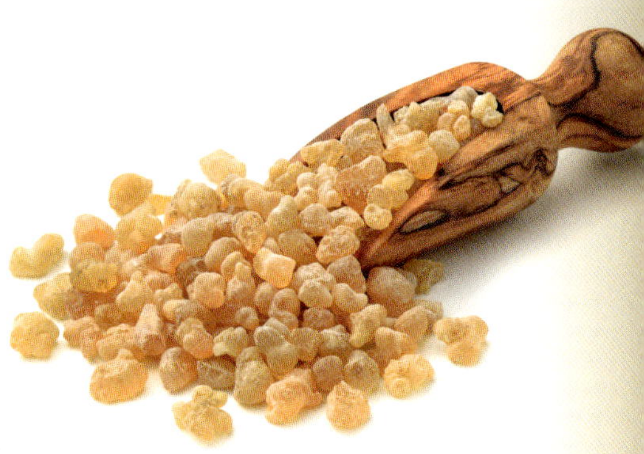

Der Rauch des Weihrauchs wirkt beruhigend und harmonisierend und erzeugt eine sakrale und heilige Stimmung. Er hilft dabei, in einen tiefen und ruhigen Entspannungszustand zu kommen, in dem man sich für das Gebet und damit auch für die Anbindung an das Göttliche öffnen kann. Zugleich regt er den Geist an und klärt und bereinigt unsere Gedanken. Er verbindet mit den oberen Welten und ermöglicht spirituelles Erleben. Man sagt ihm eine bewusstseinserweiternde, leicht psychoaktive Wirkung nach. Er ist in seiner Kraft sehr männlich und verbindet auch mit den männlich-göttlichen Ebenen.

Weihrauch wurde seit jeher zum Schutz vor allem Negativen eingesetzt. Er sollte die Macht haben, jegliche Dämonen und Geister zu vertreiben. Deshalb wurde er in der Kirche verwendet. Tatsächlich erhöht er die Schwingung so stark, dass nichts niedrig Schwingendes in seiner Nähe Bestand hat. Dadurch wirkt er sehr stark reinigend und kann für Haus-, Raum- und Aurareinigungen herangezogen werden. Er transformiert alles Schwere in Leichtes und löst Unerlöstes auf. Seine stark desinfizierende Wirkung wirkt keimtötend auf die Raumluft und kann wunderbar in der Erkältungszeit eingesetzt werden kann.

Wirkung des Weihrauchs beim Räuchern

Weihrauch wirkt sehr stark auf unsere Psyche. Er hebt die Stimmung und vertreibt Ängste, Depressionen und viele andere negative Gefühle. Er führt zurück in eine innewohnende Kraft, die stabilisierend und zentrierend wirkt. Gerade in anstrengenden Zeiten hilft er, die Kräfte und den Mut nicht zu verlieren. Er nimmt Anspannung, Traurigkeit, Schwäche und Unsicherheit von uns und stabilisiert auf vielen Ebenen. Räuchert man mit ihm die Aura ab, fühlt man sich meist sofort erleichtert und frei und von einem schützenden Licht ummantelt.

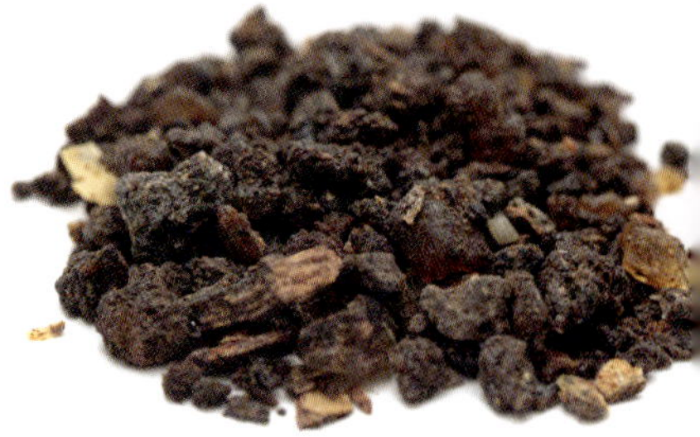

Magische Myrrhe

Die Myrrhe ist der weibliche Gegenaspekt zum Weihrauch. Man sagt, dass man die beiden immer kombinieren sollte, denn der Weihrauch steht für den Himmel, das Männliche und den Geist, während die Myrrhe für die Erde, die Weiblichkeit und das Körperliche steht. Deshalb gehören die beiden zusammen, um den notwendigen Ausgleich zu schaffen.

Die Geschichte der Myrrhe ist genauso alt wie die des Weihrauchs und mancherorts war sie sogar doppelt so wertvoll und angesehen wie dieser. Sie galt als Duft der großen Göttin und war zutiefst mit den Kräften der Erde und der Weiblichkeit verbunden.

Tatsächlich duftet sie wunderbar balsamisch, erdig, aromatisch und zum Teil ein wenig betörend. Sie wirkt sinnlich anregend und wurde als Aphrodisiakum eingesetzt. Ihre Kraft ist weich und weiblich, sanft und liebevoll. Sie verbindet mit dem Körper und dem körperlichen Empfinden. Sie lässt uns ein Wohlgefühl im eigenen Körper wahrnehmen und bringt uns zurück in die eigene Mitte und ins eigene Zentrum. Die weibliche Erotik wurde oftmals mit dem Duft der Myrrhe gleichgesetzt.

Wirkung der Myrrhe beim Räuchern

Ihr Rauch wirkt verdichtend und zusammenziehend. Er unterstützt eine gute Erdung und das Gefühl, im eigenen Körper zuhause zu sein. Er erzeugt eine langsamere, tragende Schwingung, die stark beruhigend wirken kann und oftmals zu einem Stillstand des Gedankenkarussells führt sowie zu einem sehr stark entspannten Zustand. Grundsätzlich fühlen wir uns in ihrem Rauch geborgen und behütet. Nur manchmal kann er dazu führen, dass bereits vorhandene *tiefschwingende* Gefühle wie Traurigkeit oder Depression verstärkt werden. In diesem Fall sollte man auf ihren Rauch eher verzichten.

Natürlich kann man mit dem Rauch der Myrrhe Räume desinfizieren, die Atemluft reinigen und vor negativen Energien befreien. Sie hilft ganz wunderbar in der Erkältungszeit, da sie schleimlösend und befreiend auf die Atemwege wirkt. Bei Zeremonien und Ritualen verwende ich sie am liebsten für alle Göttinnen- und Erdheilungsrituale, da sie stark mit der Weiblichkeit und der weiblich göttlichen Kraft verbindet. Sie erdet dabei nicht nur, sondern sie bringt uns auch in einen tiefen Kontakt mit Mutter Erde.

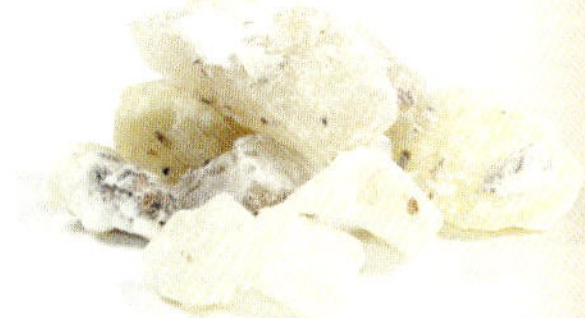

Mystischer Copal

Copal ist das weiße, oftmals durchsichtige Harz eines südamerikanischen Baumes. Eigentlich ist Copal ein Sammelbegriff für mehrere unterschiedliche halbfossile Harze, die von verschiedenen Bäumen produziert werden. Das Alter der meisten Copale liegt zwischen einigen Jahrzehnten und einigen Jahrhunderten. Er wird als Weihrauch der Mayas bezeichnet und hat sowohl bei ihnen als auch bei den Azteken große Bedeutung. Er galt als wichtigster Götterbote und wurde bei Ritualen und Zeremonien eingesetzt. Den Mayas war er regelrecht heilig. Sobald er am Altar lag, durfte er nicht mehr berührt werden. Copal wird auch *Pom* genannt, was so viel wie *Gehirn des Himmels* bedeutet.

Wirkung des Copals beim Räuchern

Wird Copal verräuchert, verströmt er einen zarten, feinen und leicht zitronigen Duft. Oftmals ist sein Rauch weiß. Er wirkt stark erhellend und hebt die Schwingung an. Er verbindet mit den göttlichen Mächten und den Kräften des Lichtes. Er soll die Wahrnehmung so verändern, dass die eigene Seele für das Göttliche weit offen wird und diese Energien erkennen und fühlen kann. Copal wirkt demnach besonders stark öffnend auf die oberen Chakren, so dass hoch spirituelle Erfahrungen ermöglicht werden. Zudem bewirkt er einen besonders starken Schutz und kann jegliche negative Energien, Geister und Dämonen abwehren. Er wurde gegen Hexerei ebenso eingesetzt wie gegen jegliche Form von schwarzer Magie. Er wurde und wird auch für Heilungen und Heilrituale herangezogen.

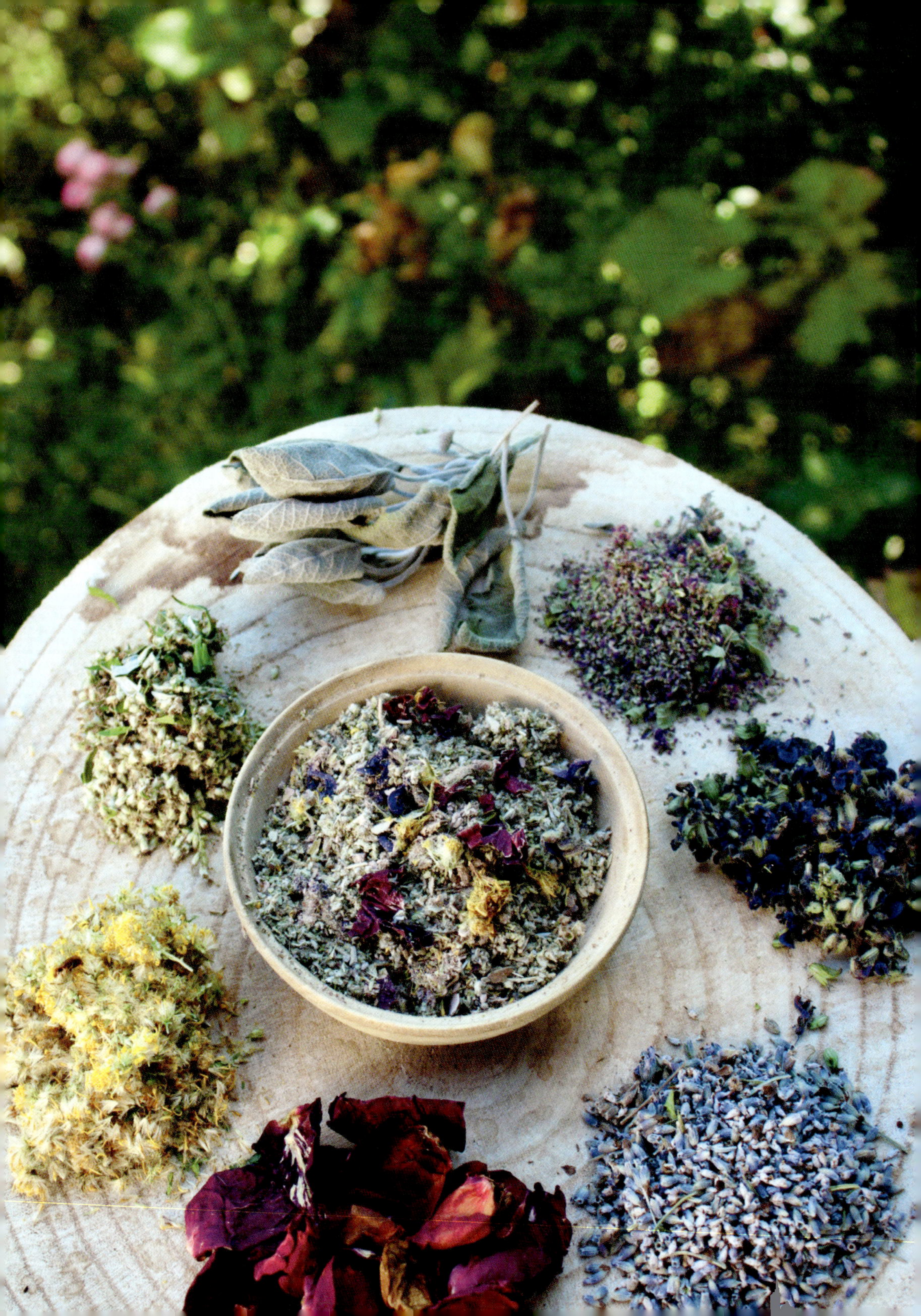

Kreative Räuchermischungen

Selbst ist der Räucherprofi

Nun kannst du alle beschriebenen Harze und Salbeiarten kreativ zu deinen eigenen Räuchermischungen mörsern. Das Räucherwerk wird jeweils ein wenig anders wirken, wenn du unterschiedliche Harze verwendest, und auch das Experimentieren mit den Salbeiarten wird erkennen lassen, dass jeder Salbei ein wenig anders schwingt und eine ganz eigene Räucherkraft entfaltet.

Einige passende Mischungen stelle ich an dieser Stelle vor, doch eigentlich wünsche ich mir, dass jeder sofort beginnt, eigene Räuchermischungen zu entwickeln.

Sinnlicher Erdungsrauch

- 1 Teil Beifuß
- 1 Teil Muskatellersalbei
- 2 Teile Myrrhe

Vollständige Reinigung

- 1 Teil Beifuß
- 1 Teil Weißer Salbei
- 2 Teile Bernstein

Transformationsrauch

- 1 Teil Beifuß
- 1 Teil Wiesensalbei
- 2 Teile Kiefernharz

Weites Bewusstsein

- 1 Teil Beifuß
- 1 Teil Klebriger Salbei
- 2 Teile Weihrauch

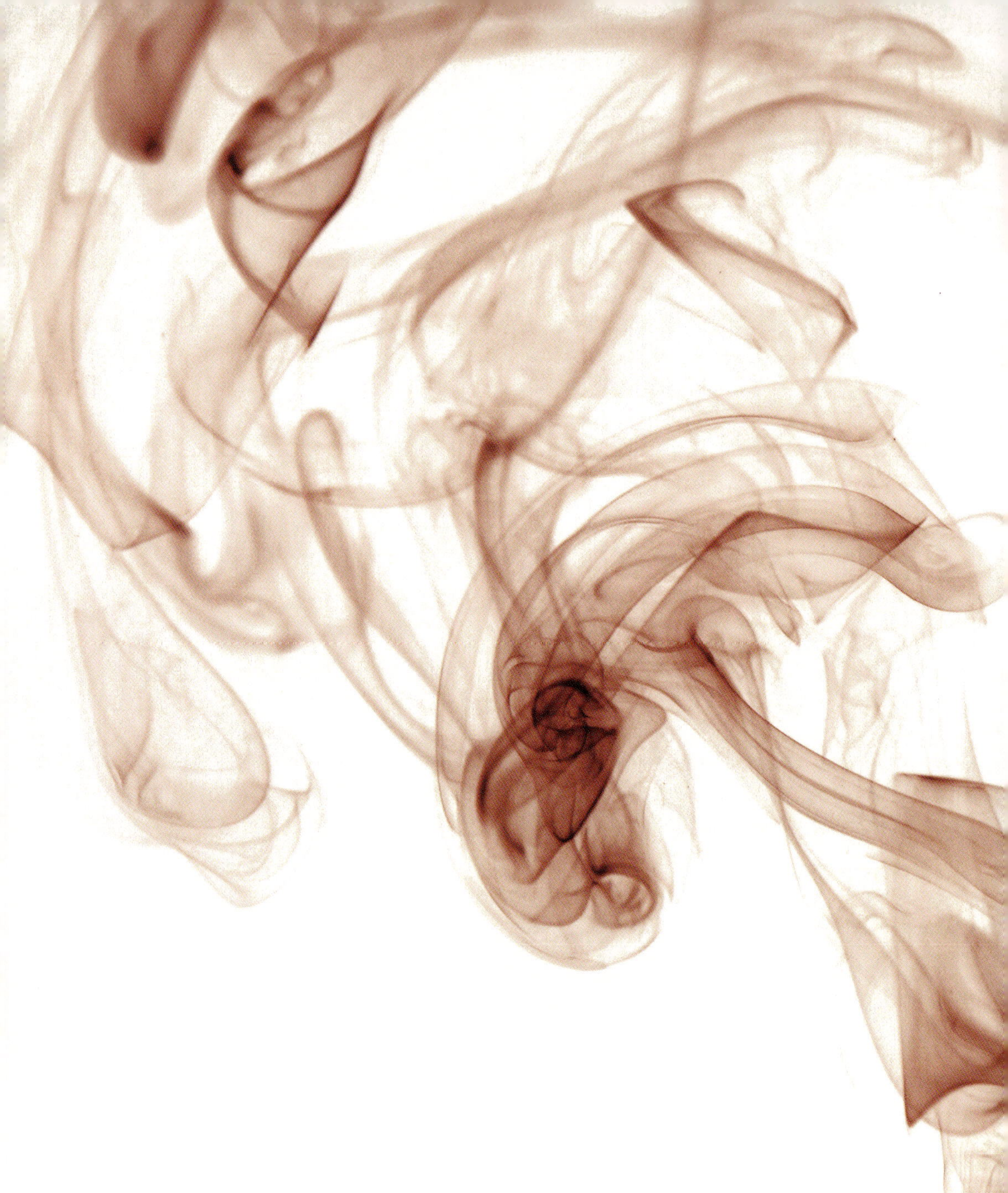

Räucherrituale für die neue Zeit

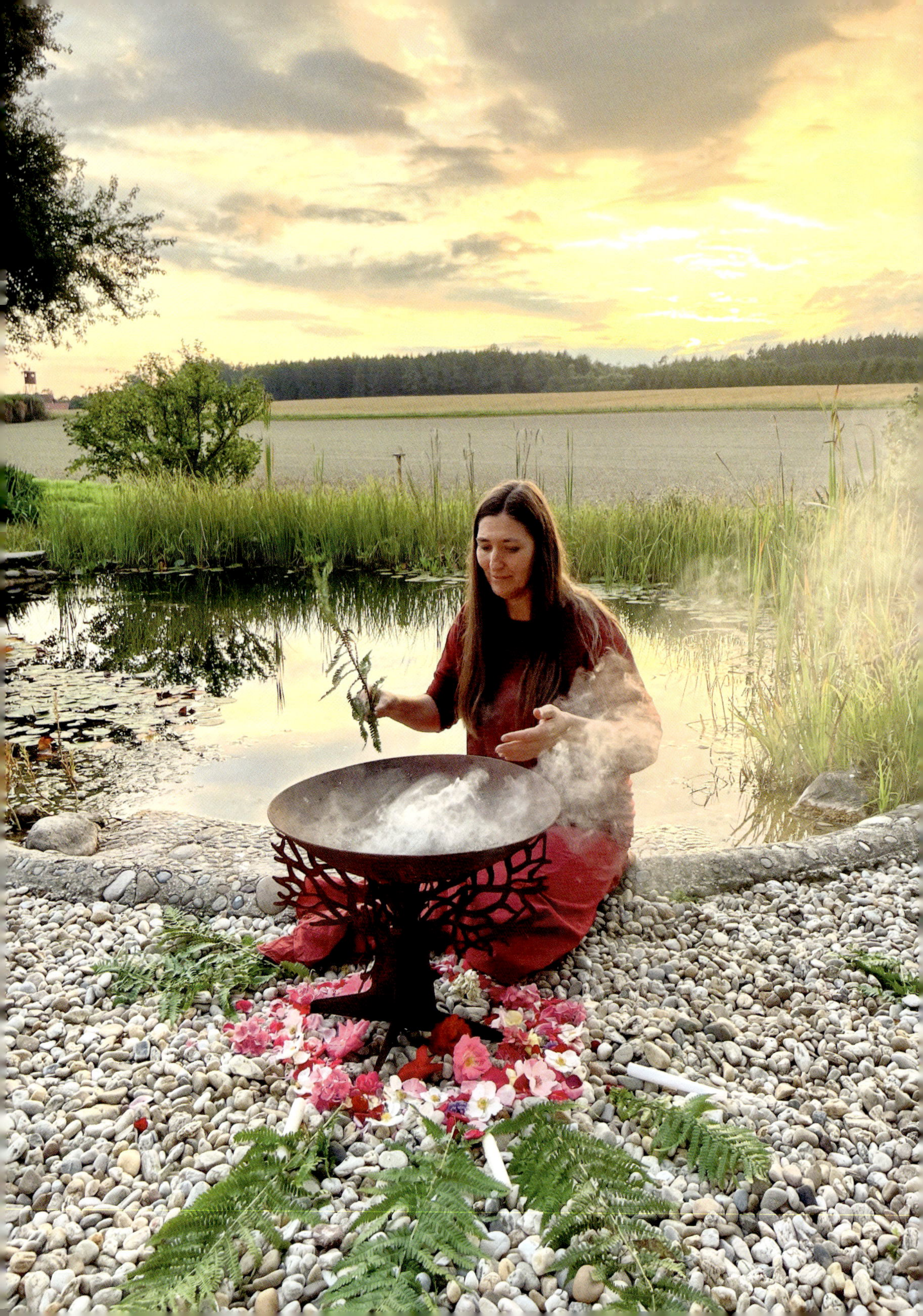

Räucherrituale für die neue Zeit

Räuchern im Hier und Jetzt, angepasst an die Anforderungen dieser Zeit. Räuchern sowohl im Alltag und damit als Hilfestellung bei alltäglichen Themen, als auch zu Zeremonien und Ritualen, um das Heilige im Räuchern wieder zu entdecken. Räuchern, um Heilung zu finden, sowohl auf seelischer als auch auf körperlicher Ebene. Räuchern draußen in der Natur, um zurück in den Einklang mit dem großen Ganzen zu finden. Räuchern in Gruppen und damit in der Kraft des neuen Miteinanders.

Alle Rituale dienen als Hilfe und Unterstützung in dieser aktuellen Zeitqualität. Denn der Wandel, den wir gerade erleben, ist wirklich nicht einfach. So viele Energien, Themen und Meinungen wirken auf uns ein. Wir sind stets gefordert, in unserer Mitte und Kraft zu bleiben und uns dennoch allen Veränderungen hinzugeben. Als Unterstützung für diese Wandelzeit sollten wir unser feinstoffliches Feld bereinigen und mithilfe wunderbarer Pflanzen unsere innere Kraft stärken. Zudem erinnere ich daran, dass wir gerade in dieser schweren Zeit stets begleitet sind von Wesenheiten aus der nicht sichtbaren Welt. Dafür zeige ich Möglichkeiten auf, wie wir mithilfe von Pflanzenrauch unser Bewusstsein weiten können, um diese feinstofflichen Ebenen auch wieder wahrzunehmen und die Hilfe und Begleitung verschiedener Geistwesen zu spüren.

Besonders wichtig erscheint mir, mithilfe der Heilungsräucherungen darauf hinzuweisen, dass Räuchern auch auf körperlicher Ebene heilsam sein kann, so dass wir im Alltag vielleicht manch eine körperliche Beschwerde mit heilendem Pflanzenrauch lindern können. Das absolute Herzstück sind die Räucherrituale für Mutter Erde. Damit rufe ich dazu auf, das Räuchern hinaus in die Natur zu tragen und hinein in die Gemeinschaft.

Das Bild von ganz vielen Kreisen, in denen Menschen zusammenfinden und für Mutter Erde agieren, ist eine Vision von mir. Räucherheilkreise, die in und mit der Natur heilende Räucherrituale zelebrieren, sind wunderbar. Gemeinsam werden wir den Wandel schaffen.

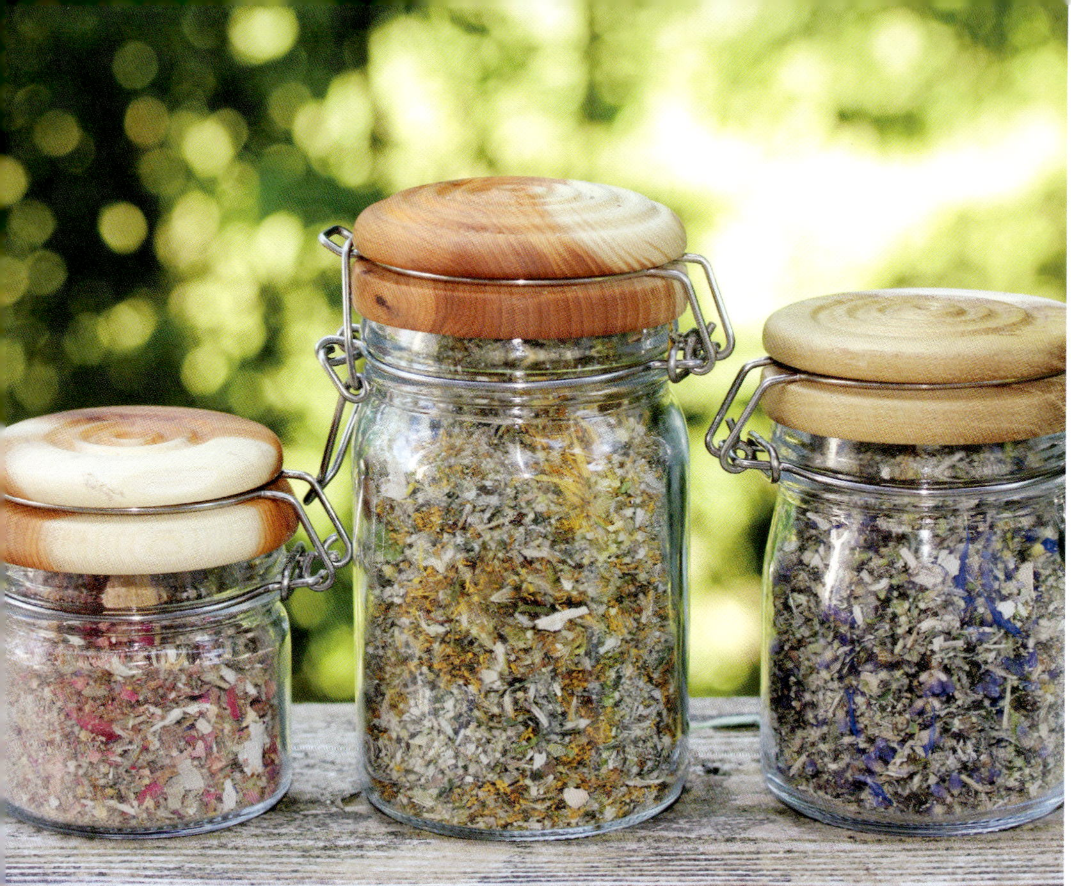

Von der Grundräuchermischung zur Themen- und Heilungsräucherung

Räuchern ist bunt und vielfältig, kraftvoll und kreativ. Die Grundräuchermischung und einige wichtige Salbeiarten und Harze sind wesentlich, aber natürlich können wir auch mit vielen anderen heimischen Kräutern räuchern. Die wahre Räucherkunde fängt erst dort an, wo wir die Vielfalt unserer Pflanzen mit der Vielfalt des Räucherns kombinieren. Ich selbst liebe es, heimische Kräuter mit ihrer jeweiligen Wirkkraft und feinstofflichen Botschaft für meine Räucherungen zu verwenden. Seit Jahren mische ich für alle unterschiedlichen Gelegenheiten und Themen besondere Räuchermischungen.

Themenräucherungen selbst herstellen

Wir können aus der Grundräuchermischung ganz einfach Themenräucherungen herstellen, die dann wesentlich mehr Pflanzen beinhalten und dadurch auch erweiterte Wirkkräfte besitzen. Wichtig dafür ist, dass die Grundmischung dennoch immer die Basis bleibt, denn diese ermöglicht dem Räucherwerk, dass es brennt. Je mehr zusätzliche Kräuter dazugegeben werden, umso geringer wird die Brenneigenschaft. Deshalb immer auf zwei Teile der Grundmischung einen Teil weitere Kräuter dazu geben und auch noch einen Teil Harz.

Mischungsverhältnis für die Themenräucherung

- 2 Teile Grundräuchermischung (siehe Seite 74)
- 1 Teil weitere Kräuter
- 1 Teil Harz

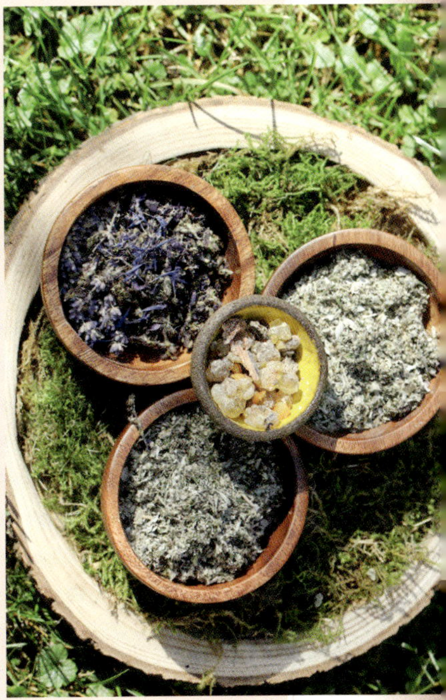

ANWENDUNG

» Nimm eine bestimmte Menge deiner Grundmischung und wiege diese ab. Hast du z. B. 30 Gramm davon entnommen, kannst du nun 15 Gramm weitere Kräuter oder 15 Gramm von nur einem weiteren Kraut dazugeben.

» Diese zusätzlichen Kräuter werden fein gemörsert und unter das Grundräucherwerk gemischt.

» Damit die Themenräucherung ganz sicher brennt, kannst du noch 15 g Harz dazugeben. Meist probiere ich zuerst, ob die Themenmischung von sich aus bereits gut brennt. Nur wenn sie dies nicht tut, gebe ich noch weiteres Harz dazu.

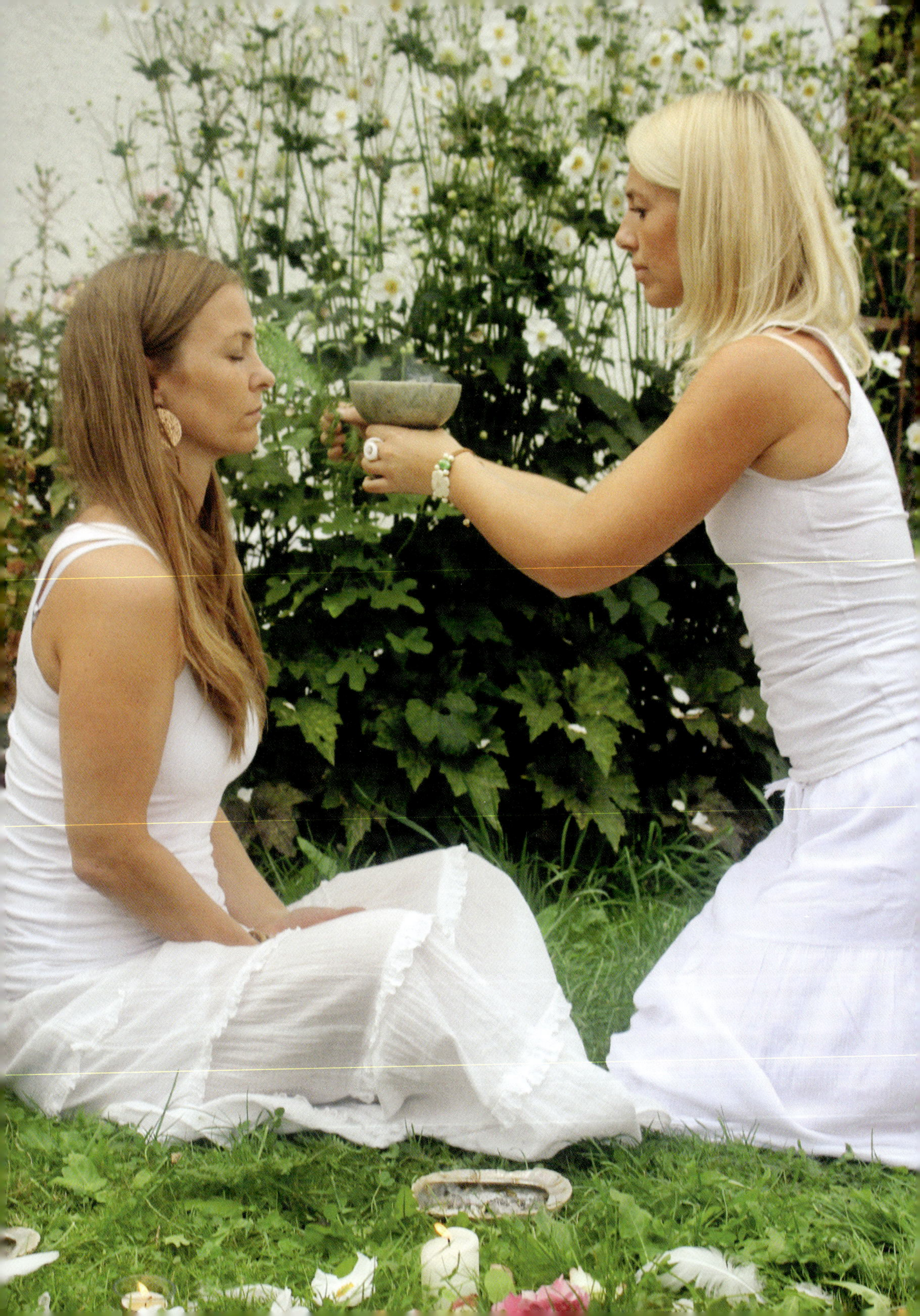

Die energetische Reinigung von Auren und Häusern

Die energetische Aura- und Hausreinigung gehört zum Basiswissen des Räucherns. Meinem Empfinden nach ist es eine unserer wichtigsten Aufgaben in dieser Zeit, dass wir so gut wie möglich versuchen, unser eigenes energetisches und feinstoffliches System rein zu halten. Es gibt so viele Energien, die von außen auf uns einströmen, in unser feinstoffliches Feld eindringen und dieses beeinflussen, schwächen oder sogar schädigen. Die Energien sind meiner Wahrnehmung nach dichter, turbulenter und fordernder denn je und es ist für uns oftmals nicht leicht, das Eigene vom Fremden zu trennen.

Auf körperlicher und materieller Ebene ist es für uns selbstverständlich, dass wir uns waschen, den Staub wischen und sowohl unsere Zähne als auch unser Haus putzen. Wir achten auf regelmäßige Reinigung und auf Sauberkeit. Auf feinstofflicher Ebene ist es uns dagegen nicht so bewusst, dass wir auch hier regelmäßig reinigen und säubern sollten, damit sich energetische Belastungen nicht anhäufen und ablagern.

Hier dürfen wir nun erkennen, wie wichtig und hilfreich es sein kann, wenn wir sowohl unsere Aura als auch unsere Wohnungen und Häuser regelmäßig energetisch reinigen, räuchern und damit von belastenden Energien befreien.

Die wichtigsten Räucherpflanzen dafür sind

Die Grundräuchermischung reicht vollkommen aus, um Räume, Häuser und Auren zu reinigen. Alle enthaltenen Pflanzen wirken stark reinigend, klärend und lösend und sind kraftvoll genug. Dennoch können noch weitere Pflanzen hilfreich sein, wenn ich Auren und Häuser reinige.

Schafgarbe

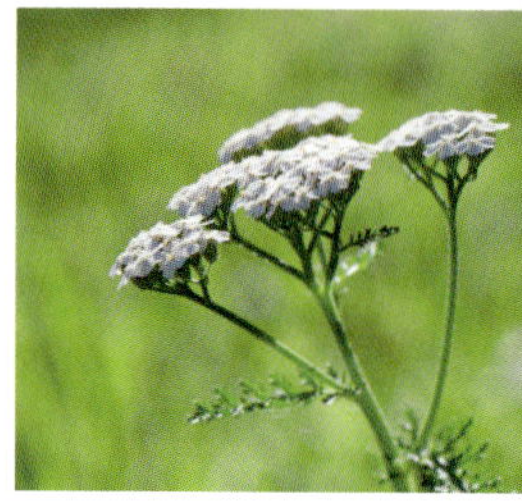

Der helle und lichtvolle Rauch der Schafgarbe bewirkt sehr rasche und kraftvolle energetische Reinigung und Klärung. Er befreit von jeglicher Fremdenergie, die schädigend einwirkt, und soll einst alle bösen Geister und Dämonen vertrieben haben. Man löst mit ihm selbst festsitzende Energien und verwandelt ganz allgemein alle tiefen Schwingungen in höhere. Ist die Energie der Aura und des Hauses frei, entspannt dieser Rauch und bringt alles in Harmonie und ins Gleichgewicht.

Lavendel

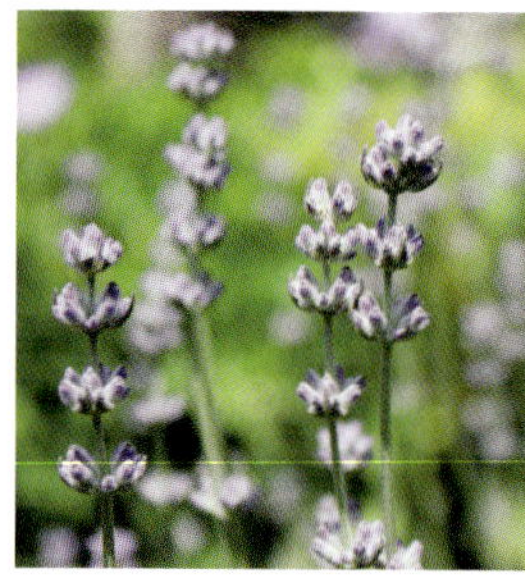

Der wohlriechende Lavendel *wäscht* die Aura von Fremdenergien frei. Er wirkt energetisch stark klärend und reinigend, aber auch kühlend und entspannend. Er beruhigt das gesamte feinstoffliche System und bringt Entspannung. Seine violette Blütenfarbe transformiert die Energien, so dass diese auch freigegeben werden. Sein feiner Geruch ist im Reinigungsräucherwerk eine wahre Wohltat.

Odermennig

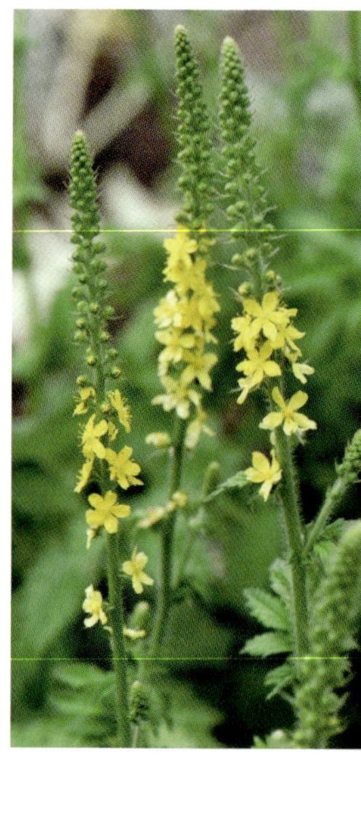

Diese gelb blühende Pflanze trägt extrem starke, rasche und machtvolle Reinigungs- und Erlösungskraft in sich. Sie beseitigt schnell, komplikations- und kompromisslos alle negativen Energien. Sie putzt wie ein energetischer Wirbelwind durch, der alles mitnimmt, was nicht hierhergehört. Sie hat kleine Klettenfrüchte, was darauf hinweist, dass sie auf energetischer Ebene kleben gebliebene Energien oder sogar Energien, die sich festgehakt haben, wieder lösen kann. So löst dieser Rauch auch sehr hartnäckige und festsitzende Energien aus dem System. Für mich ist sie eine der allerstärksten Reinigungspflanzen und ich liebe ihre Klarheit und ihre Kraft.

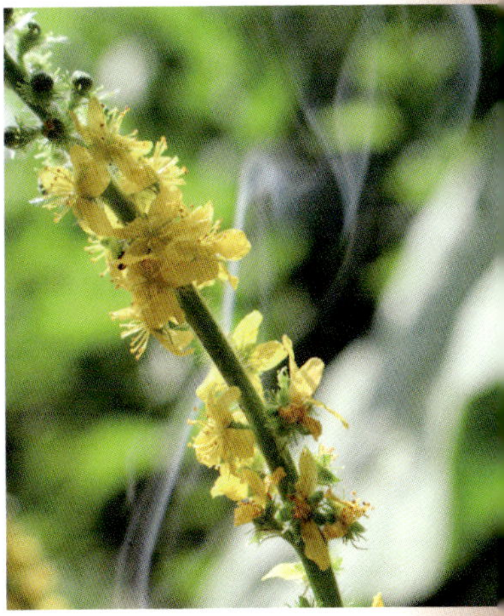

Einjähriges Berufkraut – Feinstrahl

Diese Pflanze löst alle Energien, die mit Berufungen und Verwünschungen zu tun haben. *Berufen werden* hieß einst so viel, wie verflucht oder verwünscht werden. So zart und liebevoll diese Pflanze auch in ihrem Erscheinungsbild ist, so stark und mächtig ist sie in ihrer Wirkweise. Ihr Rauch kann selbst stark schädigende Energien, die vielleicht sogar ins Schwarzmagische hineinreichen, aus dem System lösen. Auch für die negativen Energien von Neid, Hass, Missgunst oder Mobbing ist der Rauch des Berufkrautes zuständig.

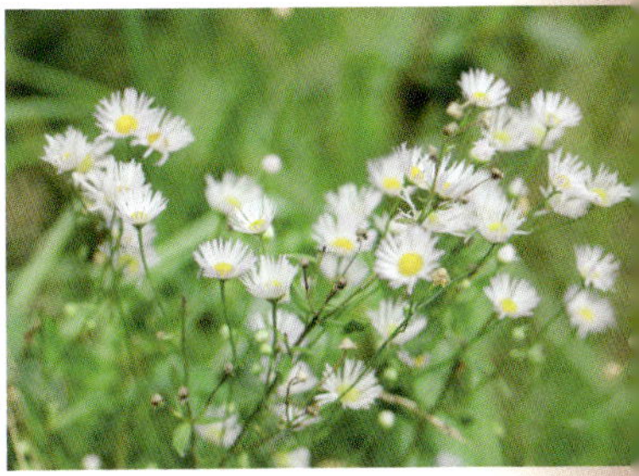

Wacholder

Dieses uralte Räucherkraut wird bis heute zur traditionellen Hausräucherung rund um Weihnachten und die Raunächte verwendet, um Schutz, Reinigung und Segen zu schenken. Einst wurde der Rauch seiner Nadeln und seines Holzes in Krankenhäusern genutzt, um ansteckende Keime zu vertreiben. Ganz allgemein wirkt der Rauch stark reinigend, desinfizierend, schützend und klärend. Er macht einen wachen Geist und weckt ganz allgemein die neuen Lebensgeister. Sowohl in der Aura- als auch in der Hausräucherung leistet er seinen kraftvollen Dienst der Reinigung auf allen Ebenen. Grobstofflich wie feinstofflich.

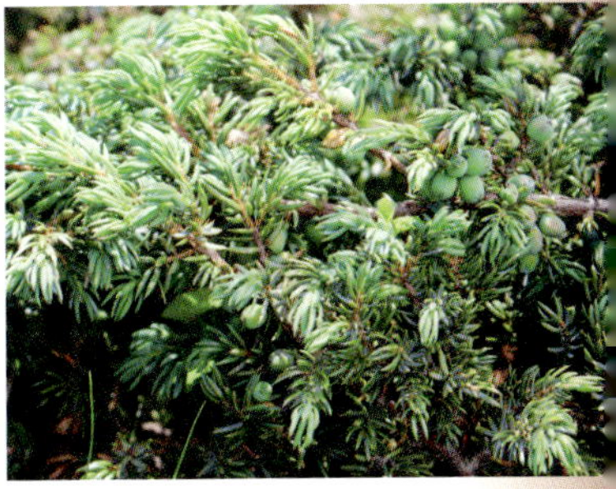

Die energetische Aurareinigung

Eines der allerwichtigsten Räucherrituale ist das Abräuchern der Aura und damit das energetische Bereinigen des eigenen feinstofflichen Feldes. Gerade in dieser unruhigen und fordernden Zeit, die wir gegenwärtig erleben, wirken sehr viele Energien von außen auf uns ein. Es liegen Ängste in der Luft, sehr viel Streitenergien, Spannungen und Manipulationen und viele unterschiedliche Meinungen, die zu großen Unruhen führen.

Dies alles sind Energiefelder, die in unser eigenes Energiefeld eindringen, wenn wir nicht achtsam sind. Als Folge fühlen wir uns selbst plötzlich ängstlich oder wütend, spüren eine Spannung oder Aggressivität in uns, die aber gar nicht wirklich zu uns gehören. Wir übernehmen diese Energien aus dem Feld. Zudem wirken oftmals energetische Verbindungen und Verstrickungen zu anderen Menschen auf unser Energiefeld ein, die uns ebenfalls Energie kosten oder unser eigenes Energiefeld belasten. Hier ist es wichtig, diese Kräfte zu lösen, damit das eigene Feld frei bleibt.

Neben den Energien, die von außen eindringen, sammeln sich auch Energien in unserer Aura, die von uns selbst stammen. Ewig kreisende Gedanken, Ängste, Sorgen, Zweifel und Unsicherheiten und viele andere Emotionen gelangen in die eigene Aura und können diese mit ihrer tiefen Schwingung belasten. Hier ist es wichtig, wieder Leichtigkeit in die Schwere zu bringen und sich selbst von diesen Energien zu befreien.

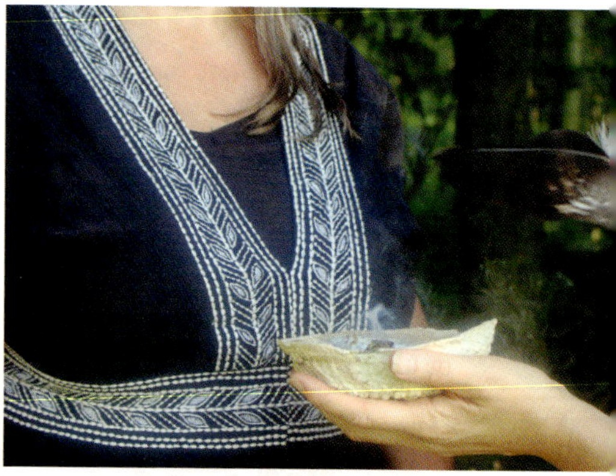

Energetische Aurareinigung

› Zieh dir leichtes und bequemes Gewand an und stell dich an einen Ort, wo du in Ruhe dein Räucherritual abhalten kannst. Gib dein Räucherwerk in eine Schale (die sich außen nicht erhitzt), entzünde es und halte es zum Herzen. Atme einige Male tief ein und aus und verbinde dich gedanklich mit Himmel und Erde. Schließe deine Augen und bitte innerlich darum, dass der heilige Rauch der verwendeten Pflanzen nun dein gesamtes Energiefeld reinigt und von allen fremden, störenden und nicht heilen Energien befreit. Dann beginne den Rauch ganz langsam deinem Herzen zuzufächeln. Mit einer Feder oder mit deiner Hand. Halte für einen Moment deine Hand aufs Herz.

› Verteile den Rauch mit feinen und weichen Bewegungen, indem du ihn vom Herzen weg nach oben hin, bis hin zu deinem Kopf und darüber hinaus verteilst. Dann komm wieder

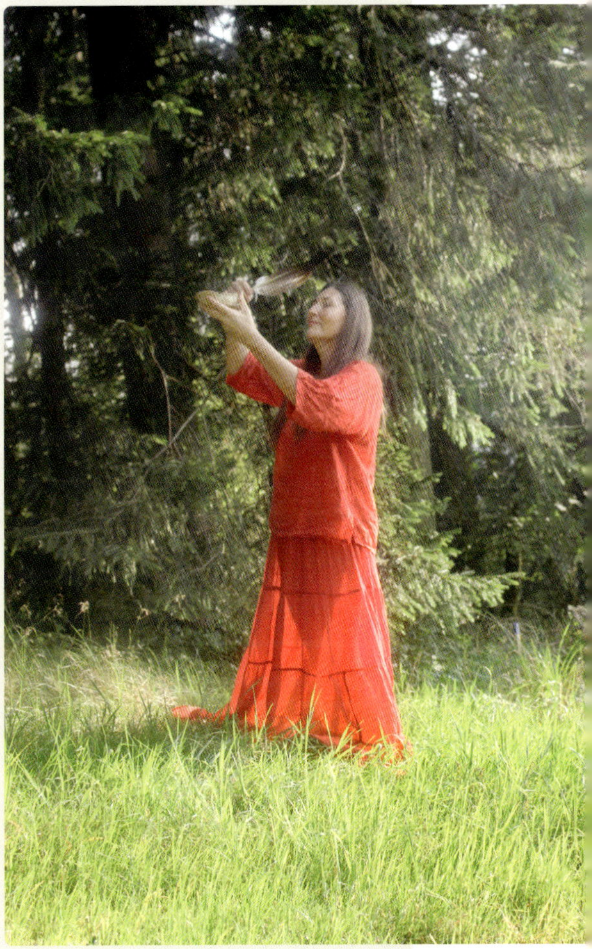

zum Herzen zurück und bewege dich mit deiner Räucherschale bis zu den Füßen hinunter. Du kannst die Schale für einen Moment am Boden abstellen und deine Fußsohlen über den Rauch halten, damit sie bereinigt werden. Nimm deine Räucherschale wieder zur Hand, richte dich auf, lass den Rauch noch einmal deinem Herzen zukommen.

› Nun beginn dich gegen den Uhrzeigersinn zu drehen. Dadurch erreicht der Rauch alle anderen Stellen deines Körpers. Während des Drehens räucherst du immer wieder deinen Körper von oben nach unten und von unten nach oben ab. Nach einer vollen Umdrehung bleib kurz stehen, um zu fühlen. Bis jetzt hast du den Rauch in deine Aura eingefächelt, damit er mit seinen Kräften in deiner Aura wirksam werden kann. Jetzt ist es an der Zeit, Rauch und Energien aus deinem Feld hinauszubewegen. Dazu treibst du nun den Rauch mit deiner Hand oder deiner Feder ganz gezielt aus deinem Feld hinaus. Stell dir vor, du schickst mit deiner Bewegung alle Energien kraftvoll weg. Dreh dich dabei erneut gegen den Uhrzeigersinn, denn diese Bewegung wirkt lösend. Ganz klar und kraftvoll beförderst du nun alles hinaus aus deinem Feld, was nicht zu dir gehört.

› Nach jeder Runde bleibe kurz stehen, um zu spüren. Mach dies so lange, bis du das Gefühl hast, dass du wirklich frei von allen störenden Energien bist. Stelle am Ende die Räucherschale am Boden zwischen deinen Beinen ab. Atme tief ein und aus und fühle, wie der aufsteigende Rauch deinen ganzen Körper und deine gesamte Aura durchzieht. Hebe deine Arme gemeinsam mit dem aufsteigenden Rauch in Richtung Himmel und stell dir vor, wie du nun den Rest der fremden Energie nach oben hin freigibst. Gerne kannst du dies mit einem tiefen Ausatemzug bekräftigen. Damit beendest du deine Aurareinigung.

Die Aura für jemand anderen abräuchern

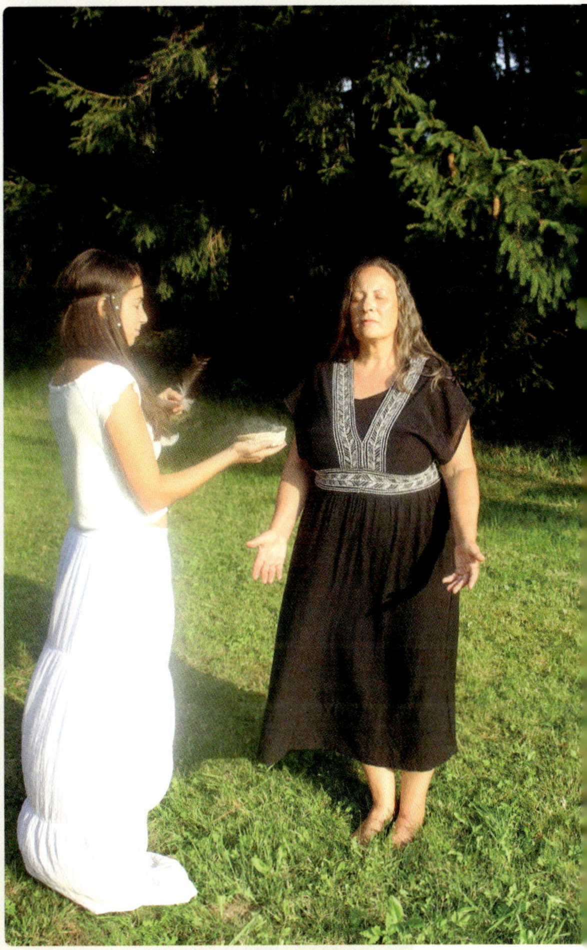

Wir können auf ganz ähnliche Weise die Aura von anderen Menschen abräuchern. Ich mache dies gerne bei meinen Familienmitgliedern, wenn ich merke, dass vieles an ihnen hängt, und oftmals auch bei meinen Teilnehmern, bevor ein Seminar beginnt.

› Dazu wird das Rauchwerk in der Räucherschale entzündet und man stellt sich gegenüber dem Menschen auf, der nun abgeräuchert wird. Das Ritual beginnt, indem die Räucherschale zum Herzen dieser Person gehalten wird und man selbst sich mit Himmel und Erde verbindet, einige Male tief ein- und ausatmet und innerlich darum bittet, dass man nun die Aura der Person von allen schädigenden und belastenden Energien befreien darf.

› Danach beginnt man den Rauch in die Aura einzufächeln. Vom Herzen ausgehend bis hinauf zum Kopf und hinunter zu den Füßen. Man geht wiederum gegen den Uhrzeigersinn um diesen Menschen herum und fächelt ihm den Rauch in sein feinstoffliches Feld ein, damit sich die Kraft der Kräuter entfalten kann. Wenn ausreichend Rauch eingefächelt wurde, beginnt man damit, den Rauch und die Energien aus der Aura hinauszubewegen. Wieder geht man rundherum, bewegt Feder oder Hand mit dem Rauch nach außen und stellt sich dabei vor, wie man die Energien löst und aus dem Feld des Gegenübers hinaustreibt.

› Man beendet die Räucherung, indem man sich an die Seite der Person stellt und mit drei schnellen Zügen vom Kopf bis zum Boden die Energien abstreift. Zum Abschluss wird die Räucherschale noch einmal zum Herzen gehalten und man bedankt sich.

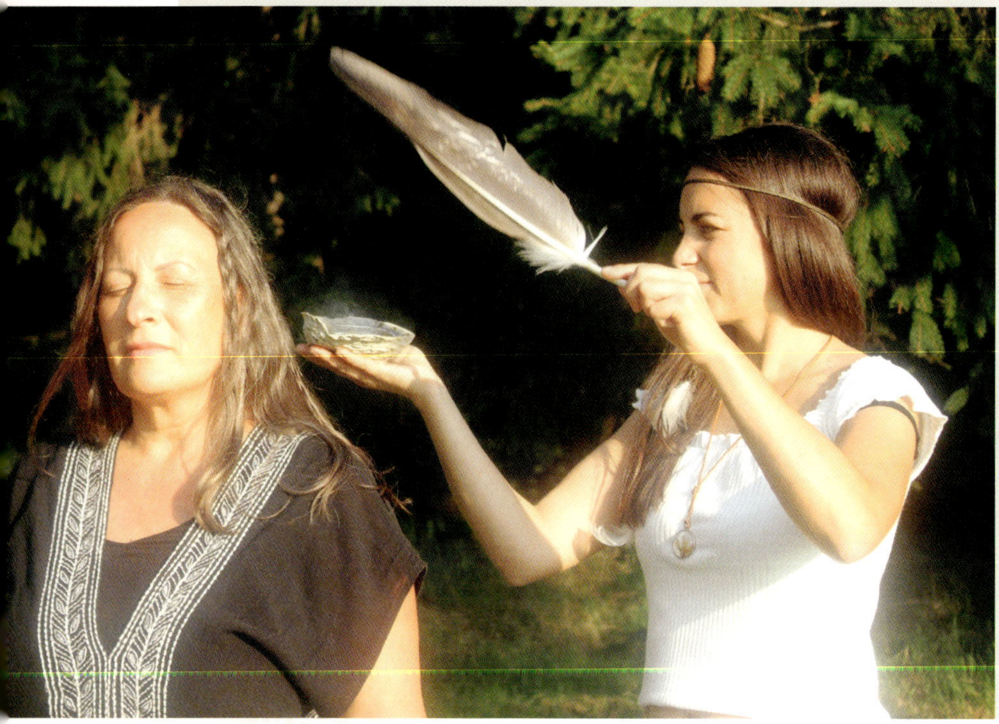

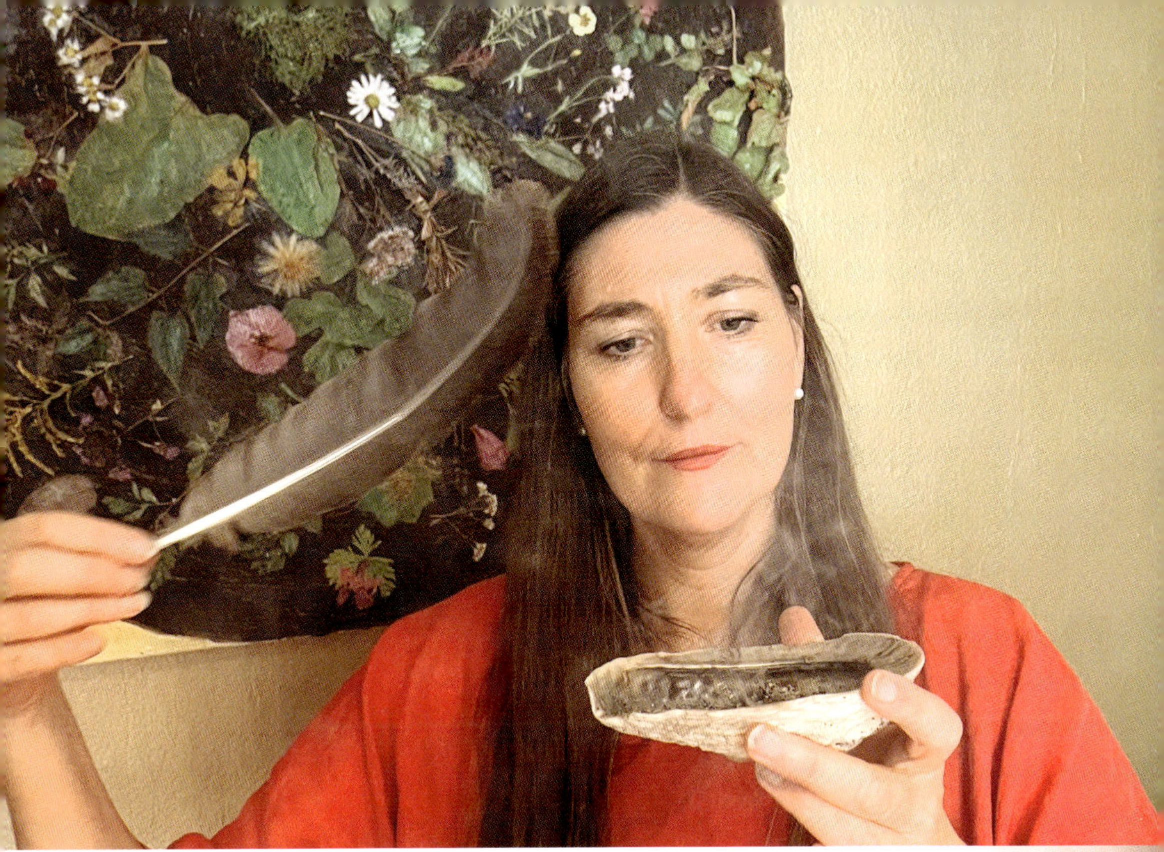

Die energetische Hausräucherung

Nicht nur unsere Aura sollte regelmäßig von schädigenden Energien befreit werden, sondern auch unsere Wohnräumlichkeiten. Hier reicht das grobstoffliche Putzen und Wischen alleine nicht aus, wenn wir Wert auf eine gute und freie Hausenergie legen. Täglich bringen wir nach der Arbeit oder wenn wir das Haus betreten, Energien mit nach Hause, die vielleicht gar nicht zu uns gehören. Auch innerhalb des Hauses können sich Energien anreichern oder verdichten. Manchmal herrscht *dicke Luft*, wenn viel gestritten wurde oder bereits über Wochen Streit in der Familie herrscht.

Nach einem Besuch kann ungewohnte Spannung oder Disharmonie im Haus spürbar sein und natürlich sammeln sich alle Emotionen und Anspannungen der einzelnen Bewohner im Haus an, die sich oftmals nicht mehr von selbst lösen. Alte Gegenstände sind manchmal ebenfalls energetisch belastet, genauso wie Erinnerungsstücke oder Kleidungsstücke, welche vielleicht aus Kinderarbeit stammen. Man kann sich vorstellen, wie *bunt*, belastet oder turbulent diese feinstofflichen Energien in manchen Häusern sind und dass es auf jeden Fall Sinn macht, diese Energien regelmäßig zu bereinigen und zu klären.

Räuchern der Häuser ist ein wirklich alter Brauch, den wir jetzt wieder neu beleben. In Österreich und in Teilen von Deutschland und der Schweiz hat die energetische Hausreinigung eine sehr lange Geschichte. Bis heute wird in vielen Familien traditionell zu Weihnachten und während der Raunächte geräuchert. Man übertritt damit die Schwelle in das neue Jahr, verräuchert alle Gefahren und Krankheiten und bittet um Schutz und Segen für alles Kommende.

Meine Erfahrung zeigt mir, dass es in dieser Zeit öfters notwendig ist, das Haus zu räuchern. Früher reichte es aus, das Haus nur während der Raunächte zu räuchern. Die feinstofflichen Belastungen sind derzeit allerdings so hoch, dass es diesen energetischen Hausputz meiner Meinung nach mehrmals im Jahr braucht. Zeitlich gesehen wären immer der Neumond oder die Tage vor dem Neumond ideal. Denn der Neumond verstärkt die Kräfte des Loslassens und Bereinigens. Vielleicht fühlt es sich ja richtig an, ein Jahr lang, zu jedem Neumond das Haus zu räuchern. Einen Versuch wäre es wert.

Das Ritual der Hausräucherung

Für eine Hausräucherung brauchen wir sehr viel Räucherwerk, da sie, je nach Hausgröße, durchaus über eine Stunde dauern kann. Ideal ist es daher, eine ganze Handvoll Räucherwerk in die Räucherschale zu füllen. Man beginnt die Hausräucherung in der Mitte des Hauses oder in der Mitte der Wohnung, an einem zentralen Punkt, dem *Herz des Hauses*. Dort zentriert man sich zuerst selbst, verbindet sich mit Himmel und Erde und

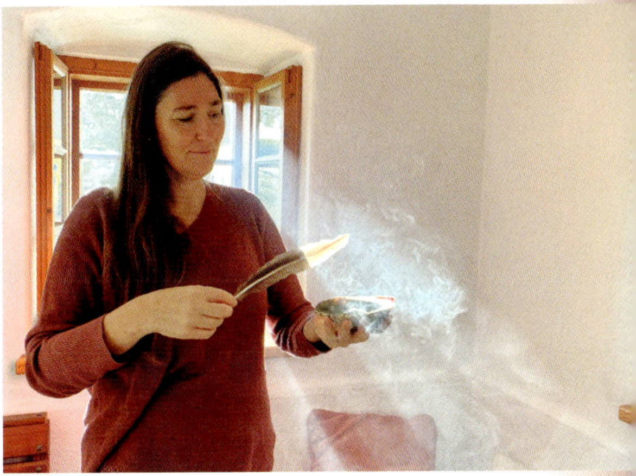

atmet einige Male tief ein und aus, um vollkommen ruhig und klar zu sein. Innerlich wird darum gebeten, dass man dieses Haus nun energetisch bereinigen und von allen belastenden und störenden Energien befreien darf.

Dann wird das Rauchwerk entzündet und man geht, wenn es sich um ein Haus handelt, zuerst einmal hinaus in den Garten. Im Garten wird die Grundgrenze gegen den Uhrzeigersinn abgeschritten. Dabei räuchert man beständig und bittet innerlich immer wieder darum, dass der Rauch seine reinigende Kraft entfalten und Grund und Haus von allen störenden Energien befreien möge. Dann wird das Haus betreten und man geht mit der Räucherschale alle Räume von unten nach oben durch. Vom Keller bis zum Dach. Da die Bewegung gegen den Uhrzeigersinn energetisch lösend wirkt, geht man das gesamte Haus und die einzelnen Räume gegen den Uhrzeigersinn durch. Man bewegt sich spiralförmig durch das Haus hindurch. Betritt man eines der Zimmer, geht man auch dieses spiralförmig ab.

Hier verweise ich sehr bewusst darauf, dass man beim Räuchern der eigenen Intuition folgen sollte. Es gibt kein Richtig oder Falsch. Am besten ist es, einfach dem inneren Gefühl zu vertrauen und nicht zu viel nachzudenken. Man geht mit der Räucherschale, beobachtet den Rauch, bleibt innerlich immer in der Ausrichtung und Bitte, dass Reinigung und Klärung geschehen möge, und folgt dann dem inneren Fühlen. Man wird auf diese Weise spüren, wo es mehr Rauch braucht oder mehr Zeit und wo es weniger Reinigung benötigt. Jeder Mensch kann das und jeder Mensch trägt die Fähigkeit in sich, seinem eigenen Gefühl folgend zu räuchern. Ich sage dies deshalb so klar, weil ich immer wieder Teilnehmer hatte, die meinten, dass sie beim Räuchern etwas falsch machen könnten oder gehört hätten, dass das Räuchern nicht funktioniert, wenn man sich in die falsche Richtung bewegt oder sich sonst irgendwie nicht an die Vorgabe hält. Meine

Erfahrung ist, je weniger ich nachdenke, je weniger ich richtig machen möchte und je weniger ich Angst habe, dass etwas passieren könnte, umso besser und kraftvoller funktioniert die Räucherung.

Daher geht man auf genau diese Weise das gesamte Haus durch. Räuchert in jedem Raum nach Gefühl, bittet immer wieder um Reinigung und Klärung und bleibt selbst so neutral und offen wie möglich. Dies macht man, bis man oben angelangt ist. Oben bleibt man für einen Moment stehen und lässt den restlichen Rauch aufsteigen. Dabei stellt man sich vor, wie durch den Kamin nun auch noch die letzten Energien abziehen. Danach kommt man zum Zentrum des Hauses zurück, bedankt sich innerlich und schließt die Hausreinigung damit ab.

Die Wohnungsräucherung

Hat man eine Wohnung, beginnt man die Räucherung am Zentrumspunkt dieser Wohnung, geht dann zum Eingang und beginnt, von dort ausgehend, die Wohnung gegen den Uhrzeigersinn durchzuräuchern. Am Ende stellt man sich wieder auf den Zentrumspunkt und stellt sich vor, wie nun auch die letzten Energien sich durch dieses Zentrum hinaus lösen.

Das Haus segnen

Ein zweiter Teil ist wichtig, der das Ritual erst wirklich abschließt. Die Segnung des Hauses. Dazu geht man nach der Reinigung aller Zimmer noch einmal durch das ganze Haus. Diesmal bewegt man sich im Uhrzeigersinn und von oben nach unten. Jeder einzelne Raum wird betreten und man bittet um Schutz und Segen und erfüllt den Raum gedanklich mit all dem, was man gerne darin haben möchte. Man betet und bittet um Liebe, Frieden, Gesundheit und Harmonie. Dazu kann eine Kerze von Raum zu Raum getragen oder auch mit feinen Klängen und Gesängen oder mit Gebeten und Worten gearbeitet werden.

Gerne kann auch etwas Quellwasser mitgenommen werden, das als Segnungswasser verteilt wird, indem man es mit den Fingern in den Raum hineinspritzt. Dieses Segnen des Hauses empfinde ich als sehr schön und auch als energetisch bedeutsam, denn es erfüllt das Haus mit den Energien, die man darin gerne haben möchte.

Bunte und lebendige Familien-Hausräucherung

Alle Familien, die das Räuchern zu den Raunächten nicht überliefert bekommen haben, aber dennoch durchführen möchten, können nun ihre eigene Tradition entwickeln. Dabei ist es schön, wenn wirklich alle Mitglieder der Familie da sind und auch etwas tun dürfen. Die Kinder könnten beispielsweise zu Beginn des Rituals Topfdeckel, Trommeln oder Rasseln bekommen und damit die Aufgabe erfüllen, die Energien, die man danach gemeinsam lösen möchte, aufzuwecken und ein wenig aufzuschrecken. So könnten alle zusammen gleich zu Beginn lachend und wild durchs Haus stampfen und trommeln und damit das Haus aufs Räuchern vorbereiten.

Schön wäre es, wenn sich noch vor dem Räuchern die ganze Familie im Kreis zusammensetzt und darüber spricht, was man gerne aus dem Haus hinausräuchern möchte. Welche Ängste und Sorgen, Streitthemen und schlimmen Erfahrungen der vergangenen Zeit sollen nun das Haus verlassen. In einem Familienrat oder einer Redestabrunde darf jeder aussprechen, was er gerne loslassen möchte. Vielleicht kann dafür eine schöne Mitte vorbereitet werden, auf der schon alle Materialien liegen, die man danach für eine bunte, fröhliche und lebendige Hausreinigung braucht.

Ich würde die Aufgaben so verteilen, dass wirklich jeder etwas tun darf und sich auch aussuchen kann, was er tut. Einer sollte die Räucherschale übernehmen und damit das Räuchern. Jemand anderer übernimmt die Segnung, so wie es früher unsere Großmütter taten, und bekommt einen Fichtenzweig und frisches Quellwasser, das er mit dem Fichtenzweig segnend in den einzelnen Zimmern verteilt. Jemand anderer bekommt eine

Kerze und trägt mit ihr das erhellende und segnende Licht durch das Haus. Wieder ein anderer könnte mit einem hellen Klanginstrument den Wohlklang durch das Haus tragen.

Vielleicht möchte ein Familienmitglied Lieder singen oder Segenssprüche sprechen oder mit einem Instrument spielen. Es könnte auch sein, dass jemand für die Leichtigkeit mit Seifenblasen durch das Haus gehen will, mit bunten Stiften einen Glücks- oder Segensspruch an die Zimmertüren schreiben möchte oder einen fröhlichen Tanz tanzen will. Ich denke, wir dürfen und sollen uns wirklich öffnen, so dass wir vollkommen neue und kreative Rituale entfalten. Jedenfalls zieht nach dem einleitenden Familienratsgespräch die gesamte Familie durch das Haus. Alle Zimmer werden geräuchert und gesegnet, von Altlasten bereinigt und mit neuem Licht erfüllt.

Wenn man bereits größere Kinder hat oder vielleicht gar keine Kinder, könnte man sich ebenfalls die Zeit nehmen und genau überlegen, wie die persönliche Hausräucherung aussehen soll, denn ich bin ganz fest der Meinung, dass es unsere Aufgabe ist, mit unseren Ideen, Gedanken und auch mit unserem inneren Fühlen die alten Rituale neu zu kreieren. Nur Mut.

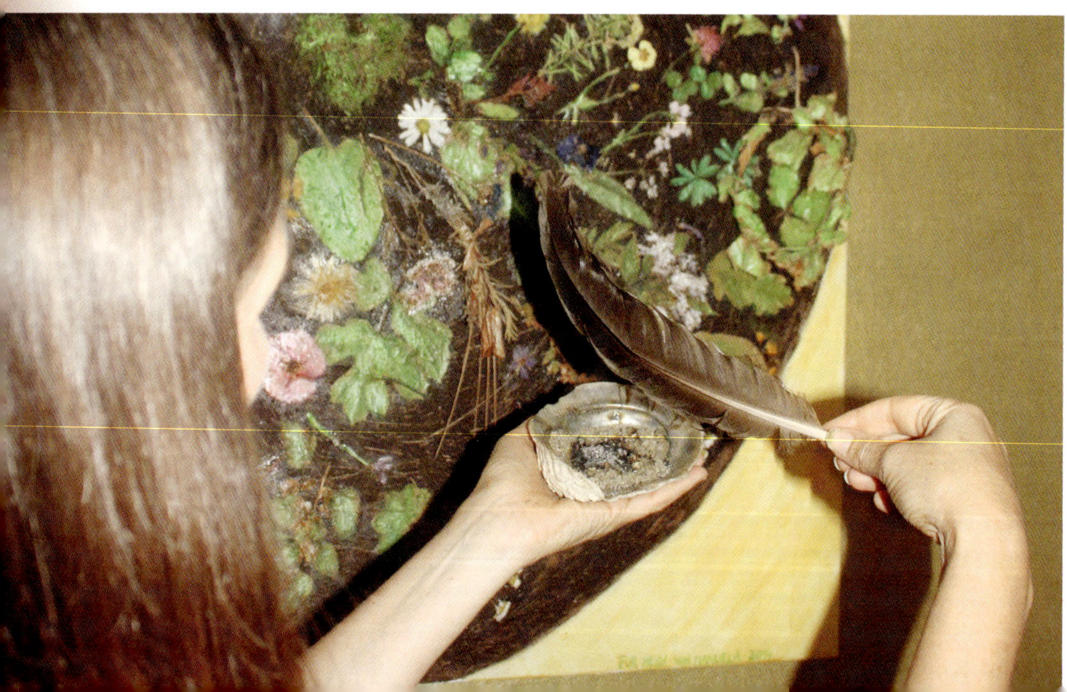

Räucherung gegen Viren und Keime

Früher wurden Wohnräume, Krankenräume und Krankenhäuser regelmäßig geräuchert, um Keime zu vertreiben und damit Ansteckung zu vermeiden. Das Thema Ansteckung ist wohl aktueller denn je und ich finde es wichtig, dass wir das Räuchern gegen Viren und Keime wieder aktivieren. Damit können wir uns selbst gut schützen und spüren dadurch vielleicht innere Sicherheit in Zeiten, wo so viele so große Angst vor Erkrankung haben. Ich räuchere selbst zur Grippe- und Erkältungszeit im Haus mit den keimhemmenden Räucherkräutern. Das wichtigste Kraut ist dabei sicherlich der Wacholder, der traditionell zum Räuchern von Krankenräumen verwendet wurde. Ich nehme aber auch gerne noch Thymian, Melisse und Engelwurz mit in diese Räucherung hinein, weil auch diese sehr stark keimhemmend wirken und vor Ansteckung schützen.

Wacholder

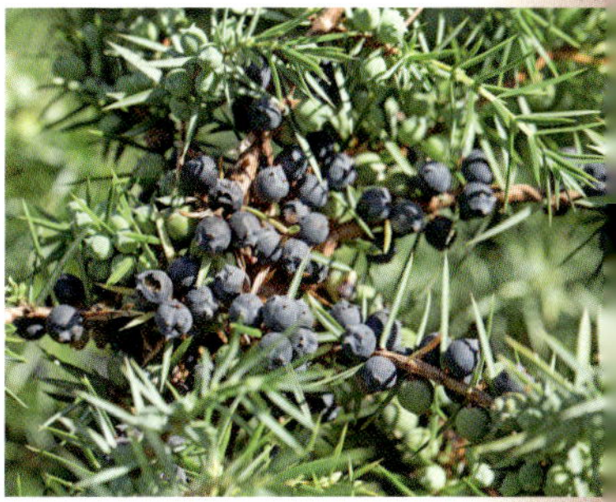

Die ätherischen Öle des Wacholders tragen eine sehr stark keimhemmende und desinfizierende Kraft in sich. Der Rauch befreit Wohnräumlichkeiten von Keimen aller Art. Zudem zählt der Wacholder zu den allerstärksten Schutzpflanzen und baut als Räucherung einen sehr starken energetischen Schutz vor Ansteckung auf.

Thymian

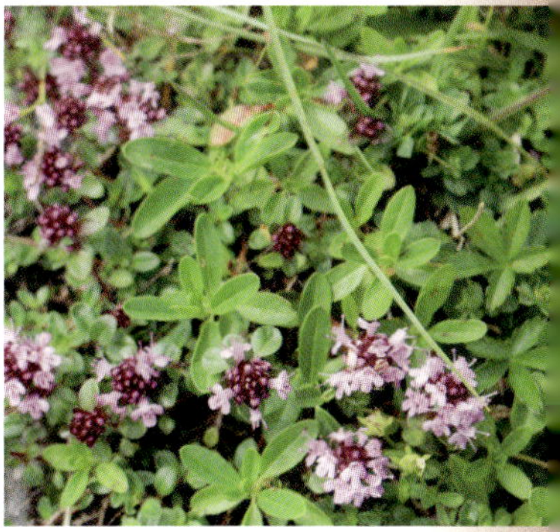

Diese kleine Pflanze trägt eine unglaublich große Kraft in sich, die vor Ansteckung schützt, aber auch schädigende Keime aller Art vertreibt. Thymianrauch wirkt klärend, reinigend und desinfizierend auf die Raumluft. Er vertreibt alle negativen Fremdeinflüsse und hilft gleichermaßen aus sich heraus so viel Mut und Kraft zu finden, dass die innere Stärke jegliche Schwächung aus dem Außen abwenden kann.

Engelwurz

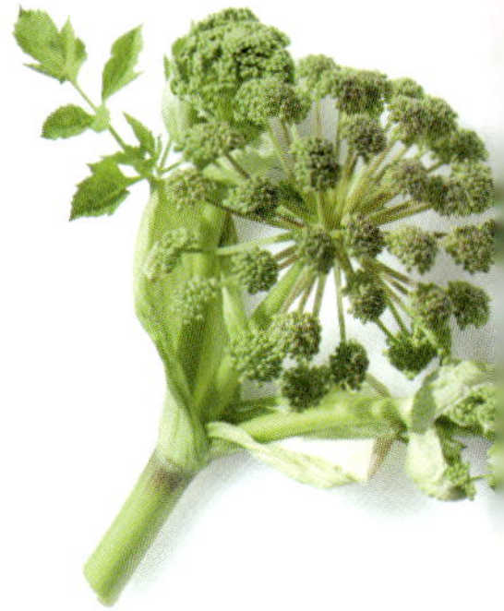

Im Mittelalter kauten die Ärzte immer an einem Stück Engelwurzwurzel. Dies galt als bester Schutz vor Ansteckung. Tatsächlich hat diese Pflanze sehr stark keimhemmende Inhaltsstoffe und wirkt sowohl antiviral als auch antibakteriell. Zudem ist sie eine der stärksten Lichtpflanzen und baut einen stark schützenden Lichtmantel auf energetischer Ebene auf. Ihr Rauch wirkt in der Räucherung gegen Ansteckung sehr kraftvoll, klar und auch intensiv.

Melisse

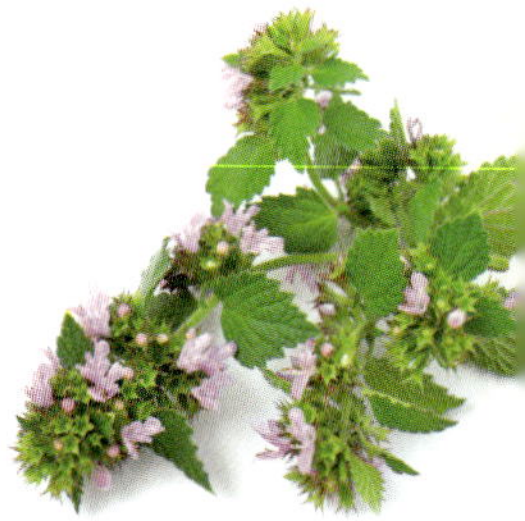

Diese wohlriechende Pflanze hilft uns vor allem schädigende Viren zu vertreiben, denn sie ist eine der sehr stark virenhemmenden Pflanzen. Wie wir in Zeiten von Corona gelernt haben, sind Viren ja durchaus lästige Zeitgenossen und so empfehle ich, etwas Melissenkraut mit in die Räucherung zu nehmen. Einerseits um die Viren zu vertreiben, auf der anderen Seite aber auch um die Ängste zu lösen und die Stimmung zu erhellen.

Räucherung gegen Ansteckung

- 20 g Beifuß
- 20 g Salbei
- 40 g Fichtenharz
- Jeweils 10 Gramm Wacholder, Thymian, Engelwurzwurzel und Melisse

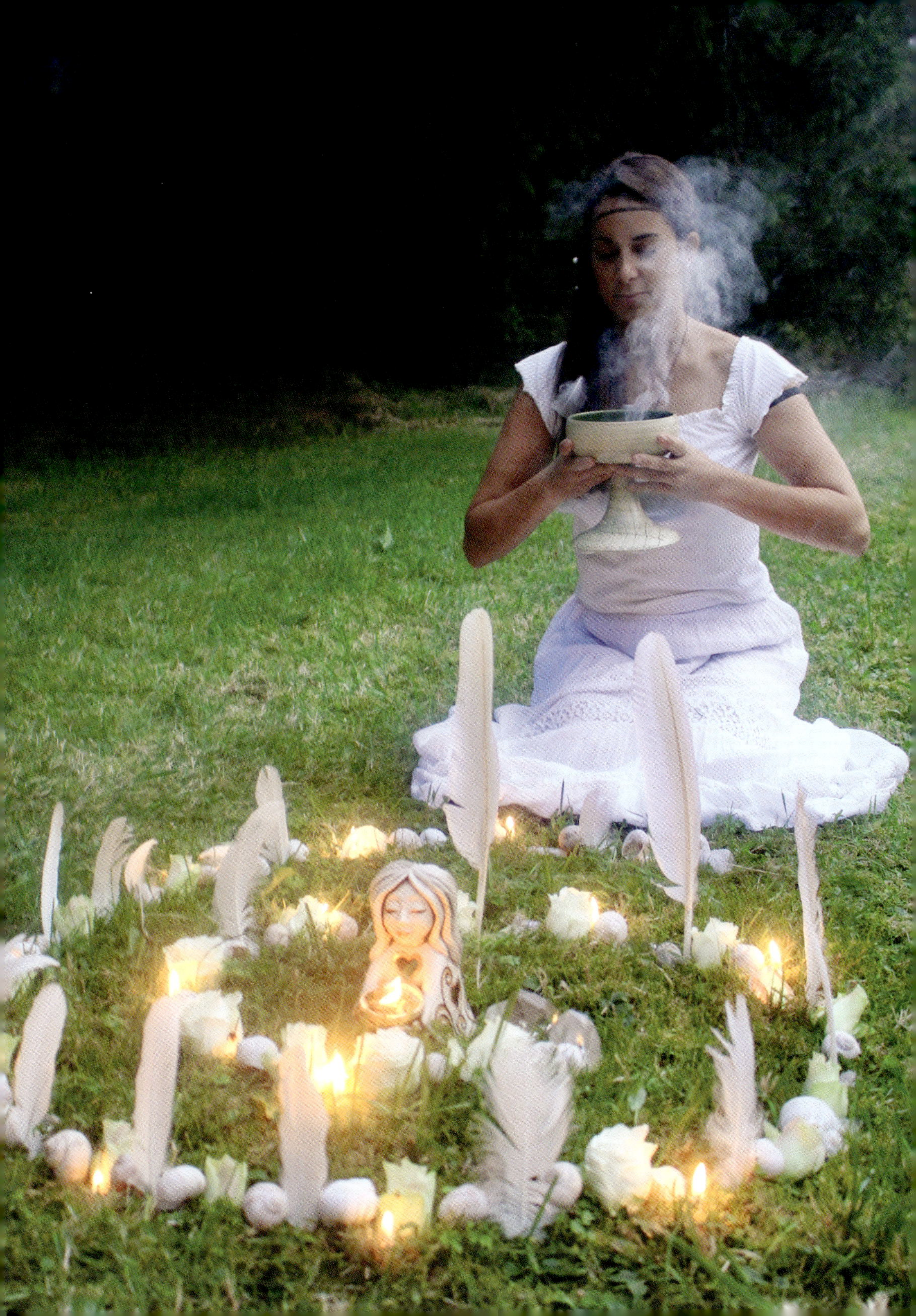

Räucherrituale für die innere Kraft

Wenn die äußeren Felder bereinigt sind, die Aura frei und auch der Wohnraum energetisch harmonisch, still und leise ist, dann empfinde ich es als mindestens ebenso wichtig, dass wir uns um unser Inneres kümmern. Um unsere innere Kraft, um unser inneres Licht, um unsere Seelenaufgabe und auch um unsere Anbindung an Himmel und Erde, die uns so viel Halt geben.

Die aktuelle Zeitqualität erfordert von uns, dass es jetzt um unsere persönliche Entfaltung geht und um die tiefen Fragen des Lebens. Nun können wir nicht mehr ausweichen, denn immer mehr werden wir beinahe gezwungen, zu erkennen, wer wir sind und warum wir hier sind. Wer oder was ist meine Seele, wo komme ich her und welche Aufgabe habe ich hier? Wie finde ich meine innere Kraft, die es mir ermöglicht, meinen Weg mutig und *zu mir stehend* zu gehen. Ich weiß, dies sind die ganz großen Lebensfragen und Antworten auf sie zu finden zählt mit Sicherheit zu den schwierigsten Herausforderungen.

Dennoch werden wir uns gerade in dieser Wandelzeit nicht mehr davor drücken können, denn es braucht jetzt starke und aufrechte Menschen. Es braucht Menschen, die ihre Kraft und ihre Seelenaufgabe wahrnehmen und sich nicht mehr so leicht verbiegen, benutzen, manipulieren oder von den energetischen Stürmen des Lebens entwurzeln lassen. Innere Kraft wird immer wichtiger, genauso wie die Anbindung an die eigene Seele und an das große Ganze. Ich habe einige Pflanzen ausgewählt, die wundervoll geeignet sind, um uns in die eigene Kraft, Aufrichtung und Seelenaufgabe hineinzubegleiten.

Pflanzen, die das eigene Seelenlicht und die innere Kraft stärken

Engelwurz

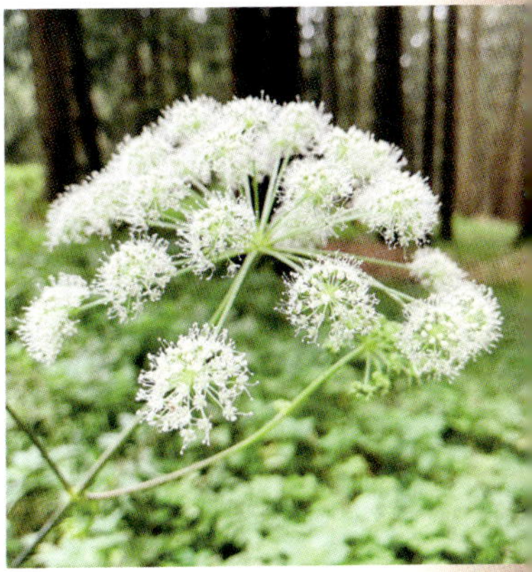

Dieses Engelwesen unter den heimischen Pflanzen, welches ein starkes Licht und eine noch stärkere Anbindung an das Göttliche in sich trägt, Tore zu den Lichtreichen öffnet, schützt und reinigt und Übergänge in die nächst höhere Dimensionen begleitet, ist für mich eine der wichtigsten Seelen- und Kraftpflanzen. Der Rauch ihrer Wurzeln, Blüten und Samen unterstützt uns, das innere Licht und damit die innere Göttlichkeit zu entfachen. Er verbindet mit Himmel und Erde und lässt uns die starke Anbindung an diese Welten spüren. Der Rauch zentriert uns und lässt uns selbst zur Lichtsäule zwischen Himmel und Erde werden.

Goldrute

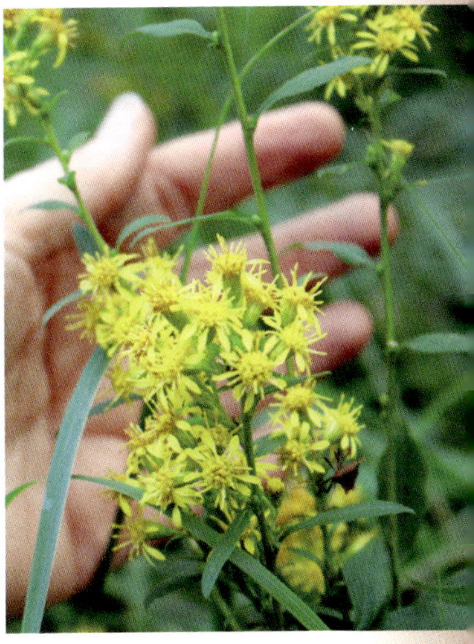

Sowohl die Echte als auch die Kanadische Goldrute zählen zu den wichtigsten Sonnen- und Lichtpflanzen und sind dadurch wahre Seelenpflanzen. Sie verbinden mit der Kraft der eigenen Seele, lassen spüren, was meine Seelenaufgabe ist, und helfen dabei, das Licht der eigenen Seele wieder zu entzünden, wahrzunehmen und zu stärken. Verloren gegangene Seelenanteile gelangen zu uns zurück, so dass wir uns vollständig fühlen. Der Rauch löst zudem innere Ängste und Zweifel und schenkt Mut, Kraft und Aufrichtung. Er nährt alles Positive in uns und hilft dabei, unsere Wahrheit zu leben und auf allen Ebenen zu uns zu stehen.

Die Große Klette

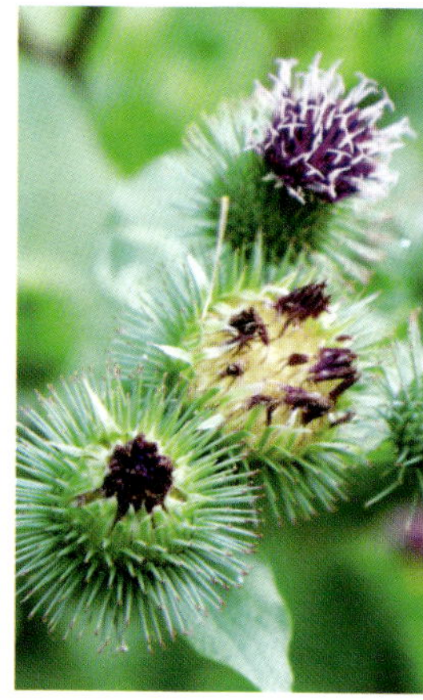

Sie ist eine wahre Bären-, Kraft und Schutzpflanze. So wie sie sich selbst ganz viel Raum nimmt und groß und mächtig wächst, so lehrt sie auch uns, unseren Platz im Leben einzunehmen, den eigenen Raum zu weiten und kraftvoll und machtvoll zu uns zu stehen. Sie befreit unser Feld von fremden Energien, selbst von ganz hartnäckigen, die sich wie Kletten in unser Feld einnisten. Vor allem aber spüren wir durch ihren Rauch die uns innewohnende Kraft und Macht. Sie unterstützt uns, den eigenen Raum zu weiten und uns energetisch auszubreiten. Sie weckt unseren Mut und auch unseren Kampfesgeist, voll und ganz zu uns zu stehen.

Königskerze

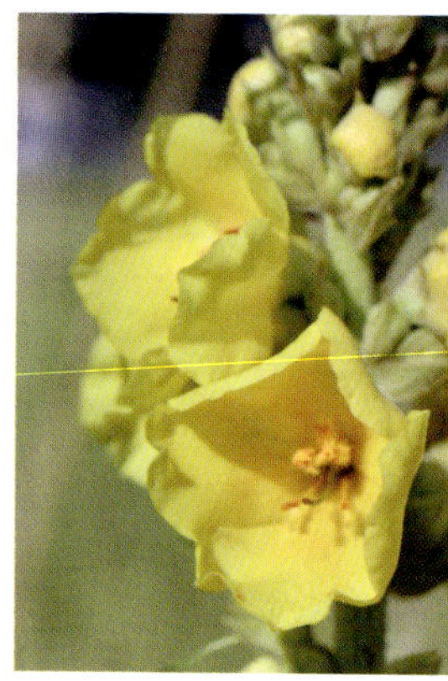

Als eine unserer größten und lichtvollsten Pflanzen unterstützt uns ihr Rauch die eigene Größe und das eigene Licht anzunehmen und zu entfalten. Kaum ein Pflanzengeistwesen hilft so sehr bei der inneren Aufrichtung wie sie. Ihr Rauch macht selbstbewusst, stimmt fröhlich und zuversichtlich und schenkt innere Kraft und Mut. Er lehrt, vollkommen aufrecht zu uns zu stehen und aufrichtig unseren Weg zu gehen. Er hilft, tief zu atmen und aus der Atemkraft heraus alle innewohnenden Ängste und Zweifel zu lösen, damit wir mutig, voller Freude und Kraft unser wahres Sein leben.

Räucher- und Pflanzenmeditationen für die innere Kraft

Kleinere Räucherrituale können im Alltag eine Hilfestellung sein, wenn wir bewusst unsere innere Kraft spüren wollen. Alle Rituale kannst du entweder draußen in der Natur oder auch bei dir zuhause durchführen.

Wenn du sie zuhause machst, räuchere mit der Pflanze, indem du sie auf das Räucherstövchen legst oder die Grundmischung nur mit dieser einen Pflanze anreicherst. Dies ist die Vorgangsweise, die du ganzjährig durchführen kannst.

Während des Jahres und zur jeweiligen Blütezeit der Pflanzen ist es auch möglich, die Verbindung zur Pflanze direkt in der Natur aufzubauen. Du stellst dich dann zur jeweiligen Pflanze und erfühlst das Thema des Rituals. Besonders schön ist es, wenn du Räuchern und Meditieren verbindest und mit deiner Räucherung zur Pflanze hinaus in die Natur gehst.

Mit meinen kleinen Ritualvorschlägen möchte ich dir Mut machen, dich immer wieder mit den Themen der eigenen Kraft und der eigenen Seelenaufgabe zu beschäftigen. Du kannst sie regelmäßig durchführen und wirst merken, dass du dir selbst damit immer näherkommst und innere Stabilität aufbaust.

RITUAL MIT DER KRAFT
DER ENGELWURZWURZEL

Verbunden mit Himmel und Erde

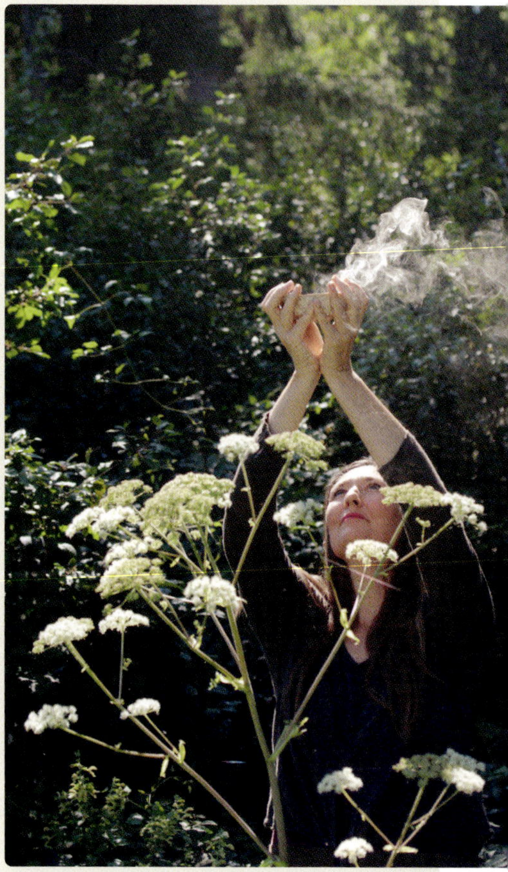

› Verbinde dich über den Rauch oder über die direkte Begegnung mit der wundervollen Energie der Engelwurz. Atme ihre Kraft ein und spüre, wie ihr Pflanzengeist sich mit dir verbindet. Erkenne ihre Größe, sieh mit den inneren Augen ihr Licht und spüre, wie hoch und fein sie schwingt. Nimm wahr, wie tief verwurzelt sie ist und wie weit sie sich zum Himmel hinauf öffnet. Sie lehrt uns, uns mit Erde und Himmel zu verbinden und in genau dieser Anbindung die eigene innere Stabilität und Aufrichtung wahrzunehmen.

› Schließe deine Augen, atme tief ein und aus und spüre, wie sie ihr helles Licht über dich ausweitet und es dadurch leicht und weit wird in dir. Nimm wahr, wie du dich sicher und geborgen in ihrem heiligen Raum fühlst und wie die Kraft ihrer tiefen Wurzel nun auch dir hilft, dich zu verwurzeln und zu erden. Spüre, wie von deinen Fußsohlen aus energetische Wurzeln in die Erde hineinwachsen und wie du dich dadurch von Mutter Erde gehalten und getragen fühlst. Nimm deine Stabilität wahr und auch eine tiefe Anbindung zum Wesen der Erde und damit zur Kraft der großen Göttin. Aus diesem tiefen inneren Halt öffne dich nun nach oben hin zur Kraft der Engelwurzblüte und darüber hinaus zu den Kräften von Vater Himmel.

› Spüre die Weite und die Leichtigkeit, die Freiheit und das Licht des Himmels und das Wesen des göttlichen Vaters. Lass die Kräfte von Himmel und Erde in dich einfließen und nimm wahr, wie du innerlich stark wirst und wie sehr dich diese Verbindung aufrichtet und zentriert. Spüre den Rauch und die Kraft der Pflanze und erlaube dir, immer mehr Halt und Stabilität wahrzunehmen. Richte dich bewusst auf, mach dich so groß wie möglich und strecke deine Arme zum Himmel. Damit verstärkst du deine machtvolle Anbindung an Himmel und Erde.

› Erlebe dich selbst als stabile Lichtsäule und erinnere dich, dass du auf Seelenebene ein Kind von Göttin und Gott und damit von Himmel und Erde bist. Wenn beide sich in dir verbinden, spürst du dein wahres göttliches Sein. Räuchere so lange, bis du diese Anbindung ganz klar spüren kannst und dich aufrecht und angebunden fühlst. Wiederhole dieses Ritual, sooft es dir möglich ist, denn diese bewusste Ausrichtung und Anbindung an oben und unten gibt uns im Leben sehr viel Halt und Stabilität.

RITUAL MIT DER KRAFT DER GROSSEN KLETTE

Ich weite meinen Raum

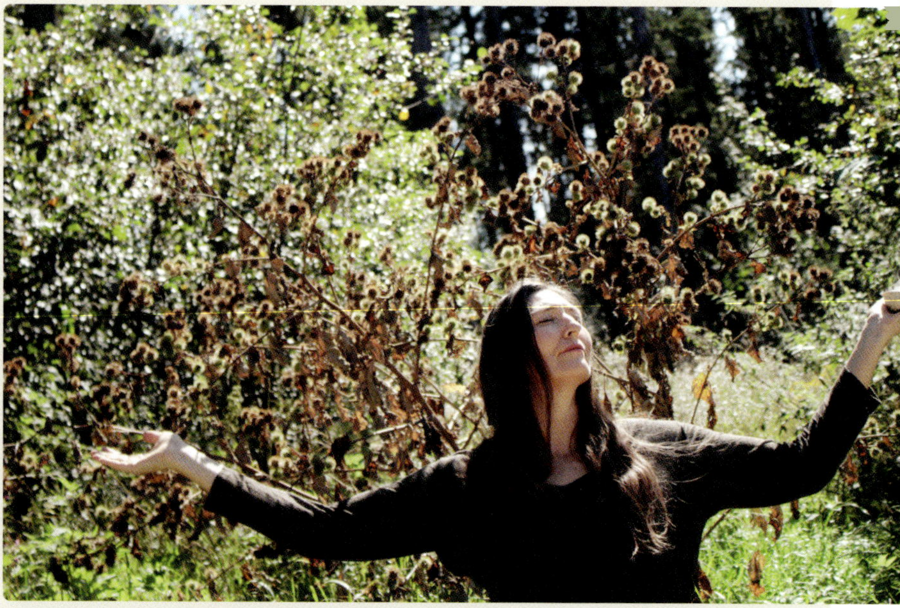

› In Verbundenheit mit der Kraft der Großen Klette spürst du, wie du dich in deinem eigenen heiligen Raum weiten und ausbreiten kannst. Atme ihren Rauch ein und nimm auf feinstofflicher Ebene die unglaubliche Größe und Macht ihres Pflanzengeistwesens wahr, das dich lehren möchte, deine eigene Größe anzunehmen und deinen Platz im Leben einzunehmen. Spüre, wie sie dich in ihren schützenden Raum einbettet und dir tiefe Geborgenheit schenkt. Die Große Klette schmiegt sich energetisch wie eine große Bärin oder ein Bär an dich und verleiht dir Kraft, dich selbst stark zu fühlen.

› Atme ihre Kraft tief in deinen Bauch ein. Wenn du möchtest, stelle die Räucherschale dazu auf deinem bekleideten Bauch ab (Achtung! Eventuell heiß!) oder führe den Rauch mit deinen Händen zu deinem Bauch. Wenn du draußen bist, kannst du auch ein Blatt der Klette pflücken und es am Bauch ablegen. Atme mit jedem Atemzug ihre Kraft tiefer in deinen Bauch hinein. Beim bewussten und kraftvollen Ausatmen spüre, wie dein Raum sich weitet. Nimm dir Zeit, beim Einatmen ihre Kraft einzuatmen und beim Ausatmen mithilfe ihres Rauches deinen Raum zu weiten. So lange, bis du zutiefst mit ihrer Energie erfüllt bist und aus dir heraus weit und kraftvoll geworden bist. Wenn du möchtest, kannst du dir auch vorstellen, dass du nun selbst zu einem Bären wirst, der sich aufrichtet und seine gesamte Kraft im Körper anspannt und ballt. Gerne kannst du dazu auch wirklich deinen Körper anspannen und diese Kraft und Weite halten.

› Der Rauch der Klette lehrt dich in diesem Moment, nach außen hin eine ganz klare Grenze zu ziehen, so dass nichts in dein Feld eindringen kann. Fühle nun auch diese Kraft in dir, die ein klares und deutliches Stopp ausspricht, genau in dem Moment, wo etwas oder jemand deine Grenzen übertritt und in dein Kraftfeld eindringt. Übe dich darin, diese Grenzen kraftvoll einzuhalten und innerlich lautstark Stopp und Nein zu sagen. Du wirst erkennen, dass du genau dadurch immer kraftvoller in dir wirst. Führe diese Räucherung so lange durch, bis du dieses Gefühl der Kraft und Weite in dir verankert hast, so dass du auch im Alltag jederzeit darauf zurückgreifen kannst. Führe auch dieses Ritual regelmäßig durch und verbinde dich immer wieder mit der Großen Klette. Sie ist eine weise Lehrerin und wird dich unterstützen, dein eigenes Feld immer mutiger und kraftvoller aufzubauen und zu halten.

RITUAL MIT DER KRAFT DER GOLDRUTE

Das Licht meiner Seele

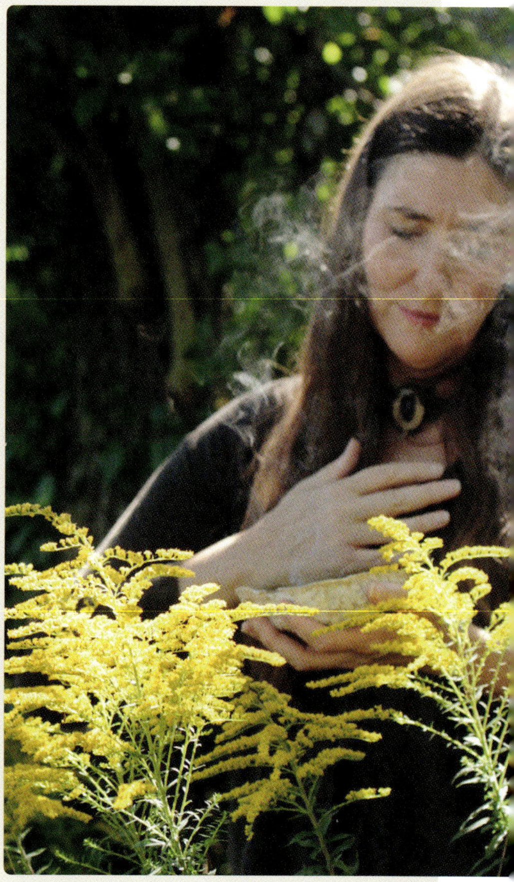

› Das gelbe und helle Licht der Goldrute bringt dich in Kontakt mit dem goldenen Licht deiner Seele und erinnert dich an dein göttliches Sein und an deine wahre Seelenaufgabe. Wiederum kannst du dafür entweder den Rauch der Pflanze nutzen oder bei der Pflanze selbst ihre Kraft wahrnehmen. Verbinde dich zu Beginn mit der intensiven Farbe der Goldrute und nimm wahr, wie dieses leuchtende Gelb sich in deiner gesamten Aura ausbreitet, so dass du selbst hell und beinahe golden zu leuchten beginnst. Nimm dir Zeit, dich ganz auf diese Farbe und die Schwingung der Goldrute einzustimmen. Wenn du möchtest, kannst du mit deinen Händen den Rauch zu deinem Herzen führen oder eine Blüte pflücken und diese auf dein Herz legen. Fühle dabei, wie die Kraft der Goldrute in deinen Herzraum eindringt und ihn mit ihrem Licht erfüllt. Erinnere dich, dass dein Herz der Sitz deiner Seele ist und spüre, wie es warm wird in dir und wie du die Kraft des göttlichen Seins immer mehr wahrnehmen kannst. Reine, bedingungslose Liebe breitet sich aus und dein Seelenlicht beginnt hell zu leuchten. Lenke deine Aufmerksamkeit in das helle Licht deines Herzens hinein und gehe in Verbindung mit deinem innewohnenden Seelenlicht. Stell dir vor, wie du dich selbst in dieses Licht hineinstellst. Nun bist du zutiefst verbunden mit deiner Seelenkraft.

› Sprich mit deiner Seele und beginne dich an sie zu erinnern und ihren Botschaften zu lauschen. Du weißt, die Goldrute bringt dir alles zurück, was zu dir gehört. Je tiefer du dich mit ihr und damit mit deiner eigenen Seele verbindest, umso heller und weiter beginnt dein Licht zu leuchten. Stell dir nun vor, wie Strahlen von deinem Herzen ausgehend sich ausweiten und deinen gesamten Körper und deine Aura erhellen. Du wirst selbst zur golden leuchtenden Sonne. Nimm dieses Strahlen und diese Kraft wahr und halte dieses Lichtfeld deiner strahlenden Seele so lange, wie es sich richtig anfühlt. Am Ende kannst du das Licht in deinem Herzraum verankern und ihm versprechen, dass du es ab nun nie mehr vergessen wirst.

› Führe auch diese Räucherung oder Meditation immer wieder durch. Die Kraft der Goldrute wird dich deinem Seelenlicht und deiner Seelenaufgabe immer näher bringen. Je öfter du mit ihr arbeitest, umso vollständiger und lichtvoller wird es in dir werden. Fühlst du dich im Alltag traurig oder von deiner Seele getrennt, räuchere oder verbinde dich mit der Goldrute. Sofort wird sie dich an das Licht in dir erinnern, deinen Seelenfunken entzünden und dich wieder spüren lassen, dass du göttliches Licht hier auf Erden bist.

Mut und Kraft

› Die große und mächtige Königskerze, die hell leuchtend, kerzengerade und aufrecht wächst schenkt uns in diesem Ritual eine Extraportion Mut und lehrt uns kraftvoll und selbstbewusst zu uns zu stehen, unsere Wahrheit auszusprechen und unseren Weg zu gehen. Verbinde dich über den Rauch oder die direkte Pflanzenbegegnung mit ihr.

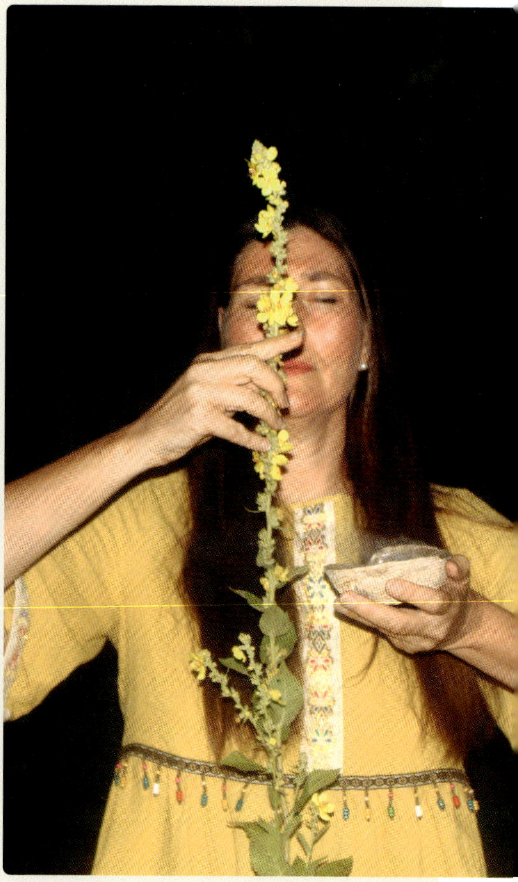

› Schließe deine Augen und spüre ihre Größe und Aufrichtung, ihre Stärke und ihr helles Licht, das so positiv leuchtet, dass es alle Ängste und Zweifel und jegliche Mutlosigkeit in dir erhellt. Erlaube dir, in Verbundenheit mit dem Pflanzengeistwesen, tief in dich hineinzufühlen und genau die Emotionen aufzusuchen, die dich immer wieder klein und mutlos fühlen lassen. Gib im schützenden Rauch der Königskerze deinen Ängsten und Zweifeln für einen Moment Raum. Lass sie einfach da sein und nimm sie an.

› Beginne damit, die Kraft der Königskerze bewusst einzuatmen. Spüre, wie ihr Rauch oder ihre feinstoffliche Schwingung über lange und tiefe Atemzüge in dich einfließen und über deinen Hals nach unten in deine Lunge gelangen, die sich dadurch zu weiten beginnt. Beim Ausatmen konzentriere dich darauf, alle Ängste und Zweifel langsam aus dir hinauszuatmen. Bleibe so in diesem tiefen Atemrhythmus, bis du fühlst, dass Enge, Ängste und Mutlosigkeit langsam aus dir hinausströmen. Erlaube es der Königskerze, dich beim Lösen deiner Ängste zu unterstützen.

› Wenn du fühlst, dass es leichter wird in dir, beginn dich verstärkt auf das Einatmen zu konzentrieren. Spüre, wie mit jedem Atemzug das Licht und die Kraft der Königskerze deinen gesamten Brustraum zu weiten und zu befreien beginnt. Spüre eine Kraft in dir erwachen, die dir Mut schenkt. Nimm wahr, wie du dich aufrichtest und dabei fühlst, dass du mutig zu dir selbst stehst. Spüre in diesem Moment ganz tief in dir, wer du bist. Erlaube dir im Stillen, deine inneren Wahrheiten auszusprechen.

› Beginne dich nun vor allem auf das Ausatmen zu konzentrieren. Atme mit langen und kraftvollen Atemzügen dein wahres Sein aus, so als ob du es in die Welt hinausatmen würdest. Atme kraftvoll und mutig und spüre, wie gerade dadurch Kraft und Mut in dir erwachen. Erlaube dir dabei immer wieder ganz bewusst, dass du für dich innerlich aussprichst, wer du bist. Wenn du möchtest, kannst du dies zum Abschluss auch laut aussprechen und dir damit selbst ein Versprechen geben, von nun an voll und ganz zu dir zu stehen und deinen Weg zu gehen.

Räucherzeremonie für die innere Kraft

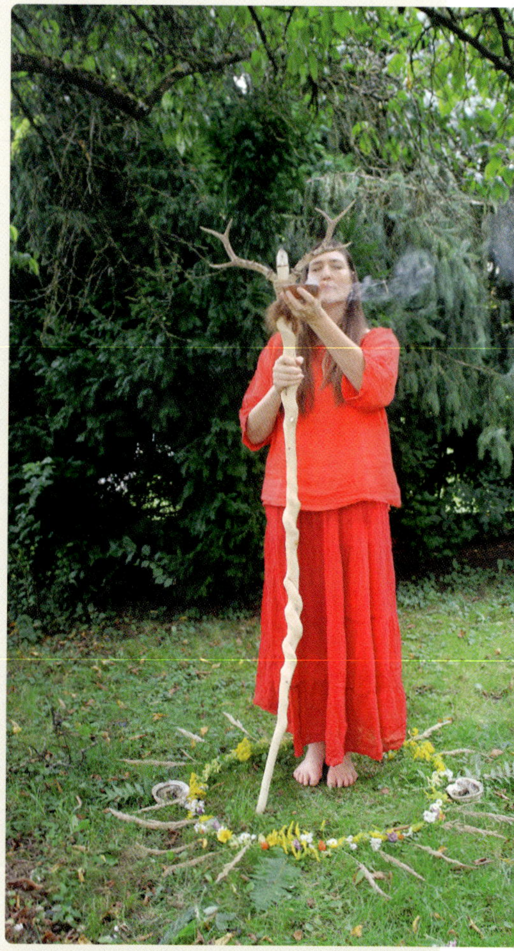

› Für dieses Ritual mörsert du alle genannten Pflanzen zu einem Räucherwerk der inneren Kraft Wenn du möchtest, kannst du auch noch weitere Pflanzen, die dir auf persönlicher Ebene wichtig sind, mit hineinmörsern, so dass es dein Rauchwerk der inneren Kraft wird. Bereite zudem noch vier kleine Räucherschalen vor.

› Nimm dir für dieses Ritual etwas länger Zeit und führe es, wenn möglich, draußen in der Natur durch. Geh an einen Ort, wo du in Ruhe sein kannst. Am Weg dorthin sammle unterschiedliche Naturmaterialien, wie Steine, Zapfen, Federn, Blüten und was dir sonst noch ins Auge sticht. Halte Ausschau nach einem längeren Ast, denn du wirst im Ritual einen Kraftstab benötigen.

› Wenn du an deinem Platz ankommst, lege mit deinen

Naturmaterialien einen Kreis, der deinen eigenen heiligen Raum darstellen soll. Gestalte ihn so groß, kraftvoll und bunt, wie es sich für dich richtig anfühlt. Stelle dann deine vier Räucherschalen, den Himmelsrichtungen entsprechend, im Kreis auf und fülle das Räucherwerk ein. Entzünde das Rauchwerk und stelle dich in die Mitte deines Kreises. Rund um dich beginnt nun der Rauch aufzusteigen und seine Kraft zu entfalten.

› In dir kannst du noch einmal alle Kräfte der vergangenen vier Rituale aktivieren. Verbinde dich mit der Engelwurz und dadurch mit Himmel und Erde, so dass du zu einer starken Lichtsäule wirst, die angebunden ist an oben und unten.

› Verbinde dich mit der Kraft der Großen Klette und weite deinen Raum, so dass du dich stark und mächtig fühlst und einen weiten Raum halten kannst, in dem es nur deine Eigenschwingung gibt. Lade die Kraft der Goldrute ein und nimm das wundervolle goldene Licht deiner Seele, das hell aus deinem Herzraum herauszustrahlen beginnt, wahr.

› Die Kraft der Königskerze lässt dich tief atmen und aus deinem Brustraum heraus all deinen Mut erwachen, der es dir ermöglicht, aufrecht und aufrichtig zu dir selbst zu stehen. Wenn du noch andere Pflanzenwesen mit hineingemörsert hast, lade auch deren Kräfte ein, denn sie werden wahrscheinlich ebenfalls etwas mit dir zu tun haben.

› Erlaube dir innerhalb dieser starken Rauchkraft, deine eigene Kraft wahrzunehmen. Verbunden mit oben und unten, weit und offen in deinem eigenen Sein. Baue dieses Kraftfeld immer stärker und mächtiger auf, bis du das Gefühl hast, dass du es gut halten kannst. Der Rauch kreist dich ein, stärkt dich, schützt dich und unterstützt dich, dieses Kraftfeld zu halten. Spüre diese Kraft durch deinen ganzen Körper fließen und nimm wahr, wie dieser sich immer mehr anspannt,

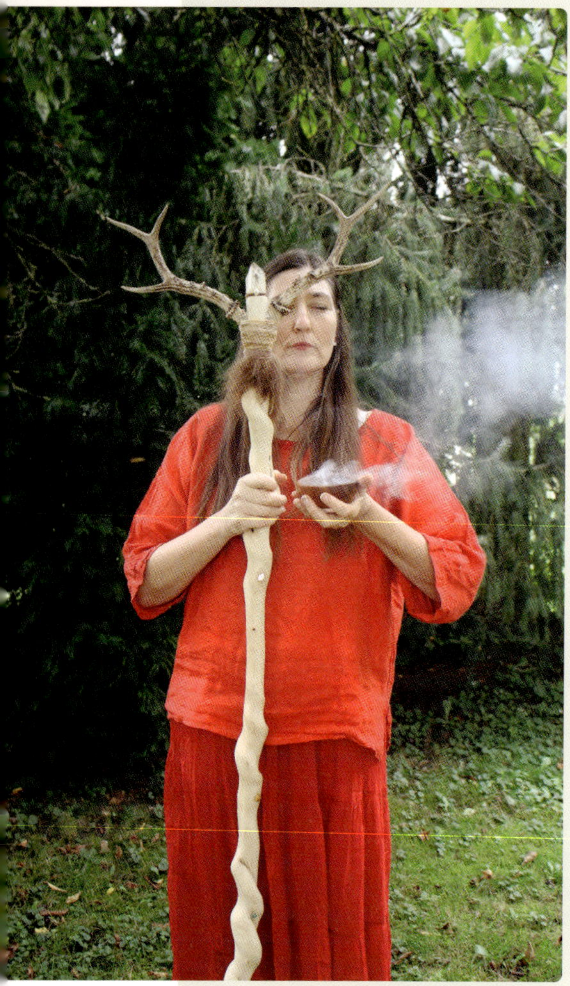

aufrichtet und diese innere Kraft fühlt. Nimm auch wahr, wie sich dieses Kraftfeld über deine gesamte Aura ausweitet und ausbreitet. Nun bist du in deinem eigenen heiligen Raum, den du kraftvoll, klar und mutig hältst.

› Nimm nun deinen Stab zur Hand und halte diesen vor deinen Körper. Lass deine gesamte Kraft in diesen Stab einfließen und fühle, wie er sich mit deiner Kraft erfüllt und diese mit seiner eigenen verschmelzen lässt. Dies ist ab nun dein Kraftstab, der dich auch im Alltag begleiten wird. Wenn du tagsüber das Gefühl hast, deine Kraft zu verlieren, nimm ihn zur Hand, stell dich aufrecht hin und aktiviere deinen heiligen Raum. Halte zum Abschluss des Rituals den Stab über jede deiner Räucherschalen, um ihn mit dem Rauch zu segnen.

› Bedanke dich dann bei allen Kräften, verabschiede dich von dem Ort und nimm den Stab mit nach Hause, gerne kannst du ihn noch mit Kristallen, Federn und Farben schmücken.

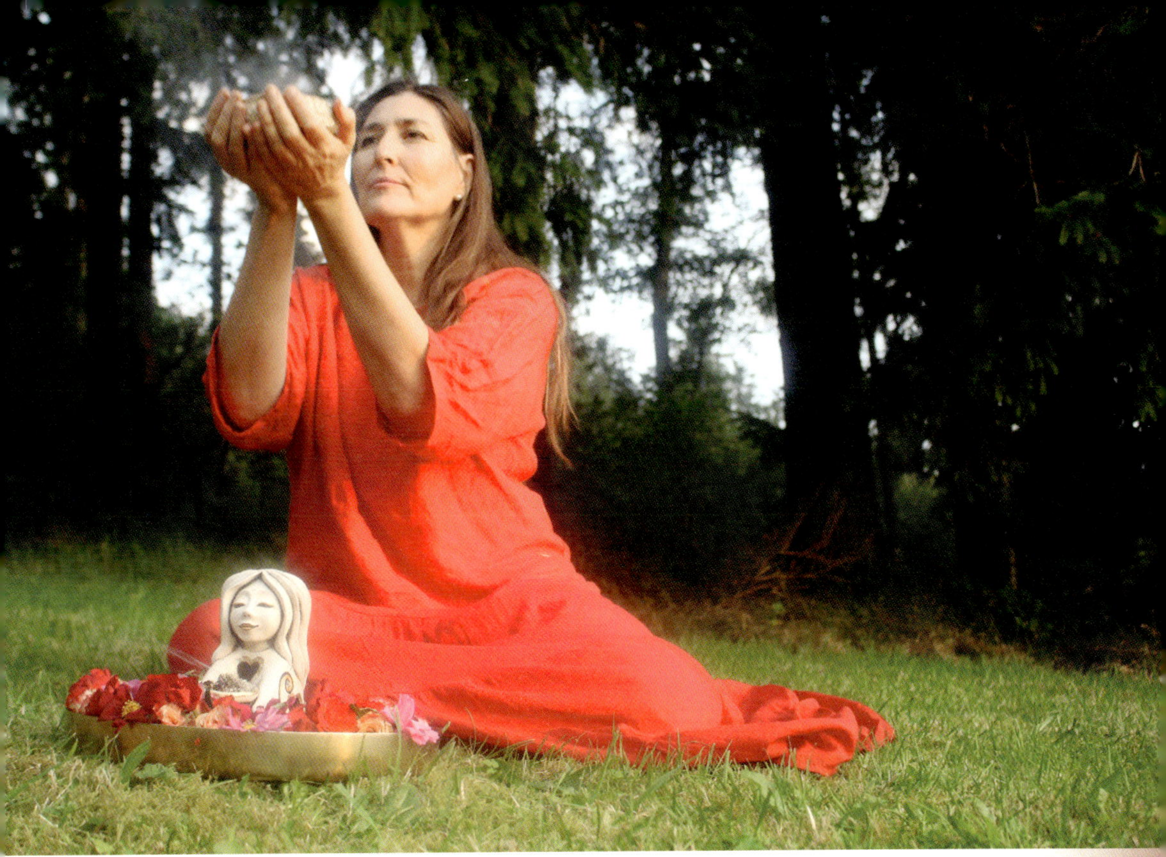

Verbunden mit höheren Kräften –

Räucherrituale für ein weites Bewusstsein und die Verbindung zu unseren Geisthelfern

Befreit von allen fremden Energieeinflüssen und tief verbunden mit unserer inneren Kraft und dem eigenen Seelenlicht, ist es nun an der Zeit, uns bewusst zu werden, dass wir als Menschen eingebunden sind in etwas größeres Ganzes und verbunden sind mit vielen nicht sichtbaren Kräften, die aber dennoch großen Einfluss auf uns haben. Eine unserer Aufgaben in der Zeit des Wandels ist, dass wir erneut erkennen, dass es neben der grobstofflichen Welt, die greifbar und beweisbar ist, auch eine feinstoffliche Welt gibt, die wir nicht sehen, aber dennoch spüren können. Ebenso darf bewusst werden, dass unsere Sinnesorgane nicht alle Wahrnehmungen erfassen können und dass es neben dem ganz normalen Sehen, Hören und Tasten auch übersinnliche Fähigkeiten wie Hellsehen, Hellhören und Hellfühlen gibt.

Es existiert so viel mehr zwischen Himmel und Erde, als uns oftmals vermittelt wird, und es ist an der Zeit, erneut Zugang zu diesen Welten zu finden, um endlich wieder vollkommen zu sein. Denn man kann die feinstoffliche Welt nicht von der grobstofflichen trennen. Etwas Wesentliches fehlt dann und wir fühlen uns unvollkommen und verspüren eine Sehnsucht nach genau diesen Welten. Viel zu lange wurden wir von diesen wundervollen Ebenen des Geistigen getrennt. Man hat uns vermittelt, dass es die Verbundenheit zu Ahnen, Naturwesen und Geistwesen nicht gibt, und man hat uns nicht mehr gelehrt, wie man das Bewusstsein weitet, um mit den Seelenebenen allen Seins in Kontakt zu treten. Einzig das Beweisbare und Sichtbare war von Bedeutung, und so wurde unser Leben leer und oftmals ohne Sinn.

Doch unsere Seelen erinnern sich sowohl an ihre Fähigkeiten als auch daran, wie wichtig und hilfreich es ist, mit den nicht sichtbaren Welten verbunden zu sein. Es gibt so viele Wesenheiten aus anderen Dimensionen, die als Helferwesen an unserer Seite sind und uns durch das Leben begleiten. Sie sind es, die uns das Göttliche im Leben erkennen und spüren lassen und die uns wohlwollend darin unterstützen, dieses irdische Leben zu meistern. Sie sind oftmals unsere wichtigsten Lehrer und Beschützer.

Es ist mir daher ein großes Anliegen, einige weitere Räucherpflanzen vorzustellen, die uns den Zugang zu diesen Welten ermöglichen. Ich werde zudem konkrete Möglichkeiten aufzeigen, wie wir mit , Naturwesen und Geistführern über eine Räucherung in Kontakt treten können, um diese magischen Welten wieder in unser Leben zu integrieren. Denn gerade diese Kräfte sind es, die uns in schwierigen Zeiten kraftvoll bleiben lassen. Sie sind die Hilfe und die Unterstützung aus anderen Ebenen, an die wir uns alle wieder erinnern dürfen und meiner Meinung nach auch erinnern müssen.

Weites Bewusstsein

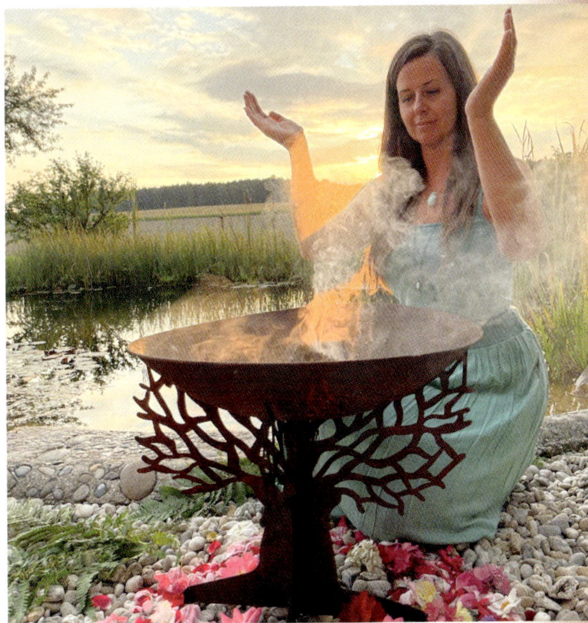

Alle Menschen verfügen über die Fähigkeit, ihr Bewusstsein zu weiten und ihre Wahrnehmung damit über die normale Sinneswahrnehmung hinaus auszudehnen. Im weiten Bewusstsein können wir *zwischen den Welten* sehen und fühlen und die nicht sichtbaren Ebenen allen Seins wahrnehmen. Dann können wir Pflanzenseelen spüren, Naturwesen erkennen, Ahnen an unserer Seite *sehen* oder die Botschaften von Geistführern empfangen.

Einst kannte man viele Pflanzen, die dazu dienten, das Bewusstsein zu weiten. Ganz allgemein öffnen weiß blühende Pflanzen das Kronenchakra, während blau blühende Pflanzen die Hellsichtigkeit stärken und violett blühende Pflanzen unsere spirituellen Fähigkeiten wecken. Ich stelle an dieser Stelle drei Pflanzen vor, die ich selbst sehr gerne verwende, wenn ich über eine Räucherung meine Sinne weite. In der Grundmischung ist der Beifuß dafür schon sehr hilfreich und ich würde diese Mischung anstatt mit Salbei mit Wiesensalbei mörsern.

Wermut

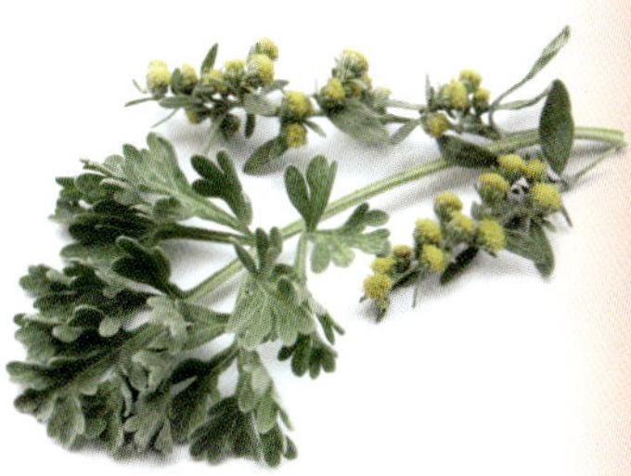

Der Wermut ist für mich der Bruder des Beifußes. Sein Rauch weitet das Bewusstsein und schärft die Sinne. Er lässt hellsichtig wahrnehmen, stärkt unsere Intuition und unsere Traumkraft. Er öffnet das Tor zur Übersinnlichkeit. Zudem beschützt er auf den Reisen in die Anderswelt und erhellt unsere Stimmung, so dass wir zuversichtlich und positiv bleiben.

Gundelrebe

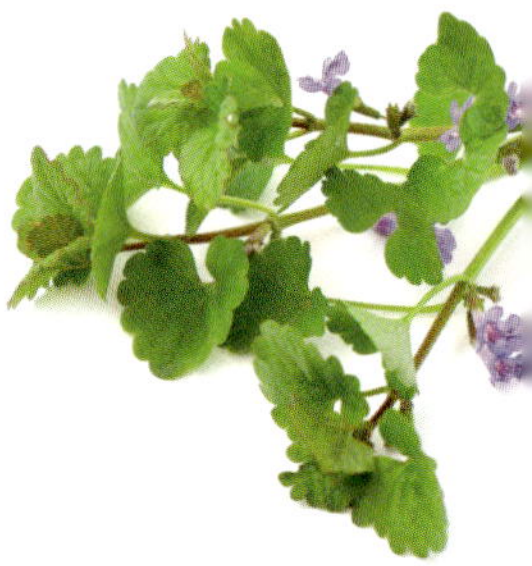

Dieser kleinen Pflanze sagte man seit jeher nach, dass sie Tore in anderen Welten öffnet. Der Rauch des blühenden Krautes lässt intuitiv wahrnehmen und stärkt Hellsichtigkeit und Hellfühligkeit. Zudem lässt er uns die Schwelle in die Anderswelt übertreten und ermöglicht, dass wir zwischen den Welten sehen und wahrnehmen. Früher wusste man, dass in der Gundelrebe behütende Naturwesen wohnen, und nutzte sie, um in Kontakt mit diesen zu treten. Während der Rituale trugen Frauen Kränze aus Gundelreben auf dem Kopf. Dies stärkte ihre Hellsicht und baute eine Verbindung mit den göttlichen Ebenen allen Seins auf.

Lorbeer

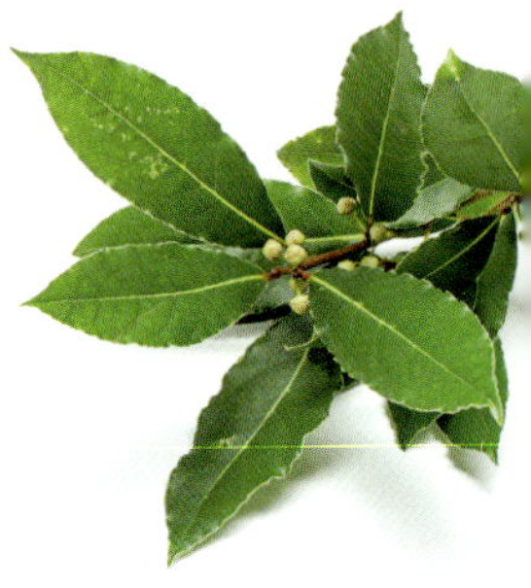

Der Rauch eines Lorbeerblattes kann ganz wundervoll Räume reinigen und klären und gehört zu den stärksten Schutz- und Reinigungsräucherungen. Der Lorbeerkranz weist darauf hin, dass diese Pflanzen ein Tor nach oben öffnen können, und genau dies macht der Rauch des Lorbeerblattes auch. Er öffnet unser Kronenchakra, stärkt unsere Visionskraft und Hellsichtigkeit und hilft die feinstoffliche Welt zu sehen und zu spüren. Er galt als uraltes Orakelkraut und wurde in Ritualen und Zeremonien eingesetzt.

Weites Bewusstsein

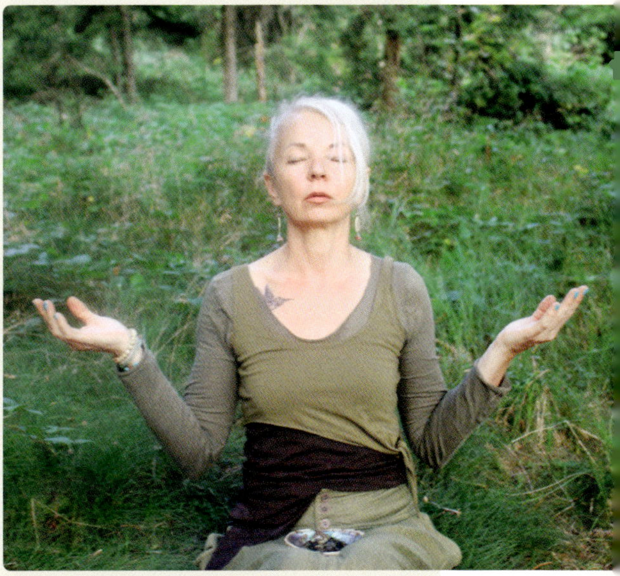

› Richte dir einen schönen Platz, an dem du gemütlich und aufrecht sitzen kannst. Entzünde dein Räucherwerk und stell dieses vor dir am Boden ab. Atme tief ein und aus und fühle die Verbindung zu Himmel und Erde. Nimm den Geruch des Rauches wahr, aber auch seine wundervolle Energie, und spüre, wie es warm und weit wird in dir. Nimm behutsam mit beiden Händen etwas Rauch und führe diesen deinem Dritten Auge zu, indem du beide Hände auf deine Stirne und über die Augen legst. Lass es zu, dass der Rauch auf dein Drittes Auge einwirkt. Nimm wahr, wie dieses sich dadurch zu weiten beginnt, und erlaube dir innerlich zu sehen. Lass dafür die Hände auf deinen Augen liegen, denn der Blick ins Dunkle öffnet meistens den Blick in die andere Welt und damit deine Hellsichtigkeit. Immer wieder kannst du Rauch mit deinen Händen aufnehmen und zu deinem Dritten Auge führen. Bleibe so lange in dieser Übung der hellsichtigen Wahrnehmung, wie es angenehm für dich ist.

› Öffne danach deine Augen und löse deine Hände. Reibe deine Handflächen ein wenig aneinander und halte nun beide Hände über den Rauch. Beobachte, wie dieser in deine Handflächen eindringt und sie sanft umspielt. Der Rauch öffnet deine Hellfühligkeit. Beginn mit deinen Händen den Rauch zu bewegen und übe spielerisch, wie du dabei Energien fühlen und bewegen kannst. Führe die Hände zusammen und spüre, wie sich die Energie verdichtet. Halte die Hände über den Rauch und fühle seine feinstoffliche Kraft. Bleibe so lange in dieser Wahrnehmung, wie es sich richtig anfühlt.

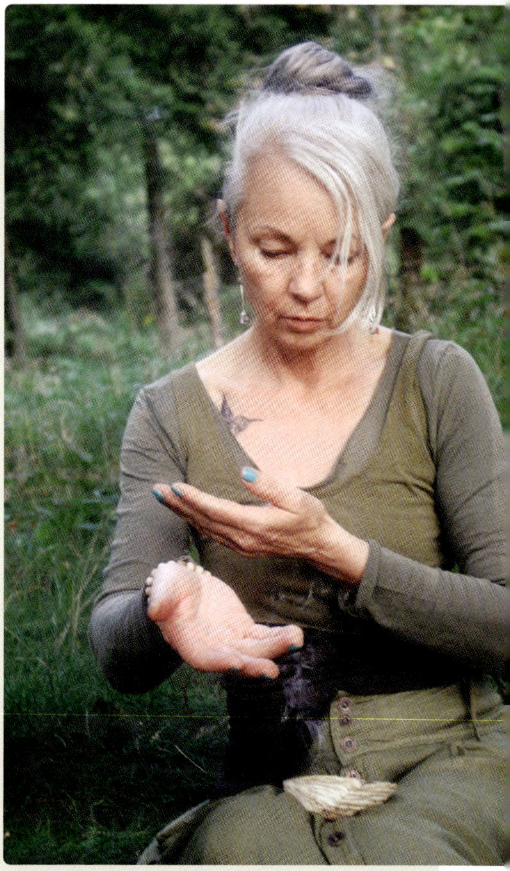

› Nimm dann erneut etwas Rauch mit beiden Händen auf und lege diese auf ein Kronenchakra und damit auf deinem Kopf ab. Auch hier darf die Kraft des Rauches nun eindringen und dich für deine innewohnende Hellwissenheit öffnen. Spüre, wie sich dein Kronenchakra öffnet und du dich dadurch mit der göttlichen Kraft und Weisheit verbindest. Diese Anbindung stellt die Verbundenheit mit einer höheren Kraft dar und lässt dich hellwissend wahrnehmen. Genieße dies so lange, wie es sich richtig anfühlt. Bleib weit offen und verbunden mit den anderen Welten, bis du fühlst, dass du das Ritual wieder beenden möchtest. Schließe am Ende deine übersinnlichen Kanäle, die du mit dieser Räucherung geöffnet hast, indem du ganz kurz noch einmal mit deinen Handflächen dein Kronenchakra und deine Augen berührst und dann deine Hände faltest und dich innerlich für deine Wahrnehmungen bedankst.

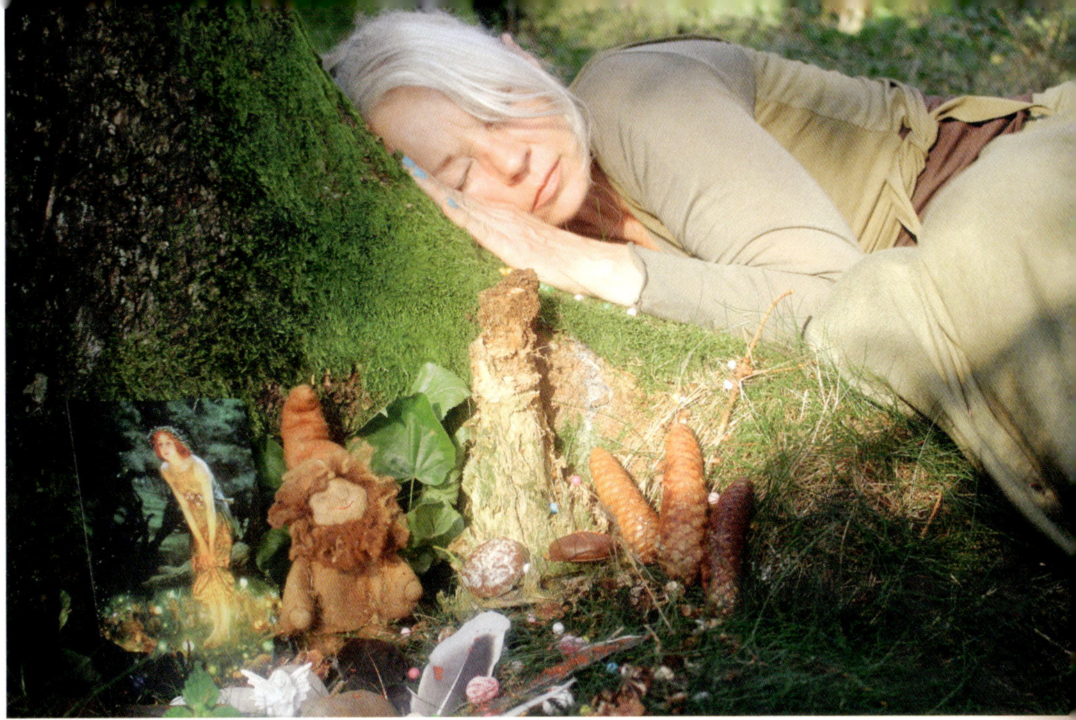

Mit Naturwesen verbunden

Einst gab es eine Zeit, in der Menschen, Erde und Naturwesen noch stark miteinander verbunden waren und gemeinsam für die Kräfte des Lebens handelten. Die Naturwesen galten als Verbindungsglied zwischen Menschen und Erde und halfen stets mit, die Kräfte der Natur im Gleichgewicht zu halten. Man könnte ihre Existenz in die Welt der Sagen, Mythen und Märchen abtun oder erneut erkennen, dass ihre Hilfe real ist und gerade in dieser Zeit wichtiger denn je. Meiner Wahrnehmung nach gehört es sogar zu einer der wichtigsten Aufgaben unserer Zeit, den Kontakt zu den Naturwesen wieder aufzubauen und ihre Mithilfe zu erbitten. Deshalb stelle ich hier eine Räucherung vor, die sowohl als Geschenk als auch als Kontaktaufnahme zu den Naturwesen dient. Je mehr Menschen sich Zeit nehmen, um die Tore zwischen Naturwesen, Mensch und Natur wieder zu öffnen, umso besser ist es. Eine heile Erde braucht ihre Naturwesen. Neben der bereits beschriebenen Gundelrebe, die auf jeden Fall auch in diese Räucherung hineingehört, stelle ich noch zwei weitere Pflanzen vor, die ich selbst gerne verwende, wenn ich in Kontakt mit den Naturwesen treten.

Mädesüß

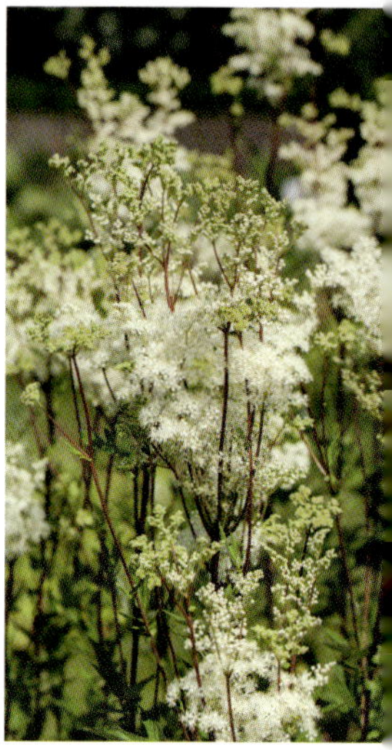

Diese wunderschöne zarte und liebliche Pflanze, die auch Wiesenkönigin genannt wird, galt seit jeher als verbindende Pflanze zu Elfen und Feen. Man sagte, dass diese in den Abendstunden rund um ihre Blüten tanzen und der süßliche Duft der Blüten die Naturwesen regelrecht in ihren Bann zog. Der Rauch des Mädesüß ist auch heute eine wichtige Gabe an die Naturwesen und baut eine verbindende Brücke zwischen ihnen und den Menschen auf.

Farn

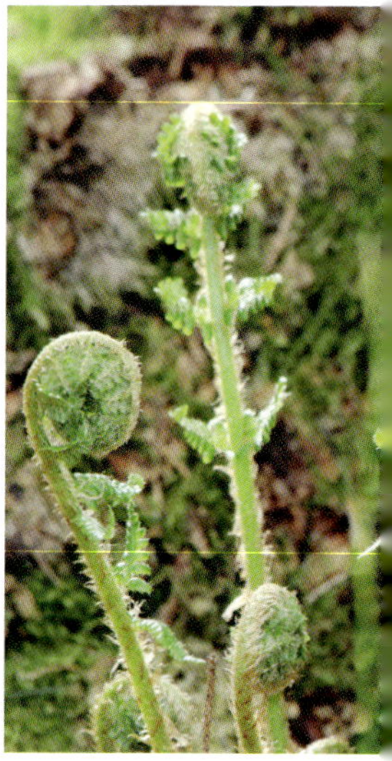

Unter dem Farn wohnen die Elfen, Feen und Zwerge. Seit jeher galt der wunderschöne Wurmfarn unserer Wälder als Wohnstätte der Naturwesen, aber auch als Pflanze, die den Menschen den Zugang zum Naturwesenreich öffnete und sie in die Magie des Waldes eintauchen ließ. Dem Farn sagte man nach, dass er unsichtbar machen könne, was im übertragenen Sinne auch bedeutet, dass er uns Menschen feinstofflicher macht, so dass wir in die Zwischenreiche eintreten können. Seine Gestalt weist darauf hin, dass er eine Brücke bauen kann. In diesem Fall ist es eine Brücke zwischen der nicht sichtbaren und sichtbaren Welt, aber auch zwischen Menschen und Natur. Für mich zählt der Rauch des Farnes zum wichtigsten Rauch, wenn wir die Geistwesen des Waldes wieder wahrnehmen möchten.

Naturwesenräucherung

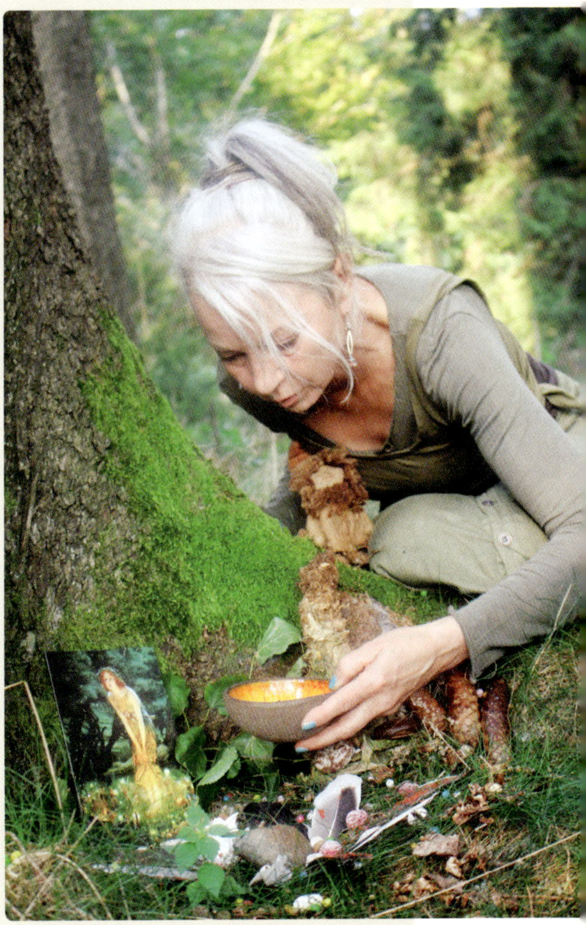

› Am besten führst du dieses Räucherritual draußen in der Natur durch. Suche dir dafür einen Platz im Wald, wo möglichst viel Farn wächst, und gestalte einen kleinen Naturwesenplatz. Sicherlich weißt du, wie sehr Naturwesen Buntes und Süßes lieben. Du kannst ihnen Saft, Kekse, Süßigkeiten oder ein paar bunte Blüten mitbringen.

› Entzünde dein Räucherwerk und schließe deine Augen. Beginn in Gedanken mit den Naturwesen zu sprechen. Lade sie an deine Seite ein, erzähle ihnen, wie sehr du sie magst und wie wichtig du es empfindest, dass sie hier sind. Danke ihnen für ihr Sein und bitte sie darum, dass sie weiterhin ihre wertvolle Arbeit leisten. Du kannst für sie singen oder summen oder einen zarten Klang erklingen lassen, denn sie lieben Musik und feine Töne.

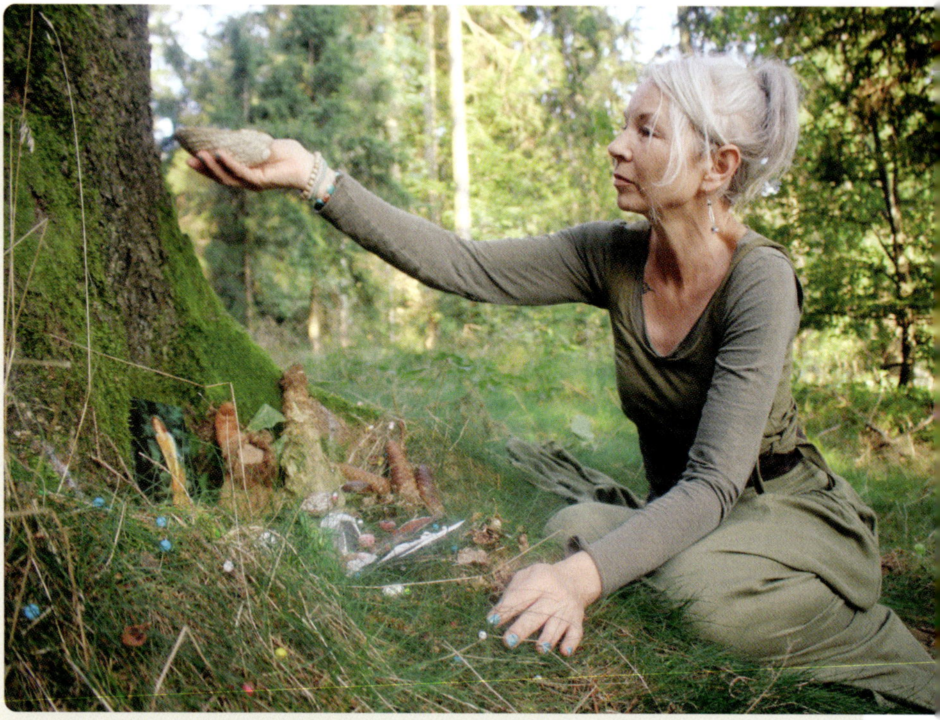

› Sag ihnen, dass dein Rauch ein Geschenk an sie ist. Lass alle Gedanken los und beginn tiefer zu spüren und zwischen den Welten zu sehen. Verbinde dich mit deinem Rauch und tritt ein in diese wundervolle Welt des beseelten Waldes, so dass die dort lebenden Wesenheiten für dich wieder erlebbar, sichtbar und spürbar werden. Beginn mit den Naturwesen zu sprechen, frag sie, was sie brauchen und wie sie der Natur und uns Menschen helfen. Bleibe so lange in dieser Verbindung, wie es sich richtig anfühlt. Am Ende bedanke dich und schließe dieses kleine Ritual mit einer Dankesgabe ab. Vielleicht möchtest du ihnen versprechen, dass du wiederkommst. Wer weiß, ob sich durch dieses kleine Ritual nicht neue Freundschaften zwischen sichtbarer und nicht sichtbarer Welt bilden.

Die begleitende Kraft der Ahnen

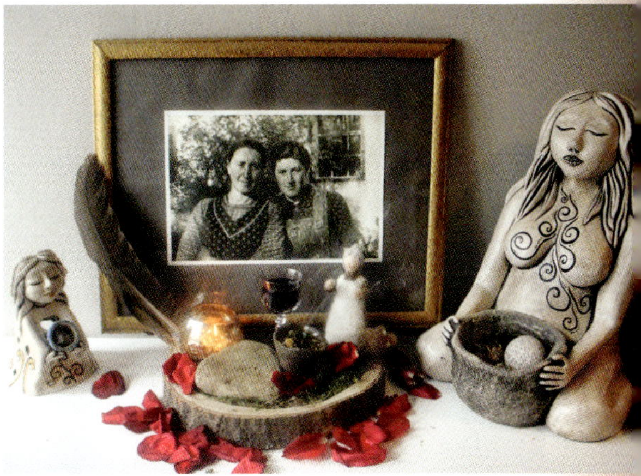

Die Verbindung zu den Ahnen hat in allen naturverbundenen und schamanischen Kulturen große Bedeutung. Vor allem im Herbst, wenn die Kräfte des Lebens sich zurückziehen und der Tod spürbar wird, öffnen sich die Tore zu den Ahnenwelten und man tritt in Verbindung mit ihnen, um von ihnen zu lernen und ihre Begleitung zu erfahren. Die Ahnen galten früher schon als wichtige Ratgeber und wurden von den Weisen bewusst herbeigerufen. In der vorchristlichen Zeit feierte man zum November-Neumond große Ahnenfeste, zu denen die Ahnenseelen nach Hause eingeladen wurden. Einerseits, um sie zu ehren und ihren zu gedenken, auf der anderen Seite aber auch, um von ihnen Rat zu bekommen.

Eine starke Verbindung zu den Ahnen ist für mich ebenfalls wesentlich, denn sie begleiten mich mit ihrem Wissen, ihrem Schutz, aber auch mit ihrer Liebe. Zu spüren, dass sie in der jenseitigen Welt sehr lebendig sind, nahm mir persönlich die Angst vor dem Tod, denn ich erkannte, dass die Seele unsterblich ist und als Ahnenseele immer an der Seite der Lebenden bleibt. Für uns alle könnte es wichtig sein, die Angst vor dem Tod zu verlieren, denn sie ist eine der Urängste des Menschen. Aus meiner Sicht ist es wichtig, den Ahnenkontakt bewusst herzustellen und die hilfreiche Begleitung der Ahnen wahrzunehmen und anzunehmen. Genauso, wie es wichtig ist, dass wir uns ganz allgemein mit dem Tabu- und Angstthema Tod beschäftigen und dabei erkennen, dass zwischen jenseitiger und diesseitiger Welt nur ein dünner Schleier ist, den wir jederzeit heben können. Denn das Leben unserer Seelen ist nicht vergänglich.

Die wichtigsten Ahnenpflanzen

Wacholder

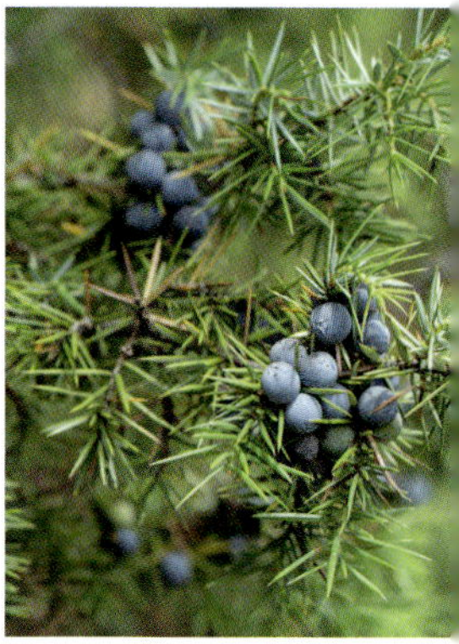

Dieser heilige Baum ermöglicht seit jeher, eine Verbindung zu den Ahnen aufzubauen. Als *Weck-holder* öffnet er ein Tor, so dass die Ahnenseelen aus der jenseitigen Welt zu den Lebenden zurückkommen können. Der Rauch seiner Nadeln und Beeren lässt die Schwelle ins Jenseits übertreten und weitet unser Bewusstsein, so dass wir die jenseitige Welt wahrnehmen können. Er baut zudem einen schützenden Raum auf, innerhalb dessen der Ahnenkontakt sicher stattfinden kann.

Ringelblume

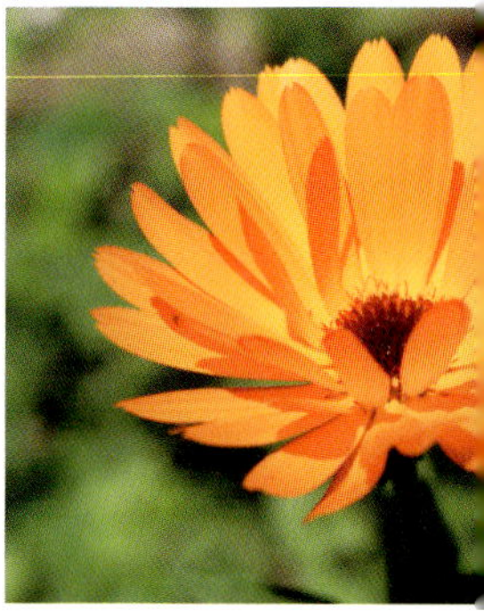

Diese Sonnenpflanze gilt als Totenblume. Im christlichen Glauben war sie die Erlöserin der verstorbenen Seelen und wurde deshalb an Gräbern gepflanzt. Sie schenkte dem Menschen das immerwährende Leben und begleitet über den Tod hinaus. Sie ist eine Mittlerin zwischen jen- und diesseitiger Welt und ermöglicht es Seelen hin- und herzuwandern und in Kontakt zu treten. Ihr Rauch öffnet eine Lichtbrücke zu unseren Ahnen.

Eibe

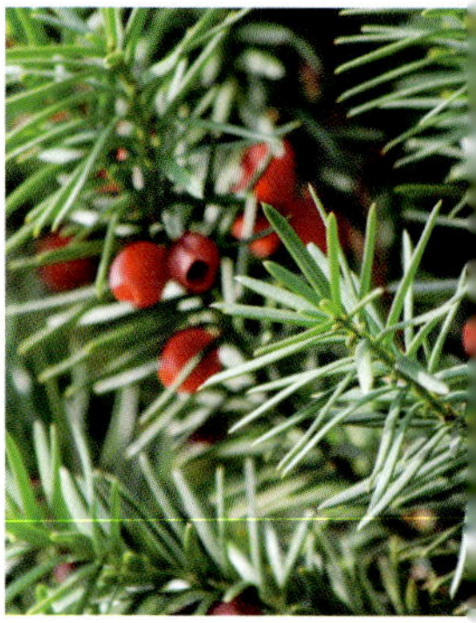

Sie ist giftig und gehört doch zu den wichtigsten Zutaten, denn sie baut die Brücke in die jenseitige Welt, öffnet das Bewusstsein und lässt uns in Kontakt mit den Seelen der Verstorbenen treten. Wir räuchern mit ihren Nadeln und verwenden diese nur in geringer Menge. Eibenrauch trägt das Licht und den Schatten in sich, den Tag und die Nacht, das Leben gleichermaßen wie den Tod.

RITUAL

Ahnen-Räucherung

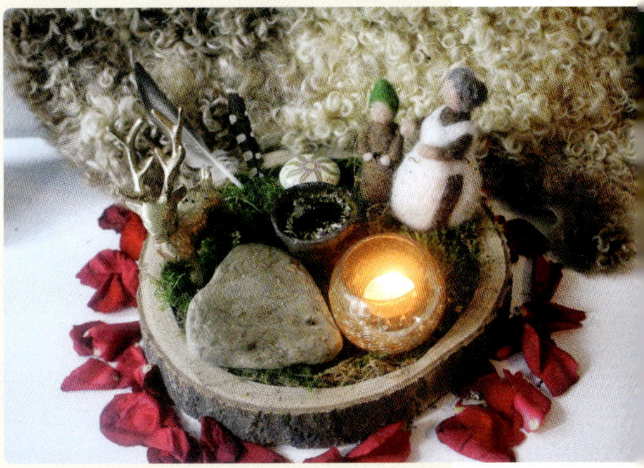

› Errichte einen kleinen Ahnenaltar, indem du Bilder deiner Ahnen aufstellst, einen Platz für sie gestaltest und ihnen vielleicht ihre Lieblingsspeise oder ihr Lieblingsgetränk hinstellst. Entzünde eine Kerze und dein Räucherwerk und verbinde dich mit der Kraft des Rauches. Nimm wahr, wie dieser eine Brücke baut, eine Schwelle öffnet und dich mit der jenseitigen Welt verbindet. Nimm etwas Rauch und führe ihn mit deinen Händen zum Herzen, so dass dieses warm, weich und weit wird. Denn die Liebe ist die Kraft, die das Tor ins Jenseits öffnet. Aus dieser Liebe heraus denke nun an den oder die Verstorbene und lass die Erinnerung lebendig werden.

› Sprich deinen Wunsch aus, nun in Kontakt treten zu wollen, und öffne dich für die Wahrnehmungen deines Jenseitskontaktes. Achte dabei auf Gerüche, Gefühle oder kleinere und größere Zeichen, denn die geistige Welt kommuniziert auf unterschiedliche Weise mit uns. Sprich mit deinen Ahnen, erzähle ihnen von dir, stell ihnen Fragen und bitte darum, dass sie dich spüren lassen, dass sie bei dir sind. Bleibe so lange in dieser Verbindung, wie es sich für dich richtig anfühlt. Am Ende bedanke dich, verabschiede dich und bring die Asche deines Rauchwerkes hinaus in die Natur.

Die lichtvolle Verbindung zu Geisthelfern

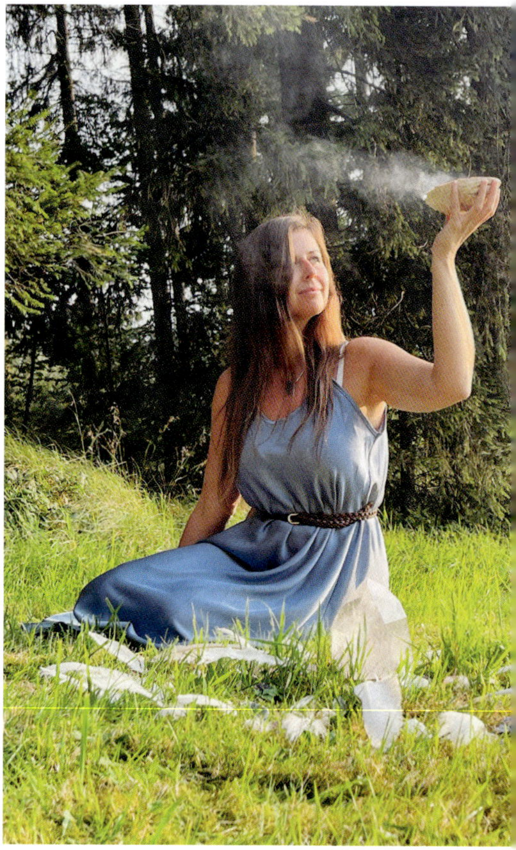

Jeder Mensch wird im irdischen Leben von Helfern, Lehrern und Beschützern aus der geistigen Welt begleitet. Dazu zählen Engelwesen und andere Wesenheiten aus höheren Dimensionen, aber auch Geistführer, die man aus der schamanischen Arbeit kennt. Für mich ist dies das *geistige Team*, das immer an meiner Seite ist, mir stets Halt und Sicherheit schenkt und mir Wissen und Weisheit zukommen lässt. Dieses Team lehrt aus der geistigen Ebene heraus und lässt uns stets einen starken Schutz und eine bedingungslose Liebe spüren.

Ein Leben ohne die Verbindung zu meiner geistigen Welt ist für mich gar nicht vorstellbar, denn ich werde von diesen Helfern vor allem bei meiner Seelenaufgabe und in meinem Seelenselbst begleitet. Ich bin mir sicher, dass jeder Mensch von dieser bewussten Wahrnehmung der geistigen Begleitung profitieren kann. Denn diese gibt Sicherheit, Halt und lässt uns ein tiefes Urvertrauen und eine Verbindung zu etwas Höherem spüren. Wir erkennen das Göttliche im Leben und in uns und spüren, dass es so viel mehr gibt als nur das Irdische, Sichtbare, Greifbare und Beweisbare. Ich stelle drei wichtige Räucherpflanzen vor, die das Tor in die geistige Welt öffnen, und beschreibe ein Ritual, wie wir eine Verbindung zu unseren Geistführern über den Rauch aufbauen können.

Mistel

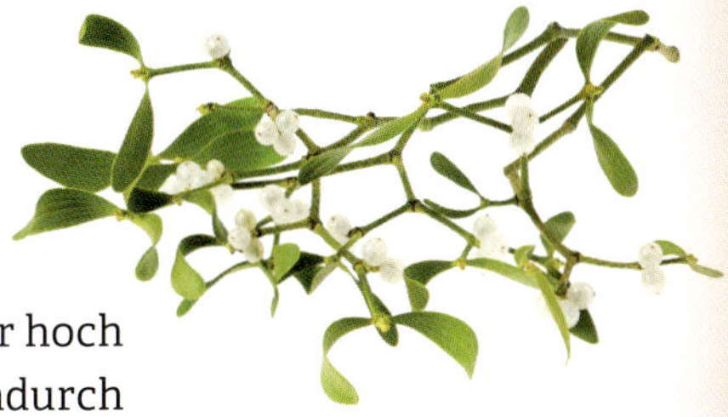

Die wundervolle und magische Mistel ist eine sehr hoch schwingende Räucherpflanze und verbindet dadurch auch mit sehr hoch und fein schwingenden Dimensionen. Da sie weit oben in den Bäumen thront, ist sie Mittlerin zwischen Himmel und Erde und gilt seit jeher als verbindende Pflanze mit den oberen Welten. Ihr Rauch erhöht unsere Eigenschwingung, so dass auch wir uns ein wenig aus der irdischen Schwere und Dichte erheben und den Himmelwelten näher kommen können. Er entfaltet sehr starken Schutz und weitet das Bewusstsein.

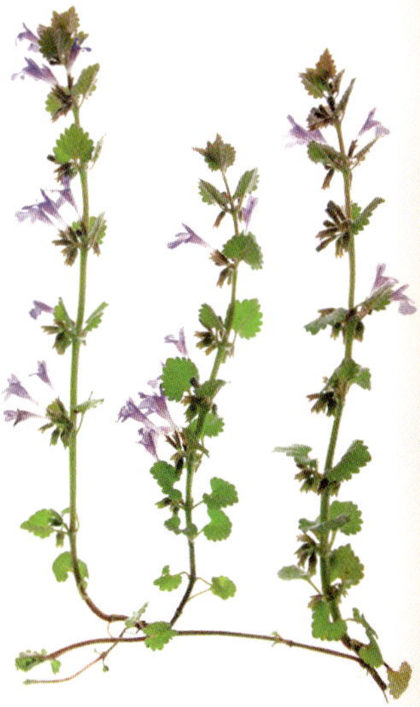

Kriechender Günsel

Seit jeher sprach man dem wundervollen und tiefblau blühenden Günsel die Kraft zu, dass er die guten Geister anzieht. Er lässt spüren, dass wir begleitet und beschützt sind. Zudem öffnet der Rauch des blühenden Krautes unsere Hellsicht und stärkt unsere spirituelle Kraft. Vor allem baut er eine Verbindung zu unseren Geistführen auf und *holt* diese an unsere Seite, so dass wir ihre Begleitung wahrnehmen und nutzen können.

Engelwurz

Möchten wir in Verbindung mit lichtvollen Begleitern aus den geistigen Ebenen treten, hilft uns der Rauch der getrockneten Engelwurzblüten. Allgemein unterstützt er dabei, in die oberen Welten zu gelangen, wo unsere Geistführer als Helferwesen für uns da sind. Er verbindet mit den Kräften des Himmels und der Himmelsmächte. Die weiße Blütenfarbe öffnet dazu unser Kronenchakra, klärt den Geist und behütet und beschützt uns.

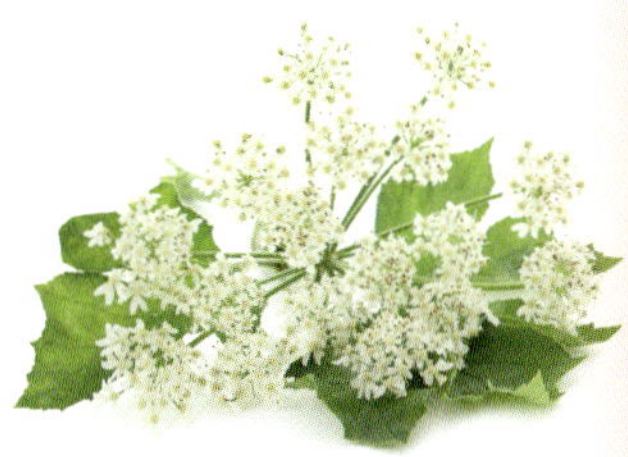

RITUAL

Räucherung für das geistige Team

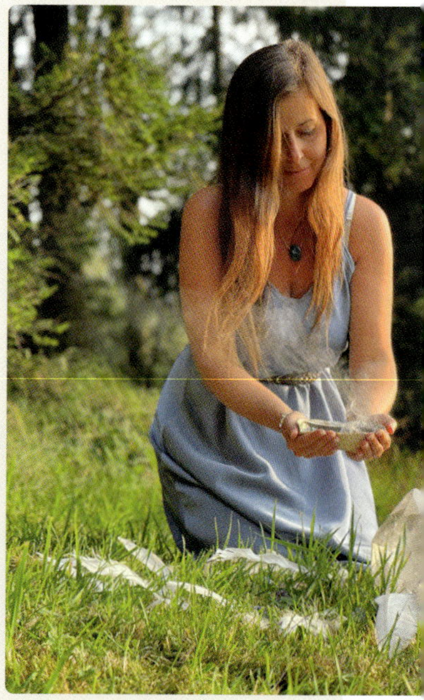

› Für dieses Räucherritual errichte einen Platz, den du in hellen Farbtönen gestaltest und mit feinen und hoch schwingenden Symbolen zu Ehren der geistigen Welten dekorierst. Eine kleine weiße Decke, eine Kerze, ein Engel, ein Kristall oder Federn können diesen Platz schmücken. Vielleicht möchtest du Musik für dieses Ritual auswählen, die dich ebenfalls unterstützt mit geistigen Sphären in Kontakt zu treten.

› Entzünde dein Räucherwerk und nimm wahr, wie der Rauch aufzusteigen beginnt. Stell dir vor, dass er hinauf in die geistige Welt gelangt und eine energetische Brücke zu ihr baut. Blicke deinem Rauch nach und fühle dabei, wie er sich über seine Sichtbarkeit im Unsichtbaren weiter ausbreitet. Nimm diese energetische Verbindung nach oben hin immer deutlicher wahr. Schließe deine Augen und versuche diese hohe Schwingung und das feine helle Licht mit deinem inneren Auge zu sehen. Bitte darum, dass du spüren darfst, wer aus der geistigen Welt an deiner Seite ist. Vielleicht spürst du einen Engel oder ein Geistwesen, vielleicht aber fühlst du die Anwesenheit deines gesamten geistigen Teams. Bleibe, solange es sich gut anfühlt, in dieser Verbindung und in dieser hoch schwingenden Energie. Deine Begleiter werden dich spüren lassen, dass du stets gut behütet und beschützt wirst und dass du auf diese höhere Macht stets vertrauen darfst.

Wetterräucherungen

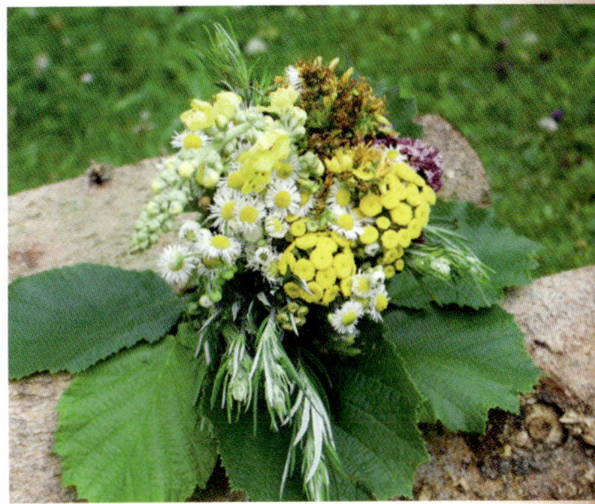

Das Thema Wetter ist ein höchst aktuelles Thema und wird uns in den kommenden Jahren noch sehr präsent begleiten. So wie es derzeit aussieht, werden Wetterunruhen und Wetterkatastrophen noch wesentlich stärker werden. Die gesamte Welt wandelt sich und auch unser Klima befindet sich in einem mächtigen Wandel. Realistisch betrachtet, müssen wir damit rechnen, dass Überschwemmungen, Stürme, Trockenperioden, Waldbrände und überdurchschnittlich starke Unwetter immer häufiger Zerstörungen bringen werden. Ich denke, dass es höchste Zeit ist, den alten Wetterzauber neu zu entdecken und passende Räucherrituale dazu zu entwickeln.

Bereits im einleitenden Kapitel habe ich geschrieben, dass es Zeiten gab, in denen selbstverständlich geräuchert wurde, wenn ein Unwetter nahte, das die Ernte oder die Häuser und das Wohl der Menschen bedrohte. Es liegt gerade einmal zwei Generationen zurück, als unsere Großeltern bei schweren Gewittern nicht nur eine schwarze Wetterkerze entzündeten und den Rosenkranz beteten, sondern oftmals auch bestimmte Wetterkräuter auf die Herdplatte legten oder mit Wetterräucherungen um Schutz und Segen baten. Vieles von diesem Wissen ist scheinbar in Vergessenheit geraten, doch wurde im Verborgenen das Wissen über die Wetterpflanzen und deren schutzmagische Anwendung von Generation zu Generation weitergegeben.

Die wichtigsten Wetterpflanzen

Früher wurden die Gewitter- und Unwetterpflanzen traditionell zur Sommersonnenwende gesammelt. Am längsten Tag des Jahres wurden Königskerzen, Johanniskraut, Dost und Farn zu Wetterbuschen gebündelt und zum Trocknen aufgehängt. Nahte ein schweres Gewitter, wurden einige Pflanzen entnommen, um sie zu verräuchern. Bekannt war beispielsweise die Verwendung der Königskerze, die volkstümlich als Donnerkerze bezeichnet wurde und als brennende Fackel gegen die Gefahr von Blitzeinschlägen durch den Garten und über die Felder getragen wurde. Dazu wurde sie oftmals in Pech getaucht, damit sie brannte. Ihre gelbe Blütenfarbe und ihre aufrechte Wuchsform in Richtung Himmel weisen darauf hin, dass sie einen Bezug zum Blitz hat.

Ganz allgemein kann man sagen, dass gelb blühende Sommerpflanzen Schutz vor Blitzeinschlägen und Bränden bieten, während blau blühende Pflanzen, die oftmals auch als Wetterblumen bekannt waren, mit dem Regen in Zusammenhang stehen.

Ich sammle alle genannten Wetterkräuter tatsächlich jedes Jahr zur Sommersonnenwende, bündle sie zum magischen Wetterbuschen, trockne diesen und verarbeite die getrockneten Kräuter zu einer Wetterräucherung weiter, die ich dann jederzeit nutzen kann, wenn ich sie benötige. Dazu mische ich 100 g meiner Grundmischung mit 50 g der gemischten und fein gemörserten Wetterpflanzen. Sobald ein Unwetter naht, entzünde ich meine Wetterkerze und mit ihr das Räucherwerk. Betend und bittend um Schutz und Segen, räuchere ich damit Haus und Garten.

Pflanzen, die ein Gewitter abwenden können

Hauswurz

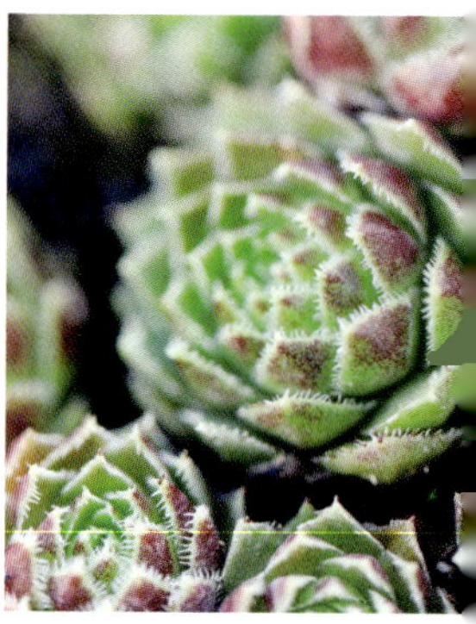

Sie wurde auf Dächern gepflanzt, um vor Blitzeinschlägen zu schützen. Außerdem glaubte man, dass sie vor Brand und Sturm bewahren könne. Man kann sie auch heute wieder rund um das Haus anpflanzen und damit für allgemeinen Schutz sorgen.

Johanniskraut

Dieses Sonnenkraut ist eines der wichtigsten Gewitterkräuter. Die sonnenförmigen Blüten sollten die Kraft in sich tragen, das Strahlen der Sonne zurückzuholen und uns vor größerem Unheil zu bewahren. Ganz allgemein ist es eines der stärksten Schutzkräuter und kann jegliche Gefahr bannen. Vor einem Gewitter entlädt der Rauch die elektrostatisch aufgeladene Luft. Das Kraut schützt vor allem vor Blitzeinschlägen und Bränden. Zudem nimmt es Angst und lässt uns innerlich stark bleiben.

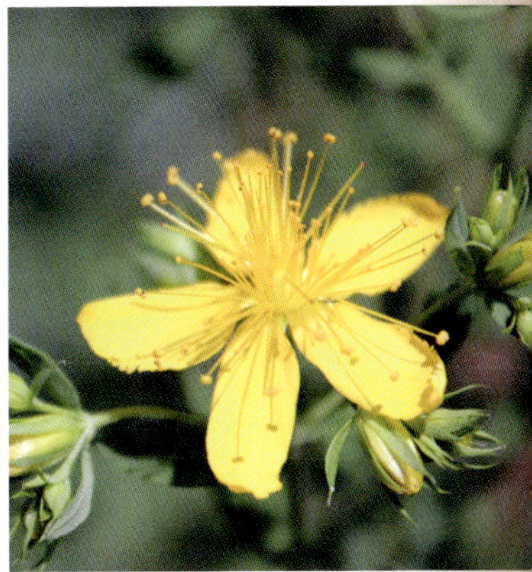

Königskerze

Als Donnerkerze zählt sie ebenfalls zu den stärksten und wichtigsten Wetter- bzw. Unwetterpflanzen. Nahte ein Gewitter, wurden getrocknete Blüten dem Kräuterbuschen entnommen und ins Feuer geworfen oder auf die heiße Herdplatte aufgelegt. Einst ging man mit ihr als Fackel über die Felder, um Blitz und Donner abzuwenden. Der Rauch der Königskerze entfaltet energetisch ein kraftvolles Licht, das Schutz vor Unheil bietet, das durch Unwetter entsteht.

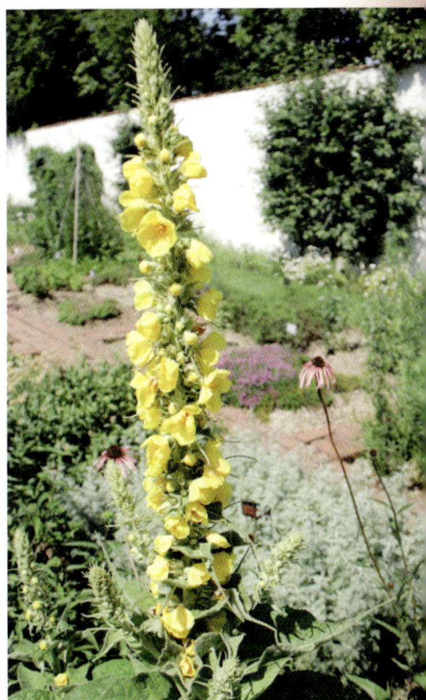

Dost

Thymian und Dost sollten jegliches Unheil abwenden können, so auch die Gefahren, die durch Gewitter, Stürme oder Überschwemmungen drohten. Als violett blühende Pflanze hat Dost Einfluss auf den Regen und die dunklen Gewitterwolken. Diese konnten mit ihm bewegt werden und es gab entweder Regen oder man hielt den Regen damit ab.

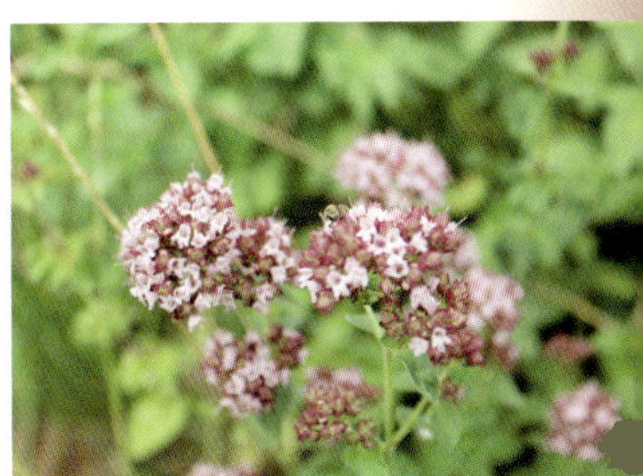

Beifuß

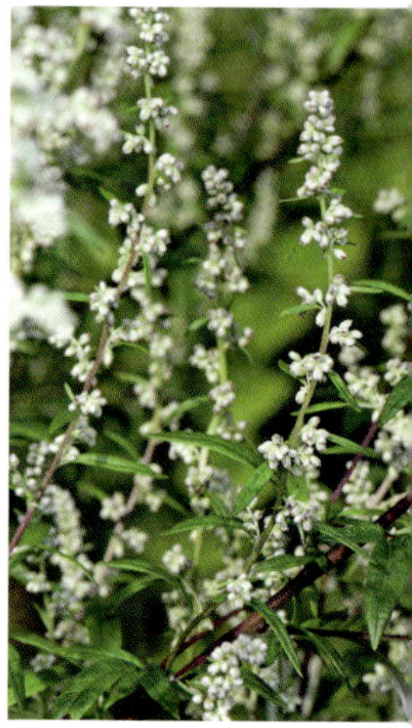

Seine Macht bot Schutz vor jeglichem Unwetter. Mit ihm beschwor man die Wettergottheiten und begleitete Rituale des Wetterzaubers. Er trägt Kraft der Magie in sich und führt denjenigen, der mit dem Wetter arbeiten möchte, in seine Kraft. Vor Manipulationen wird er stets schützen, denn er erlaubt es nicht, dass magische Kräfte zu falschen Zwecken eingesetzt werden.

Arnika

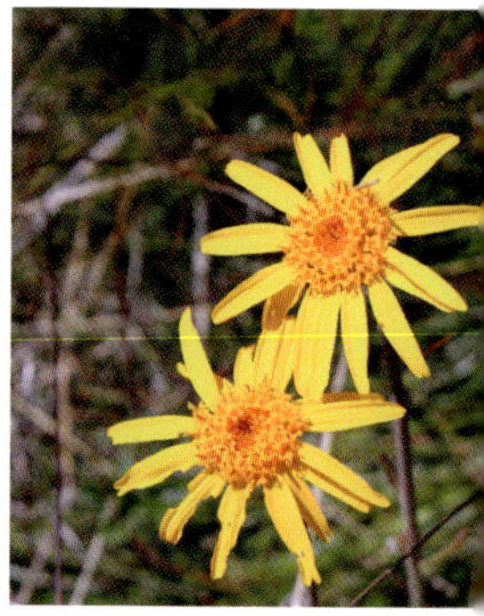

Sie war früher eine der wichtigsten Schutzpflanzen für die Felder der Bauern. Rundherum wurde sie in die Erde gesteckt, um vor Unwetterschäden zu bewahren. Vor allem schützte sie vor Blitzen und Hagel, aber auch vor Hexen, Zauberern und übler Nachrede. Arnika steht unter Naturschutz. Man kann sie als Wiesenarnika wieder im eigenen Garten anpflanzen, um ihre Schutzkraft nutzen zu können.

Die Wetterkerze

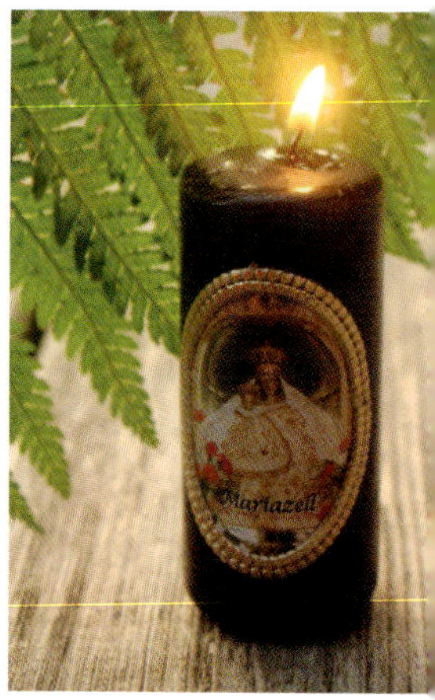

Früher gab es in jedem Haus eine Wetterkerze. Diese war schwarz und wurde zu Lichtmess geweiht. Wenn ein Gewitter nahte, wurde diese Kerze entzündet. Oftmals kam bei schweren Unwettern die ganze Familie zusammen und begann zu beten. Heute kann man noch an manchen Wallfahrtsorten schwarze Wetterkerzen kaufen. Man kann eine Wetterkerze selbst machen und sie selbst segnen. Wenn möglich, sollte sie schwarz sein oder dunkel.

RITUAL

Die klassische Wetterräucherung

› Naht ein Gewitter, entnimm etwas von deiner Wetterräucherung und gib sie in ein feuerfestes Gefäß. Verbinde dich mit den verwendeten Pflanzen und bitte sie, dass sie nun Schutz und Segen über dein ganzes Haus und über das Grundstück legen. Entzünde die Wetterkerze und bitte auch sie darum, dass ihr Licht schützende Kraft entfalten möge. Wenn du ein Haus oder einen Hof hast, geh mit der Kerze und dem Räucherwerk einmal rundherum und stell dir dabei vor, wie sich auch dort ein schützender Raum entfaltet. Besitzt du einen Garten, geh auch bewusst rund um ihn und ziehe eine schützende Grenze. Du kannst dabei immer wieder stehen bleiben, ein kurzes Gebet sprechen oder die Bitte um Schutz wiederholen.

› Dann geh in das Haus hinein und setze dich mit Kerze und Räucherwerk ganz ruhig zu Boden. Verbinde dich mit der Kraft des Rauches und der Kraft des Kerzenlichts und stell dir nun vor, wie sich diese beiden Kräfte vereinen und einen gemeinsamen Kraft- und Schutzraum erzeugen, der sich nun über dein gesamtes Haus oder deine gesamte Wohnung ausweitet und auch über Haus und Garten hinausreicht. Tief in die Erde hinein und auch über das Hausdach in den Himmel hinauf. Halte diesen schützenden Raum, spricht immer wieder Bitten und Gebete aus und lass das Gewitter vorüberziehen.

Auch hier könnte man gemeinsam mit allen Mitbewohnern und Familienmitgliedern wieder das eigene Wetter-Räucherritual kreieren. Vielleicht wird es dann wieder selbstverständlich, dass sich bei einem Gewitter alle zusammenfinden, die selbst geweihten Kerzen entzünden, räuchern, vielleicht über ihre Gefühle sprechen und dann ins gemeinsame Gebet finden, das einen Kraftraum erzeugt, der sich schützend über Haus und Hof entfaltet.

Die Wetterfackel

Aus einer Königskerze können wir zusammen mit Beifuß, Dost und etwas Johanniskraut eine wundervolle große oder auch kleinere Wetterfackel binden, die bei drohenden Unwettern als *moderne Wetterfackel* eingesetzt werden kann. Dazu wird eine blühende Königskerze etwa in einer Länge von 30–50 cm abgeschnitten. Sie wird die Mitte der Fackel bilden. Rundherum kommen gleich lange Beifußpflanzen, etwas Dost und Johanniskraut. Ich verwende zusätzlich ein großes Blatt einer Königskerze oder Klette, um die Fackel damit zu umwinden.

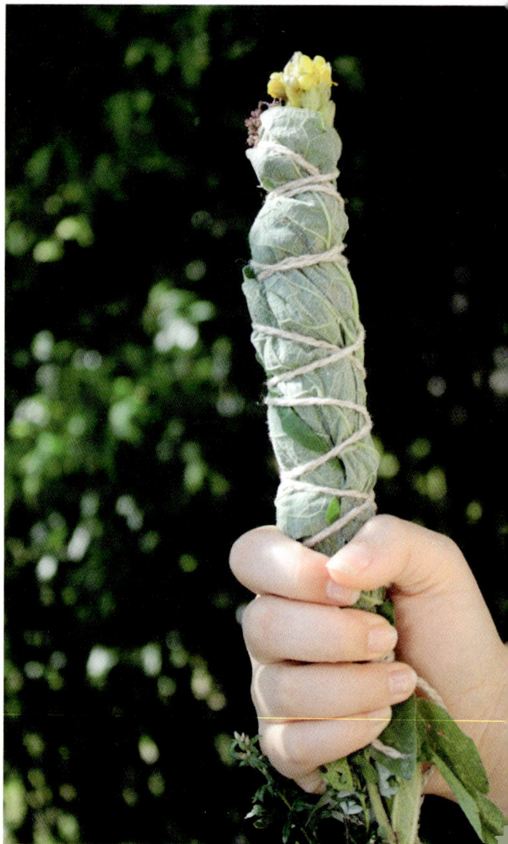

Die blühende Königskerze wird auf das große Blatt gelegt. Dann nimmt man eine Bienenwachskerze, entzündet diese und tropft frisches Bienenwachs auf das Blatt und auf die Königskerze. Dadurch wird die Fackel später sehr gut brennen. Nun werden die restlichen Pflanzen dazugelegt und immer wieder auch mit Bienenwachs benetzt. Am Ende rollt man das große Blatt mit allen Pflanzen, die darauf liegen, fest zusammen und wickelt einen natürlichen Bindfaden rund um die Fackel.

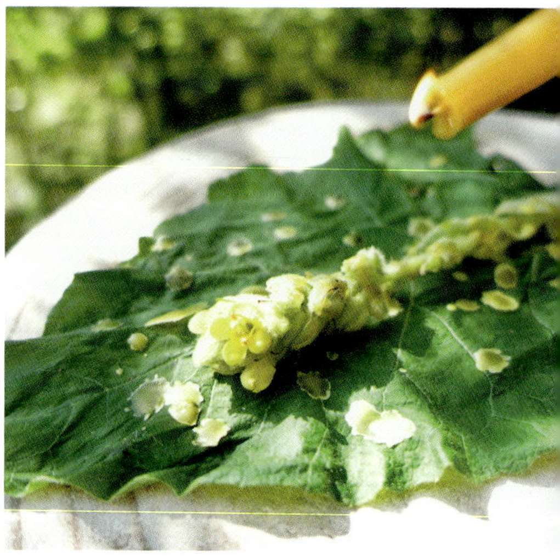

Diese muss vollständig trocknen, bevor sie als Gewitterfackel verwendet werden kann.

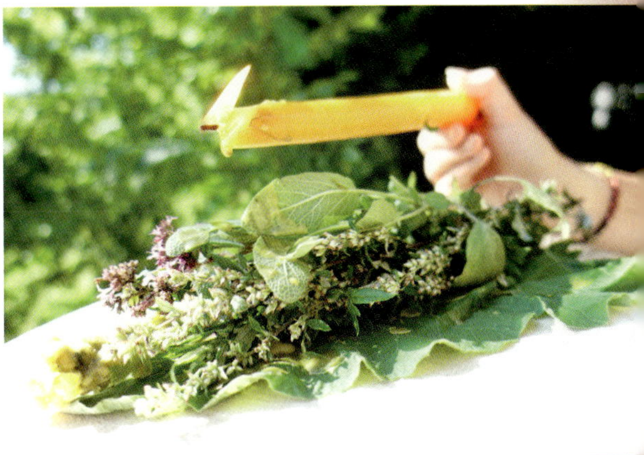

Naht ein Gewitter, wird die Kraft dieser Fackel genutzt, um für Schutz und Segen zu bitten und das eigene Haus und den eigenen Garten vor Schäden zu bewahren. Dazu nimmt man sie in die Hand, hält sie in Richtung Himmel und bittet um den Schutz der Himmels- und Wettergottheiten. Dann entzündet man die Fackel und geht mit ihr in den Garten, zu den Feldern, Beeten oder Hochbeeten und überall dorthin, wo die Ernte bedroht werden könnte.

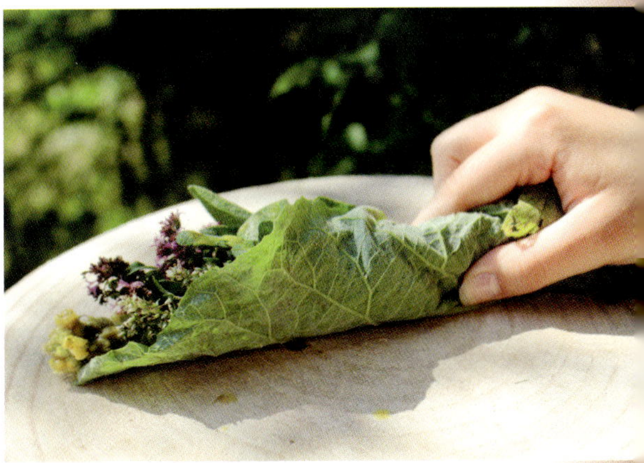

Man umschreitet mit der rauchenden und brennenden Fackel das ganze Haus, immer um Schutz bittend. Dabei kann man singen, beten oder einfach nur tief in Verbindung mit der Kraft der Pflanzen bleiben, die über den Rauch ihre schützende Kraft entfalten.

Bitte nur hinausgehen, wenn das Gewitter und die Blitzeinschläge nicht gerade direkt über Haus und Garten sind, sonst wäre es zu gefährlich.

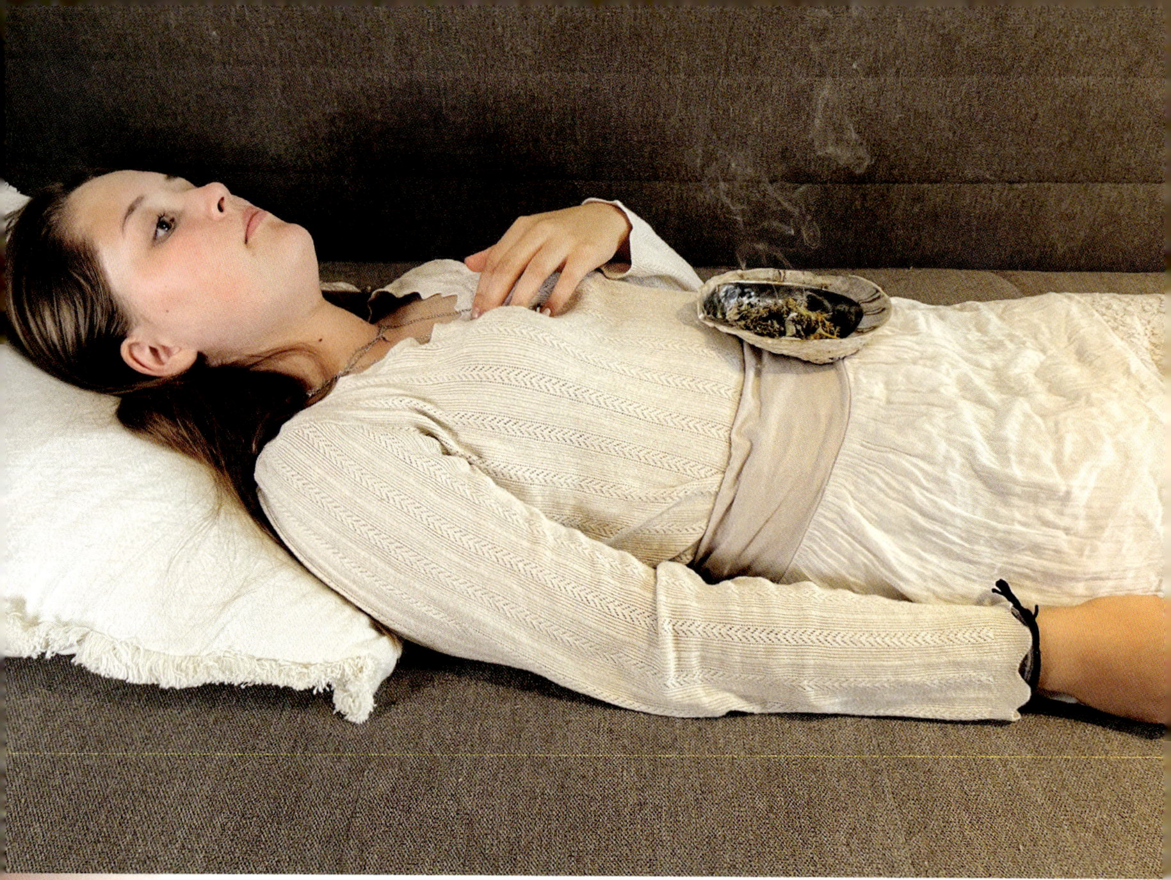

Heilungsräucherungen

Räucherrituale für körperliche Heilung? Gibt es denn das überhaupt und wie funktionieren diese? Derartige Fragen habe ich mir selbst in den letzten Jahren oftmals gestellt.

Mir war zu diesem Zeitpunkt längst bewusst, dass Pflanzenrauch, der immer einen Teil der Inhaltsstoffe unserer Heilpflanzen in sich trägt, auch auf körperlicher Ebene wirksam sein muss, und so wendete ich immer wieder verschiedene Heilpflanzen auch als Räucherung für körperliche Beschwerden an. Zuerst im privaten Bereich, dann auch immer mehr in meinen Seminaren und Kursen, wo wir über die Jahre sehr viele schöne und heilsame Momente erlebten.

Gesundheit in der neuen Zeit

Heilung wird meinem Empfinden nach immer feinstofflicher werden. Je sensibler und feinfühliger wir Menschen sind, umso sensibler und feiner müssen auch die Lösungen für unsere Gesundheit werden. Zudem wird die Bedeutung des Zusammenhanges von seelischer und körperlicher Gesundheit immer mehr ins Bewusstsein gerufen und wir dürfen erkennen, dass eine Trennung dieser beiden Bereiche nicht mehr möglich ist.

Räuchern ist eindeutig eine ganzheitliche Heilmethode der neuen Zeit. Es wirkt immer auf grobstofflicher und auch auf feinstofflicher Ebene. Ganz allgemein fordert die aktuelle Zeitqualität von uns, dass wir mehr Selbstverantwortung übernehmen sollten. Sowohl für unsere körperliche als auch für unsere seelische Gesundheit. Das Heilräuchern wird meinem Empfinden nach eine wichtige Methode sein, die uns in den kommenden Jahren unterstützen kann.

Die Methoden des Heilräucherns

Ich möchte an dieser Stelle einige meiner erprobten Methoden vorstellen, wie das Heilräuchern in der Praxis angewendet kann. Es gäbe dazu sehr vieles zu schreiben und doch kann ich an dieser Stelle nur wichtige Grundlagen teilen und meinen Leserinnen und Leser Mut machen, eigenverantwortlich ihre Erfahrungen zu sammeln.

Jede Heilräucherung setzt sich aus Pflanzen zusammen, die für die Beschwerde, die man damit behandeln möchte, auch auf grobstofflicher Ebene helfen. Eine heilsame Hustenräucherung beinhaltet demnach wirksame Heilpflanzen gegen Husten. Eine Heilräucherung bei Zyklusbeschwerden setzt sich aus Frauenkräutern zusammen, während man Schmerzen am Bewegungsapparat mit schmerzlindernden, wärmenden und abschwellenden Kräutern räuchert.

Damit eine Heilräucherung wirkt, sucht man stets passende Pflanzen für das körperliche Thema, das man behandeln möchte. Dazu braucht es Grundlagenwissen über die Heilkraft heimischer Kräuter. Kräuterkundige werden sofort viele Ideen und Impulse haben, wenn sie an Heilräucherungen denken. Ich lade wirklich von ganzem Herzen dazu ein, einfach damit anzufangen und die eigenen Erfahrungen zu sammeln. Nur Mut – wir gehen in eine neue Zeit.

Räuchern mit der Räucherschale

Eine mögliche Form der heilenden Körperräucherung ist das Abstellen der Räucherschale am Körper, dort wo die körperliche Beschwerde spürbar ist. Die Wärme der Schale und der Rauch der Pflanzen entfalten sich und können Schmerzlinderung, Entspannung und Heilung bewirken. Für diese Methode verwendet man am besten eine ungeschliffene Abalonenmuschel, oder ein etwas dickeres Räuchergefäß aus Ton, da diese niemals zu heiß werden.

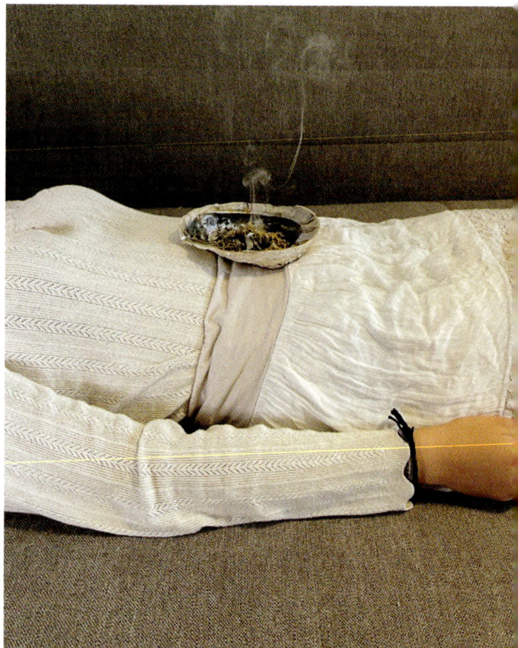

Hat man die richtige Räuchermischung zum körperlichen Beschwerdebild gemörsert, kann das Heilungsritual beginnen.

Achten Sie bitte dabei auf das Material der Schale. Sie darf sich nicht zu viel erhitzen. Man stellt die Räucherschale nie am nackten Körper ab, sondern immer am bekleideten.

RITUAL

Heilungsritual mit der Räucherschale

› Dazu nimmt man einen schönen Platz ein und begibt sich in eine entspannte Position. Das Rauchwerk wird entzündet und man bittet die Pflanzenwesen um Mithilfe bei diesem Heilritual. Dann wird die Räucherschale an der Stelle am Körper abgestellt, wo die körperliche Beschwerde am deutlichsten spürbar ist. Bei Bauchschmerzen stellt man die Schale am Bauch ab, bei Lungenbeschwerden am Rücken oder bei Verspannungen oder Schmerzen am Bewegungsapparat an der Stelle, die am meisten schmerzt.

› Mit einigen tiefen und bewussten Atemzügen verbindet man sich mit der Kraft des Rauches und bittet innerlich um Linderung der Beschwerden. Man kann dann bewusst zusehen, wie der Rauch aufsteigt, und dabei spüren, wie er zu wirken beginnt. Er entfaltet sich und durchdringt die Aura über dem schmerzenden Bereich. Die Wärme der Schale dringt nach unten hin in den Körper ein. Feinstoffliche und grobstoffliche Wirkkräfte der Pflanzen gelangen dabei sowohl in den Körper als auch in das feinstoffliche Feld. Am besten ist es, wenn man dabei sehr bewusst atmet und in einen tiefen Entspannungszustand gelangt. Man kann sich vorstellen, wie man mit dem Ausatmen den Schmerz ausatmet und dadurch immer freier und heiler wird.

› Sehr schön ist es, wenn man den aufsteigenden Rauch mit den Händen einfängt und diese dann sanft am Körper ablegt, dort wo man Heilung benötigt. Dadurch wird die heilende Kraft der Hände wirksam. Man bleibt so lange in diesem Heilungsfeld, bis man spürt, dass Linderung eintritt.

› Dann bedankt man sich innerlich bei den Pflanzenwesen, beim Wesen des Rauches und auch bei sich selbst und beendet das Heilungsritual.

Räuchern mit dem Tuch

Das Räuchern mit dem Tuch trägt den Grundgedanken in sich, dass der Rauch mit einem Tuch eingefangen wird und dann dem Körper oder den Körperstellen, wo er benötigt wird, zugeführt wird. Dazu brauchen wir passendes Rauchwerk und auch ein geeignetes Tuch, das aus möglichst natürlichem Material bestehen sollte und in der Größe angepasst werden muss. Das Spektrum dieser Form des Heilräucherns beginnt mit dem Heilrauch, den man mithilfe eines Tuches bei Halsschmerzen einsetzt, und reicht bis zu umfangreichen heilenden Räucherritualen, wo der ganze Körper mit einem Tuch bedeckt wird und sich der Rauch darunter kraftvoll und heilend für eine längere Zeitdauer entfalten kann.

Das Räuchertuch bei Halsschmerzen

- 2 Teile Grundräuchermischung (siehe Seite 74)
- 1 Teil Kräutermischung aus Thymian, Braunelle, Fenchel

Das Räuchertuch bei Wunden

- 2 Teile Grundräuchermischung (siehe Seite 74)
- 1 Teil Kräutermischung aus Ringelblumen, Schafgarbe, Gundelrebe

Das Räuchertuch bei Verspannungen

- 2 Teile Grundräuchermischung (siehe Seite 74)
- 1 Teil Kräutermischung aus Gänsefingerkraut, Baldrianwurzel, Melisse, Lavendel

Die kleine Tuchräucherung

Diese Form des Räucherns kann bei kleineren und akuten Beschwerden eingesetzt werden. Vor allem bei Halsschmerzen, Schmerzen am Bewegungsapparat, Wunden und Verletzungen, aber auch bei Hustenerkrankungen und Verspannungen können wir auf diese Weise mit dem Tuch räuchern.

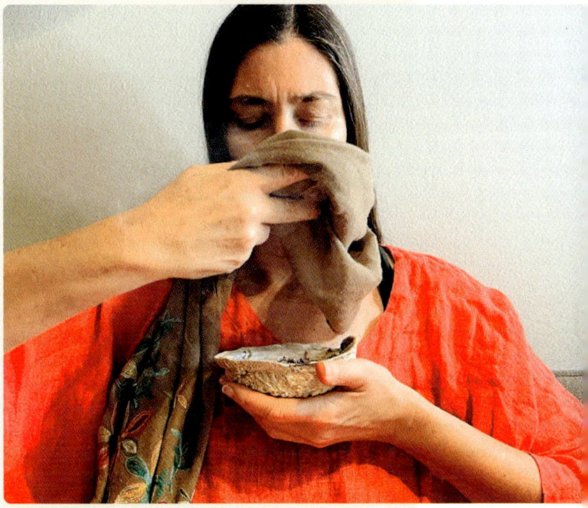

› Dazu wird das passende Räucherwerk in der Schale entzündet. Wenn sich der Rauch entfaltet, hält man das Tuch so darüber, dass es den aufsteigenden Rauch einfängt.

› Das Rauchtuch wird dann am Körper abgelegt oder festgebunden, so dass seine Heilkraft sich entfalten kann.

› Der Rauch ist hier nur kurz wirksam und man muss den Vorgang vielleicht einige Male wiederholen. Bei feinfühligen Menschen und gerade bei Kindern reicht eine Anwendung aber oftmals aus. Dann hält die Heilkraft vom Halswehtuch, das in der Früh über den Rauch gehalten wurde, manchmal sogar den ganzen Tag an oder das wärmende und wohltuende Tuch, das mit krampflösendem Rauch um den Bauch gebunden wurde, wirkt ebenfalls mehrere Stunden lindernd. Auch hier lade ich dazu ein, eigene Erfahrungen zu sammeln und es einfach einmal zu probieren.

Spezialtipp – Beinbruch

Eine der wirksamsten Heilpflanzen bei Knochenbrüchen ist der Beinwell. Früher behandelte man mit ihm das gebrochene Gebein. Heute ist das meistens schwierig, weil über fast jedem Knochenbruch ein schwerer Gips liegt und keine Beinwellsalbe bis zum eigentlichen Bruch gelangen kann. Eine Räucherung mit Beinwell kann dennoch den Heilungsverlauf beschleunigen. Dazu wird die Grundmischung mit getrocknetem Beinwell (Wurzel, Blatt und Blüte) vermengt. Der Rauch wird immer wieder über der Bruchstelle und über dem Gips mit dem Tuch festgehalten und kann zumindest auf feinstofflicher Ebene mithelfen, den Bruch schneller zu heilen. Ein wenig könnte man versuchen, den Rauch unter den Gips hineinzublasen, so dass er direkt am Körper wirksam werden kann.

Die große Tuchräucherung

In meinen Kursen entwickelte ich gemeinsam mit meinen TeilnehmerInnen eine Form des *Tuchräucherns*, die ich mittlerweile liebe und mit der ich bereits viele wunderschöne und heilsame Momente erleben durfte. Für mich ist dies ein wahres Heilritual und ich möchte dazu einladen, es auszuprobieren und der eigenen Intuition zu vertrauen. Man behandelt sich dabei allerdings gegenseitig und braucht immer jemand Zweiten dafür.

In meinen Kursen mache ich es immer so, dass zwei Teilnehmer zusammenarbeiten, die sich gegenseitig behandeln. Sie beschreiben sich ihre körperlichen Beschwerden, suchen zusammen die passenden Kräuter aus und mörsern jeweils ein Räucherwerk dafür. Dann lege ich schöne Musik auf und leite meist noch die Meditation *Den eigenen heiligen Raum einnehmen* an. (Auf meinem Youtube-Kanal). Danach legt sich derjenige zu Boden, der zuerst behandelt wird, und der andere deckt ihn mit dem Tuch ab. Die andere Person beginnt intuitiv zu handeln und zu behandeln. Auch wenn wir dafür überhaupt keine Anleitung haben und es vom Kopf her dafür keinen bestimmten Ablauf gibt, machen es die Frauen immer richtig und wir haben dabei wirklich heilsame Momente erlebt.

Die große Tuchräucherung

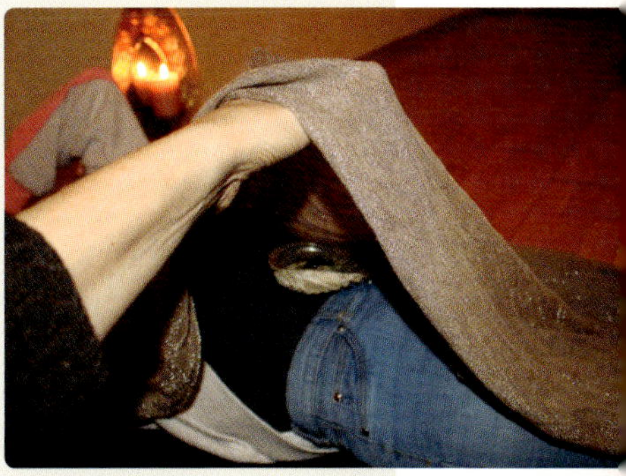

› Das Tuch wird zu Beginn des Rituals über den gesamten Körper gelegt, so dass dieser vollständig bedeckt ist. Passendes Räucherwerk für das Beschwerdebild auswählen.

› Dieses wird in der Abalonenmuschel oder einer getöpferten Räucherschale entzündet und für einen Moment am Bauch abgestellt. Der Behandelnde verbindet sich mit dem Rauch und den verwendeten Pflanzengeistwesen und bittet die Kräfte um Mithilfe. Dann nimmt er die Schale in die Hand und verteilt den Rauch in der gesamten Aura. Beim Kopf und bei den Füßen kann dabei etwas länger verweilt werden.

› Danach wird die Räucherschale unter das Tuch gegeben, das man dafür mit einer Hand so weit hochhalten muss, dass es auf keinen Fall in direkten Kontakt mit der Räucherschale kommt, um jegliche Brandgefahr zu vermeiden. Grundsätzlich steigt aber nur Rauch auf, der dann vom Tuch wundervoll eingefangen werden kann und auf diese Weise ganz nah am Körper bleibt. Heilsamer Rauch kann sich auf diese Art unter dem Tuch entfalten und tiefgehend auf den Körper einwirken. Der Behandelnde folgt seinem Gefühl und lässt sich vom Rauch führen. Zwischendurch kann die Räucherschale immer wieder herausgenommen, am Tuch und am Körper abgestellt werden, so dass man beide Hände frei hat, um auch diese heilend aufzulegen. Man macht dies so lange, bis man spürt, dass es genug ist. Dann beendet man das Ritual, bedankt sich bei den helfenden Kräften und lässt den Behandelten noch etwas nachruhen.

Heilräucherung der Fußsohlen

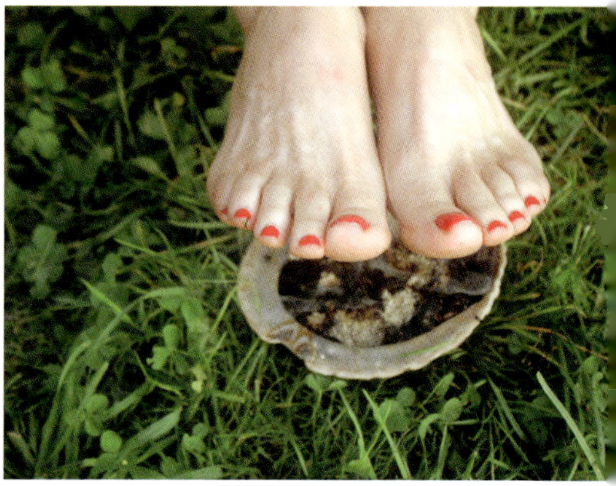

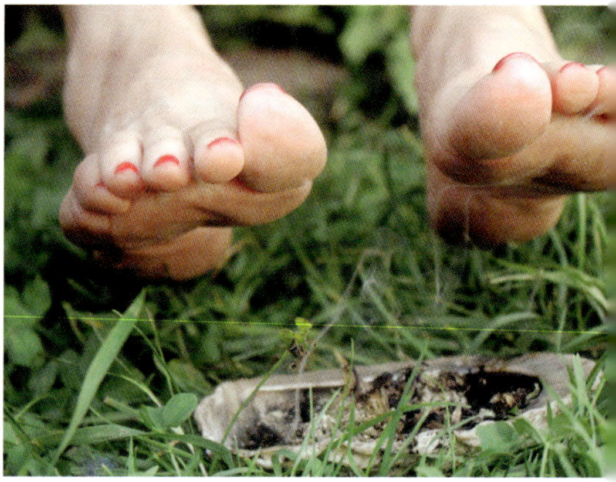

Eine besonders schöne, heilsame und auch wohltuende Heilräucherung ist das Räuchern der Fußsohlen. Dies kann man für sich alleine durchführen oder man behandelt jemand anderen damit. Das dahinterstehende Prinzip ist, dass aufsteigender Rauch in die Fußsohlen eindringt und dadurch im ganzen Körper, sowohl auf grobstofflicher als auch auf feinstofflicher Ebene, wirksam werden kann.

Unsere Fußsohlen sind das Abbild unseres gesamten Körpers. Das wissen wir aus der Fußreflexzonenmassage und aus vielen anderen Heillehren. Dies bedeutet, dass wir über die Behandlung der Fußsohlen immer auf den gesamten Körper einwirken. Wir wissen zudem, dass alles was über die Füße aufgenommen wird, relativ rasch in den Körper gelangt. So gibt es den Versuch, dass man mit einer Knoblauchzehe die Fußsohlen einreibt und kurze Zeit später der Knoblauchgeruch im Mund wahrnehmbar wird. Was am Fuß passiert, geschieht im gesamten Körper. Deshalb ist diese Form der Heilräucherung eine sehr gut wirksame Heilbehandlung und ich würde allen meinen Leserinnen und Lesern raten, es einfach einmal auszuprobieren. Wir können mit diesem heilenden Räucherritual wirklich viele körperliche Beschwerden ganz wunderbar begleiten.

Die Durchführung ist sehr einfach. Man mörsert wiederum ein passendes Räucherwerk zur Beschwerde, die man behandeln möchte. Dann richtet man sich einen Platz, an dem man entspannt sitzen kann. Wichtig ist, dass die Füße auf einem hohen Polster oder auch auf einem Schemel so abgelegt werden können, dass die Fußsohlen frei liegen. Die Räucherschale wird dann unter den Füßen platziert, so dass der Rauch aufsteigen und in die nackten Fußsohlen eindringen kann. Notfalls kann man auch hier wieder ein Tuch verwenden, das den Rauch nicht entweichen lässt.

Dann beginnt man sich zu entspannen und spürt, wie der warme Rauch aufsteigt und in die Fußsohlen eindringt. Dieses *Fuß-Rauchbad* sollte mindestens 15 Minuten genossen werden. Dabei kann man meditativ in Verbindung zu den verwendeten Pflanzengeistwesen gehen und sie auch immer wieder um ihre heilende Mithilfe bitten. Am Ende ist es schön, wenn man sich bei den Pflanzenwesen bedankt und die Füße vielleicht mit einer passenden Salbe eincremt und mit Socken auch weiterhin wärmt.

Entspannendes Fuß-Rauchbad

- 2 Teile Grundräuchermischung (siehe Seite 74)
- 1 Teil Kräutermischung aus Melisse, Lavendel, Fenchel

Hustenlinderndes Fuß-Rauchbad

- 2 Teile Grundräuchermischung (siehe Seite 74)
- 1 Teil Kräutermischung aus Thymian, Königskerzenblüten, Huflattich, Lungenkraut

Krampflösendes Fuß-Rauchbad

bei Magenkrämpfen und Regelbeschwerden

- 2 Teile Grundräuchermischung (siehe Seite 74)
- 1 Teil Kräutermischung aus Kamille, Schafgarbe, Frauenmantel, Gänsefingerkraut

Die heilige Schoßraumräucherung

Schoßraumräucherungen sind eine spezielle Form der Heilräucherungen und ich finde es wunderschön, wenn wir sie aktivieren und damit die heilige weibliche Kraft ehren. Die Wiederkehr dieser Kraft hat in unserer Wandelzeit große Bedeutung, genauso, wie die Kraft des Schoßraumes, die es nun erneut bewusst zu entfalten gilt. Im Schoßraum ist die urweibliche Kraft beheimatet und in der Rückkehr der weiblichen Kraft sehen viele Menschen die notwendige Basis des Wandels. Schoßraumräucherungen können damit einen Teil zum Zeitenwandel beitragen und dienen sowohl als Heilräucherungen als auch als spirituelle Räucherungen für die Heilung und die Erweckung der weiblichen Kraft.

Unter Schoßraum verstehen wir den gesamten weiblichen Schoß, der auf rein körperlicher Ebene aus den inneren und äußeren Geschlechtsmerkmalen besteht und für die weibliche Sexualität und Fortpflanzung zuständig ist. Viel bedeutender aber ist, dass unser Schoßraum der Sitz der weiblichen Schöpfungskraft ist und damit unsere wichtigste weibliche Kraftquelle. Einst war der Zyklus der Frau, ihr Blut und ihre Fähigkeit Leben zu empfangen, auszutragen und zu gebären heilig. Die Kräfte des Schoßraumes wurden in Zeremonien und Ritualen verehrt.

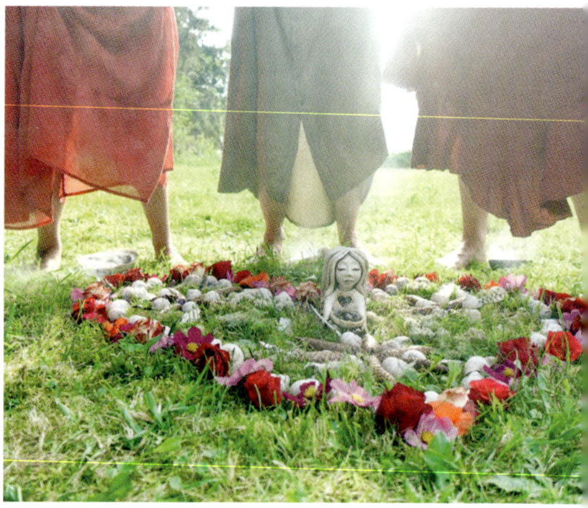

Viele der weiblichen Themen sind in den vergangenen Jahrhunderten zu absoluten Tabuthemen geworden. Ein natürlicher Umgang mit dem weiblichen Zyklus, ein offenes Gespräch über Sexualität oder ein tiefes Bewusstsein darüber, wie wichtig unsere Schoßraumkraft ist, ist in heutiger Zeit immer noch nicht selbstverständlich. Deshalb ist es mir wichtig, genau dieses Thema anzusprechen und Möglich-

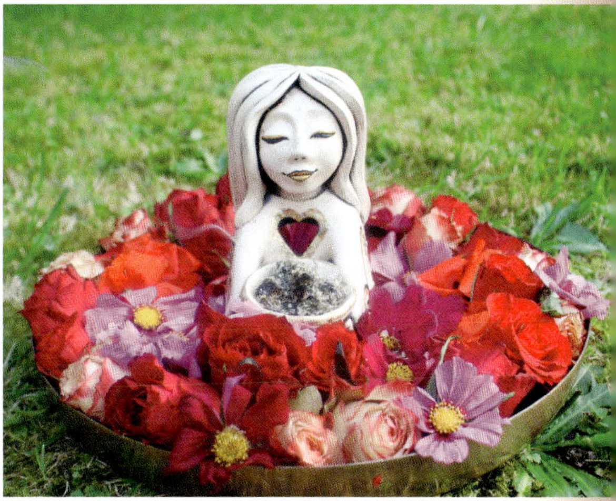

keiten aufzuzeigen, wie wir mit dem heiligen Rauch von Frauenkräutern unsere weibliche Kraft nähren und stärken, heilen und reinigen können.

Das heilige Ritual der Schoßraumräucherung ist nur bedingt überliefert und es ist unsere Aufgabe, es auf unsere Weise erneut zu entdecken. Es ist sehr wahrscheinlich, dass in naturverbundenen Kulturen das Räuchern der weiblichen Organe selbstverständlich durchgeführt und der Rauch von Kräutern für heilsame und auch für spirituelle Zwecke genutzt wurde. Sicherlich wurden Geburten mit Rauch begleitet und Erkrankungen der weiblichen Organe mit Rauch geheilt. Dennoch ist dazu wenig Wissen überliefert und es lassen sich kaum Belege oder schriftliche Unterlagen zu Schoßraumräucherungen finden.

Etwas Einblick bekommen wir durch das derzeit immer moderner werdende Yoni-Steaming, ein Intim-Dampfbad, das aus den östlichen Kulturen übernommen wurde und heute in vielen Frauenkreisen wieder zelebriert wird. Dabei werden Frauenkräuter mit heißem Wasser übergossen und der aufsteigende Dampf genutzt, dass er in den Unterleib der Frau eindringt, wo die Dämpfe desinfizierend, wärmend, beruhigend, entkrampfend und reinigend wirken. Die Frauen sitzen dabei mit nacktem Unterkörper auf einem Holzschemel, der eine Öffnung besitzt, durch die der Dampf aufsteigen und eindringen kann. Diese Zeremonie wird dabei oftmals von Düften, Klängen und Meditationen begleitet und ist ein wirklich schönes und auch sehr wertvolles Ritual.

Ich habe in den vergangenen Jahren meine eigenen Erfahrungen mit Schoßraumräucherungen gesammelt und auch passende Räucherungen dazu entwickelt. Es ist eine urweibliche Zeremonie die Schoßraumkraft mit heiligem Rauch zu erwecken und damit die urweibliche Kraft zu nähren.

Räucherpflanzen für die Schoßraumräucherung

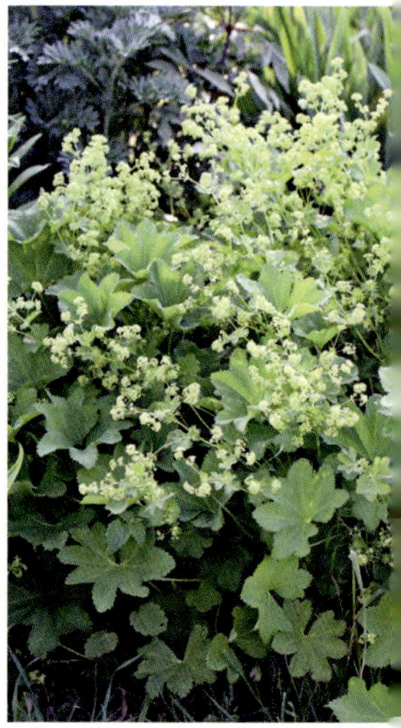

Frauenmantel

Der Rauch dieses heiligen weiblichen Krautes nährt, stärkt und heilt die weibliche Kraft. Er legt sich wie der schützende Mantel der großen Mutter um uns und spendet Trost, gibt Halt und schenkt Geborgenheit. In diesem geschützten Raum kann Heilung geschehen. Frauenmantelrauch können wir bei allen Themen rund um die körperliche und feinstoffliche Frauengesundheit einsetzen. Auf unseren Schoßraum wirkt der Rauch harmonisierend, schmerzlindernd, entspannend und beruhigend.

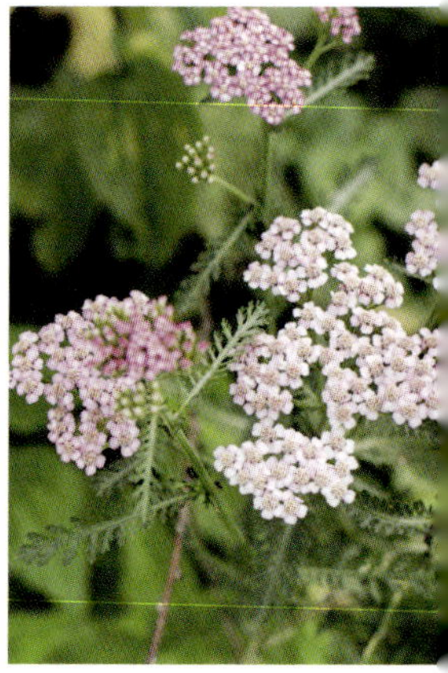

Schafgarbe

Schafgarbe im Leib, tut wohl jedem Weib ist nicht nur ein uralter Ausspruch, sondern bestätigt auch, dass der Rauch dieser Pflanze sehr wohlwollend auf uns Frauen wirkt. Einerseits beseitigt er jegliche negative Energie, auf der anderen Seite wirkt er schützend, wärmend und stärkend. Er zentriert, beruhigt und harmonisiert. Zudem nährt er die weibliche Kraft ganz allgemein in uns und stärkt diese aus unserer Mitte und damit aus unserem Schoßraum heraus.

Rotklee

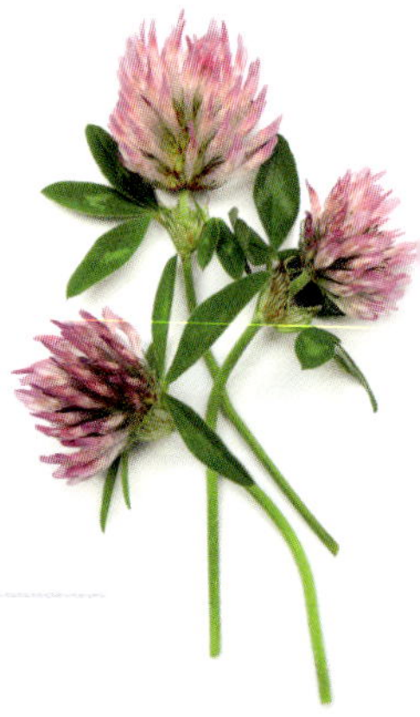

Diese unscheinbare Wiesenpflanze ist eine der wichtigsten Pflanzen der Göttin und vereint deren heilige Dreieinigkeit in sich. Sie verbindet mit Mutter Erde und den drei Aspekten der großen Göttin. Ihr Rauch lässt uns unsere eigene Göttinnenkraft und damit unsere urweibliche Schöpfungskraft spüren. Er zentriert uns tief im Schoßraum, stärkt unsere körperliche und seelische Mitte und lässt uns, selbst in schweren und turbulenten Zeiten, innerlich ruhig bleiben. Zudem öffnet er der Frau im Wechsel das Tor des Überganges zur alten Weisen und hilft körperliche Wechselbeschwerden zu lindern. Schoßraumräucherungen mit Rotklee können Wechseljahrbeschwerden deutlich verbessern.

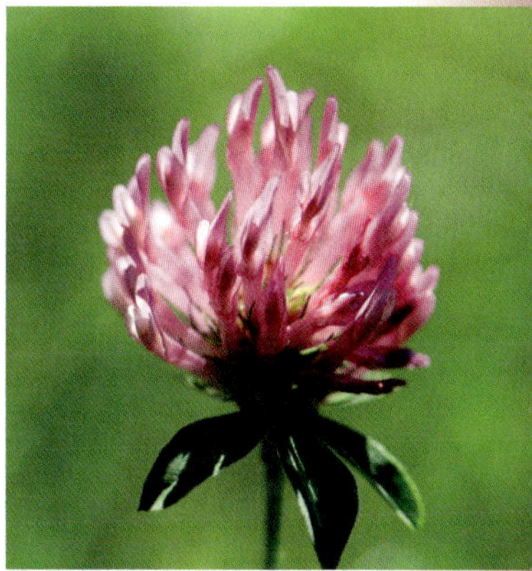

Klatschmohn

Der Rauch der Klatschmohnblüten nährt und stärkt unser weibliches Wurzelchakra. Die rote Kraft der Blüten hat einen tiefen Bezug zu unserer Schoßkraft, zu unserer Blutung, zur Fruchtbarkeit und zur Kraft der roten Göttin in uns, die mit unserer puren Lebenskraft, körperlichen Sinnlichkeit und Lebenslust in Verbindung steht. Der Rauch macht uns weiblich und weich und nährt die sinnliche und wilde Kraft genauso wie das Feinfühlende. Er bewirkt tiefe Entspannung im Schoßraum. Klatschmohn unterstützt uns, wenn wir die Kundalini-Energie erwecken möchten, und passt ganz wundervoll zum Schoßraumtanz, den ich vorstellen werde.

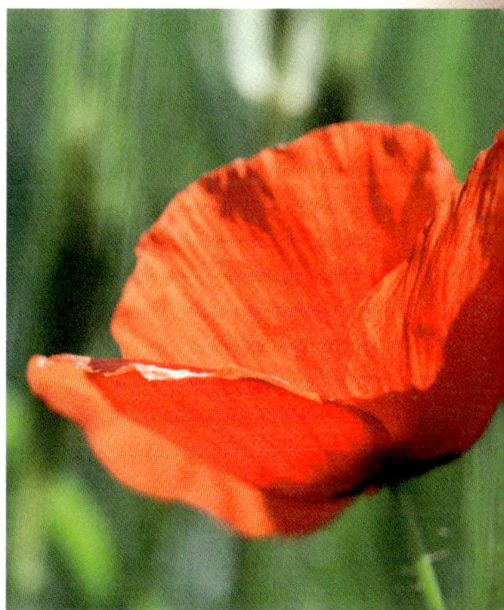

Rose

Die Königin unter den Pflanzen weckt als Räucherung die Königin in uns. Sie lässt uns die Kraft der Liebe und der Selbstliebe in uns wahrnehmen und unterstützt uns, die Schönheit unseres Körpers zu fühlen. Der Rauch wirkt stets harmonisierend, sowohl auf seelischer als auch auf körperlicher Ebene. Der sinnliche und wohlriechende Duft öffnet unser Herz und verbindet den Herzraum mit dem Schoßraum.

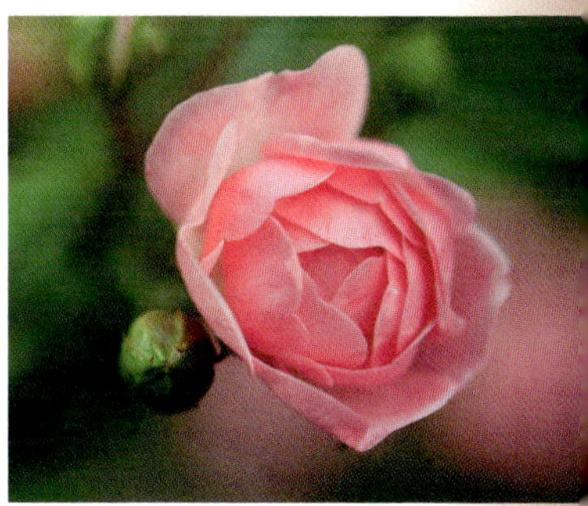

Storchschnabel

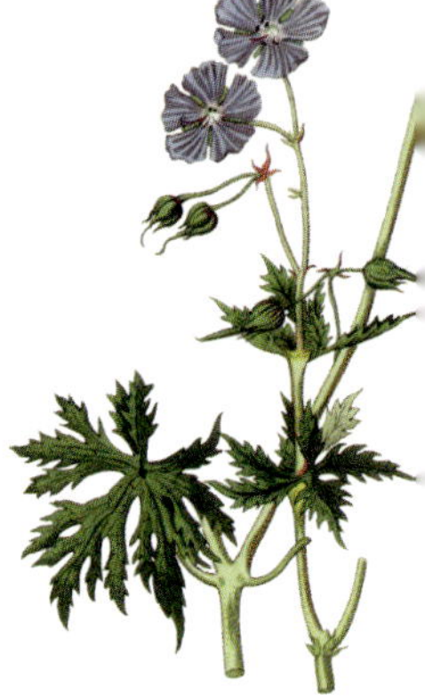

Der Rauch dieser zarten und unscheinbaren Pflanze wirkt fruchtbarkeitsfördernd. Dieses Kraut wurde seit jeher als Kindsmacherkraut bezeichnet. Es unterstützt dabei, Kinderseelen in das Leben hereinzubegleiten und kann daher eingesetzt werden, wenn wir eine Schoßraumräucherung zur Förderung der Fruchtbarkeit machen. Zudem ist diese Blüte eine energetische Notfallblüte und kann bei Schocks, Verletzungen und Traumata unterschiedlicher Art eingesetzt werden.

Vor allem bei Themen der verletzen Weiblichkeit kann der Rauch des Storchschnabels sehr hilfreich sein. Es gibt einen Nestsäuberungstee mit Storchschnabelkraut. Dieser dient dazu, die Gebärmutter zu reinigen, bevor man schwanger wird. Zusätzlich kann man mit einer Nestsäuberungsräucherung den Schoßraum auf eine Schwangerschaft vorbereiten.

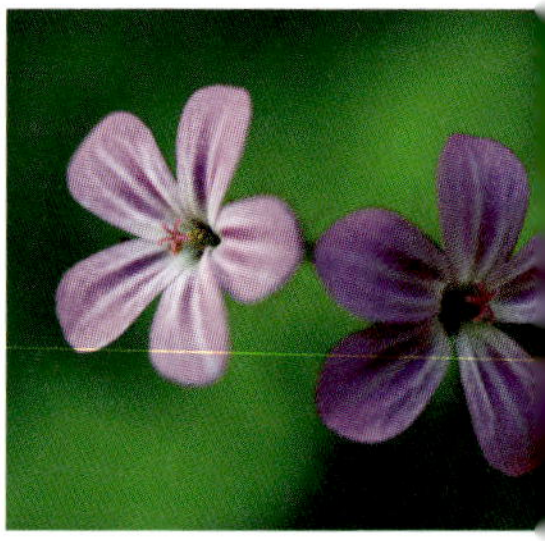

Melisse

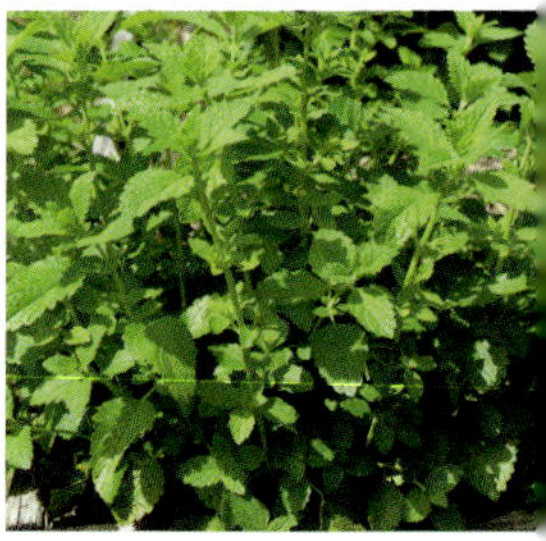

Der Rauch der Zitronenmelisse wirkt entspannend und erhellt unser Gemüt. Er öffnet und beruhigt das Herz und wirkt auf das gesamte Nervensystem harmonisierend. Er hilft bei Stress und Überlastung und löst Ängste, Zweifel, Traurigkeit und innere Schwäche. Er wirkt auf körperlicher Ebene pilzhemmend, virenhemmend und allgemein keimhemmend und kann daher bei Vaginalpilzen oder bei Infektionen des Schoßraumes unterstützend eingesetzt werden.

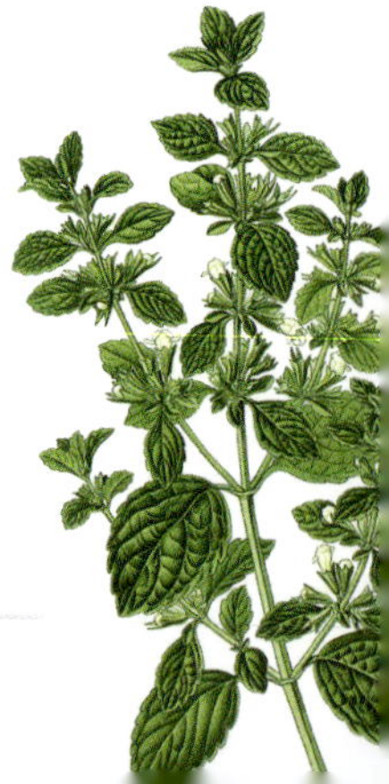

Passend für alle Schoßraumräucherungen

- ✗ 2 Teile Grundmischung aus Beifuß, Salbei und Fichtenharz
- ✗ 1 Teil Frauenkräutermischung aus Frauenmantel, Rosenblättern, Schafgarbe, Rotklee

Fruchtbarkeitsfördernde Räucherung

- ✗ 2 Teile Grundmischung
- ✗ 1 Teil Kräutermischung aus Rose, Storchschnabel, Mistelkraut und Frauenmantel

Schoßräucherung bei Krämpfen und Regelbeschwerden

- ✗ 2 Teile Grundmischung
- ✗ 1 Teil Kräutermischung aus Gänsefingerkraut, Frauenmantel, Melisse, Schafgarbe, Klatschmohn

Schoßräucherung bei zu starker Blutung

- ✗ 2 Teile Grundmischung
- ✗ 1 Teil Kräutermischung aus Schafgarbe, Hirtentäschel, Ehrenpreis, Blutwurz, Frauenmantel

Schoßräucherung für die Geburt

- ✗ 2 Teile Grundmischung
- ✗ 1 Teil Kräutermischung aus Eisenkraut, Himbeerblättern, Mutterkraut

Schoßräucherung nach der Geburt

- ✗ 2 Teile Grundmischung
- ✗ 1 Teil Kräutermischung aus Rose, Ringelblume, Schafgarbe, Frauenmantel, Johanniskraut, Kamille

Schoßräucherung für die Wechseljahre

- ✗ 2 Teile Grundmischung
- ✗ 1 Teil Kräutermischung aus Schafgarbe, Rotklee, Hopfen

RITUAL

Schoßraum-Räucherritual

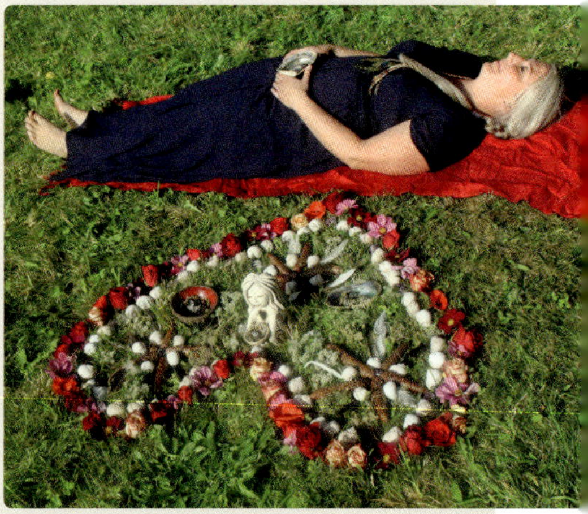

› Zieh dir einen langen Rock an, ohne Unterwäsche darunter zu tragen. Bereite einen ruhigen Ort vor, an dem du etwas abdunkelst und wo du Kerzen aufstellst, wenn du dies möchtest. Bereite zudem eine weiche Decke oder Unterlage vor, auf die du dich zu Beginn des Rituals legen kannst und suche schöne Musik heraus (z. B. Alexia Chellun – The Power is here now, Healing Song). Bereite deine Räucherschale vor, in die du großzügig dein Schoßraum-Räucherwerk füllst.

› Zu Beginn des Rituals stell dich aufrecht auf deine Decke, verbinde dich mit Himmel und Erde, indem du deine Arme nach oben hin öffnest und die Kräfte des Himmels in dich einfließen lässt und dich ebenso bewusst nach unten hin verwurzelst und die Kräfte von Mutter Erde in dich aufsteigen lässt. Lege deine Hände auf deinen unteren Bauch und spüre, wie diese beiden Kräfte in deinem Schoßraum miteinander einswerden.

› Entzünde nun dein Räucherwerk und halte es mit beiden Händen vor deinen Schoßraum. Lass den Rauch aufsteigen und verbinde dich mit ihm. Atme einige Male tief ein und aus. Verwende, wenn du möchtest, Musik und lege dich nun zu Boden. Stell die Räucherschale auf deinem unteren Bauch ab. Werde ruhig, atme bewusst und spüre, wie die Wärme der Räucherschale, aber auch die Kraft des Rauches in deinen Schoßraum eindringen. Immer wieder kannst du den Rauch mit deinen Händen einfangen, zu deinem Bauch führen und deine Hände am Bauch ablegen. Verbinde dich dadurch immer tiefer mit deiner Schoßraumkraft und spüre, wie diese durch die Kraft der Frauenkräuter genährt und versorgt wird.

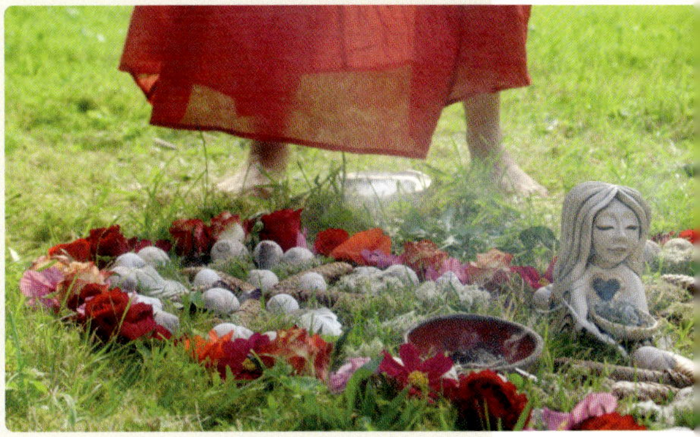

› Wenn du spürst, dass der gesamte Schoßraum erfüllt ist, stehe auf und stell die Räucherschale auf deiner Decke ab. Stelle dich nun so über die Schale, dass sie sich zwischen deinen Beinen befindet. Durch den weiten und langen Rock wird der Rauch eingefangen und kann bis zu deinem Schoßraum aufsteigen. Du wirst die Wärme, aber auch die Kraft der Kräuter spüren. Verwende ein Musikstück, das etwas bewegter ist und dich zum Tanzen einlädt. Beginne ganz sanft dein Becken zu wiegen und weich zu bewegen. Lass dein Becken und damit deine Schoßraumkraft tanzen. Spüre, wie durch den Rauch und deinen Tanz deine Beckenkraft immer freier, weiter und weicher wird, wie sich Blockaden und Schmerzen lösen und sich danach dein ganzer Schoßraum mit weiblicher, lebendiger und roter Kraft erfüllt. Genieße es und erinnere dich dabei an deine urweibliche Kraft, und damit an die Kraft der Göttin in dir.

Du kannst diese Schoßraumräucherung immer wieder für dich alleine machen. Besonders schön ist es aber auch, wenn man dieses Ritual gemeinsam mit anderen Frauen im Frauenkreis durchführt. Dann kann man die weiblichen Kräfte sehr bewusst bündeln und im gemeinsamen Feld stärken.

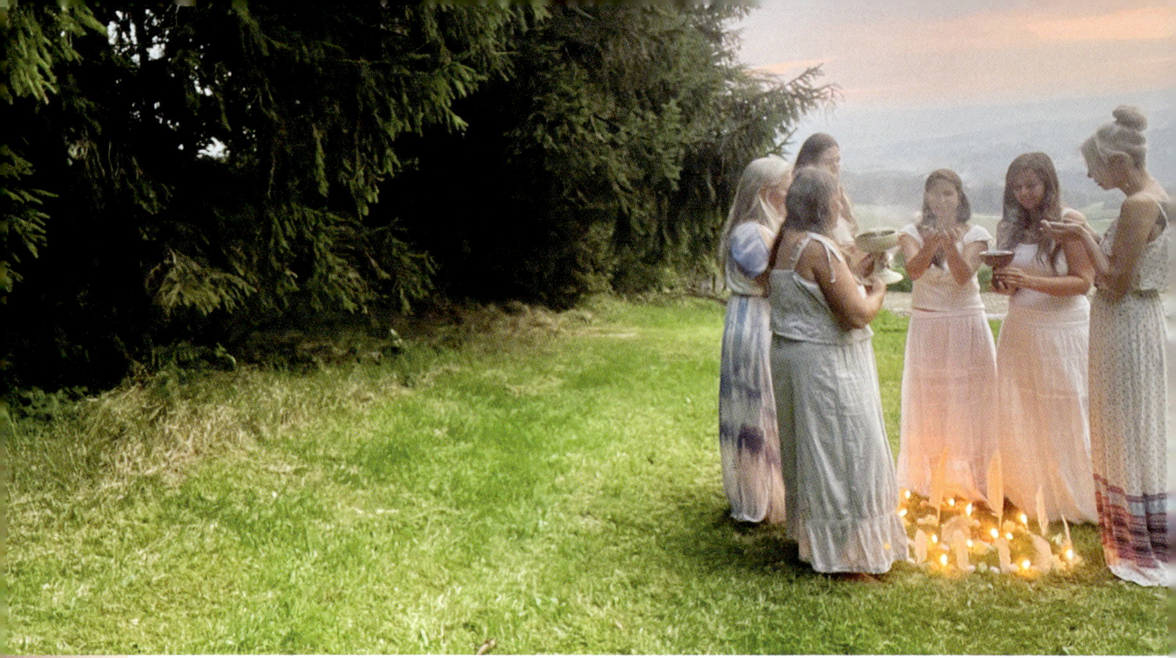

Heilende Räucherrituale für Mutter Erde – Erdheilungsräucherungen

Menschen können in Gruppen zusammenkommen und gemeinsam heilende Räucherrituale für Mutter Erde und das große Ganze durchführen. Wir holen damit das Räuchern aus dem stillen Kämmerlein und tragen es zusammen in die Welt. Sehr bewusst führe ich diese Rituale draußen in die Natur durch, denn genau dort gehören sie hin. Räuchern in und mit der Natur. Verbunden mit allem, was ist. Gemeinsam statt einsam. Mit den vorgeschlagenen Ritualen wird die Kraft eines Kreises von Gleichgesinnten ebenso wirksam wie die Kraft der verwendeten Kräuter, die über den Rauch aufsteigen und ins Feld des großen Ganzen einfließen. Alle vorgestellten Rituale könnten durchaus als Erdheilungsrituale bezeichnet werden, denn genau dies sind sie auch. Räuchern für die Heilung von Mensch und Erde.

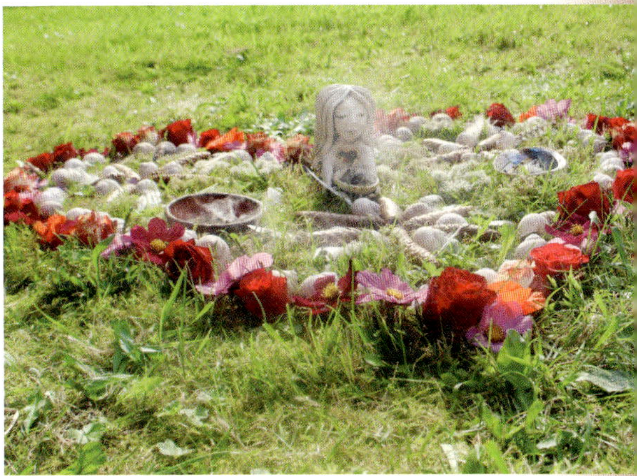

Die Zeit, der wir nun immer mehr entgegengehen, erfordert ganz klar ein neues Miteinander. Sie ruft regelrecht dazu auf, dass wir uns in Kreisen treffen, unsere Kräfte bündeln und uns zusammen für den Wandel einsetzen. Hier gilt es, das Bewusstsein zu erlangen, dass alle Menschen gemeinsam zur gewünschten Veränderung beitragen und die Mithilfe jedes Einzelnen dafür notwendig ist. Kreise werden die Welt verändern, denn jeder dieser Kreise trägt eine Energie in sich und strahlt eine Schwingung aus, die auf das große Ganze einwirkt. Kreise des Friedens weben die Kraft des Friedens ein, Kreise der Liebe weben die Kraft der Liebe ein und so habe ich Räucherrituale entwickelt, die vor allem diese wunderschönen und hohen Schwingungen von Frieden, Liebe, Dankbarkeit und Segen an das große Ganze weitergeben.

Es ist zudem wichtig, dass wir uns immer mehr bewusst werden, dass die Schwingung, die wir in uns tragen und die wir nach außen hin abgeben, sich auch in das Feld des großen Ganzen einwebt und genau dort zu einer Veränderung oder Erhöhung ihrer selbst beiträgt. Bündeln wir Schwingungen, weil wir uns mit anderen Menschen treffen, erzeugen wir bewusst ein ganzes Schwingungsfeld, dieses kann wahrlich sehr kraftvoll sein.

So freue ich mich wirklich sehr, dass ich nun diese schönen und auch neuen Räucherrituale vorstellen darf, die uns die Kraft des Räucherns noch einmal auf einer ganz anderen Ebene erleben lassen und ebenso auf sehr schöne und heilsame Weise die Kraft des neuen Miteinanders.

Der Rauch der Liebe

Man sagt, dass die Kraft der Liebe die höchste Schwingung im Universum sei. Ich empfinde sie als unser höchstes gemeinsames Gut. Jeder von uns trägt Liebe in sich, denn sie ist unser wahres, göttliches Sein. Sie ist die direkte Verbindung zur göttlichen Quelle und wir haben sie in unserem Herzen mit in das irdische Leben genommen, um sie hier auf Erden zu verankern und damit das Göttliche zu manifestieren. Mit der gelebten Liebe holen wir das Paradies auf die Erde. Wir alle sind fähig zu lieben und doch haben sich unsere Herzen oftmals so sehr verschlossen, dass wir hart und lieblos geworden sind. Unsere Aufgabe im Leben ist es daher immer, unser Herz weit zu machen, damit die Liebe fließen kann. Eine herzöffnende Räucherung, die zuerst in uns selbst die Kraft der Liebe erweckt und dann über den Rauch ins Feld des großen Ganzen gelangt, ist ein schönes und wertvolles Räucherritual. Sie dient der eigenen inneren Heilung, die dadurch gleichermaßen zur Heilung für das große Ganze und auch zur Erdheilung wird. Als Räucherpflanze wähle ich dazu die Heckenrose. Sie ist der Ursprung aller Edelrosen und führt uns dadurch auch zum Ursprung der Liebe zurück.

Heckenrose

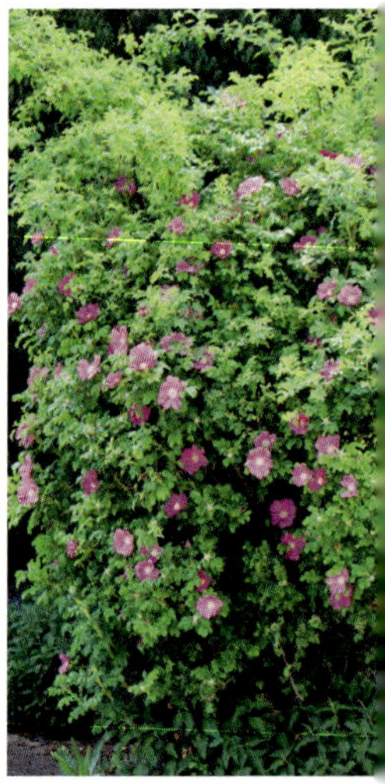

Die Blüte trägt auf energetischer Ebene die Ursprungskraft der reinen und bedingungslosen Liebe in sich. Ihr Rauch öffnet unser Herz und erinnert daran, dass die Liebe die höchste Kraft des Universums ist. Der sanfte und liebliche Duft macht uns selbst sanft und lieblich. Zudem wirkt er beruhigend und harmonisierend und wir spüren eine versöhnende und verbindende Energie. Liebe und Selbstliebe werden in unserem eigenen Herzen wahrnehmbar, so dass wir sie auch nach außen hin verschenken können.

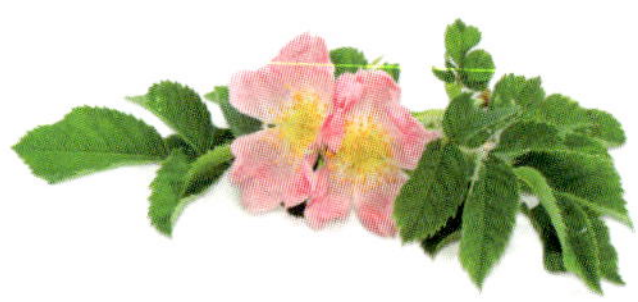

RITUAL

Das Räucherritual der Liebe

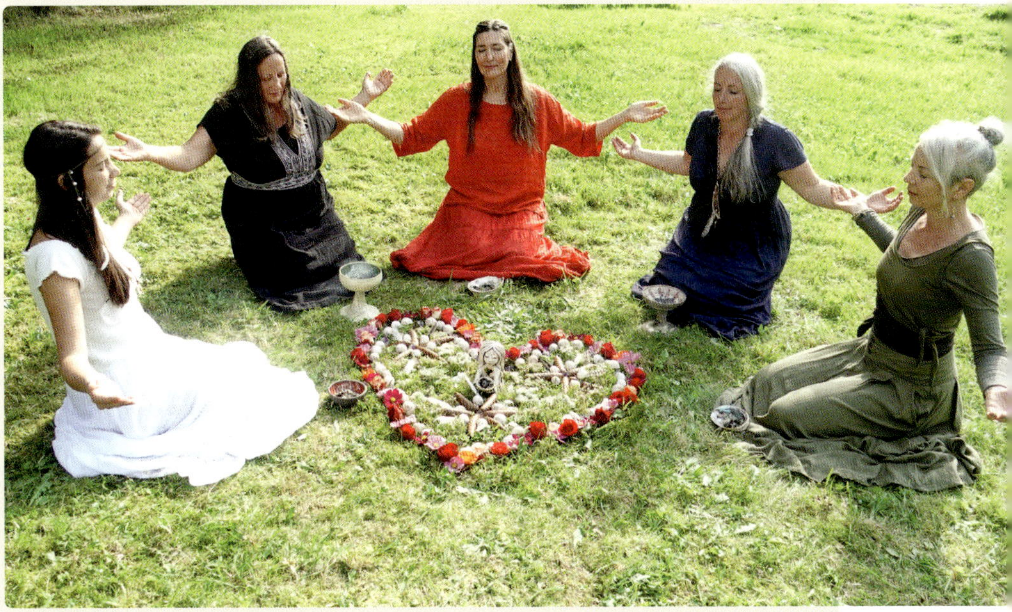

› Gestaltet als Gruppe gemeinsam einen Ritualplatz draußen in der Natur, dessen Mitte mit getrockneten oder auch frischen Rosenblättern und Rosenblüten geschmückt wird. So kann die feinstoffliche Kraft der Rose sich im Ritualkreis ausbreiten. Die Blüten und Blätter können als Kreis, Herz oder Spirale aufgelegt werden. Zusätzlich wird die Mitte mit schönen Naturmaterialien und gerne auch mit Kerzen, die man am besten in schützende Gläser gibt, angereichert.

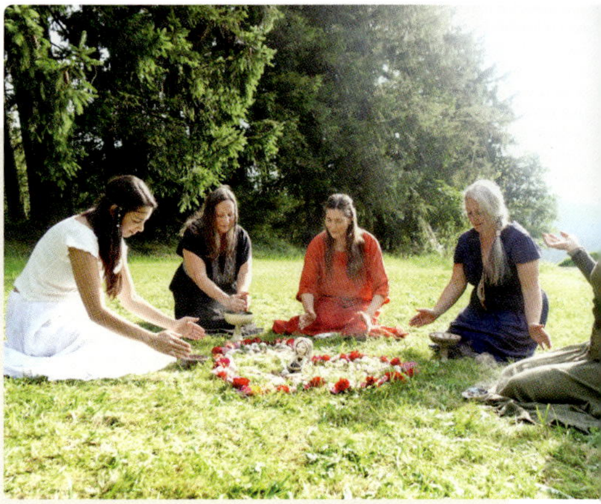

› Setzt euch nun im Kreis rund um diese Mitte zu Boden und beginnt das Ritual, indem ihr den eigenen heiligen Raum einnehmt und euch mit dem Ort und der Kraft der Gruppe verbindet. Jeder entzündet seine eigene Räucherschale, in der sich feines Rosen-Rauchwerk befindet, und stellt diese vor sich ab. Betrachtet den aufsteigenden Rauch und verbindet euch dadurch mit der feinstofflichen Kraft der Rose. Etwas Rauch wird dann mit den Händen aufgenommen und zum eigenen Herzen geführt, so dass die Kraft der Rose ins Herz eindringen kann und dieses öffnet. Legt dazu eure Hände am Herzen ab, so dass ihr deutlich spüren könnt, wie die Kraft der Liebe einfließt und den gesamten Herzraum durchdringt. Es wird warm und weich und alles in euch fühlt sich liebevoll an.

› Beginnt nun erneut damit, Rauch mit den Händen aufzunehmen und führt diesen wieder zum Herzen. Diesmal werden die Hände vor dem Herzen ganz leicht geöffnet und der Rauch mit einer weichen und sanften Bewegung nach außen hin abgegeben. Durch diese öffnende Gestik wird der Rauch und damit die Kraft der Liebe nach außen hin verteilt. Die Bewegung der Arme unterstützt dabei die eigene Herzöffnung. Immer wieder wird Rauch mit den Händen aufgenommen, zum Herzen geführt und dann nach außen hin verteilt. Von Mal zu Mal werden die Arme weiter geöffnet. Die Gruppe darf dabei in ein meditatives Tun kommen. Vielleicht wird dazu getrommelt, gesungen, musiziert oder schöne Musik gespielt.

› Dieses Räucherritual der Liebe wird so lange durchgeführt, wie es sich schön und richtig anfühlt. Am Ende kommt man wieder ganz zurück zu sich selbst. Nehmt noch einmal den Rauch mit den Händen auf und legt diese aufs eigene Herz, um die Kräfte der Liebe als Abschluss ganz bewusst in euch einfließen zu lassen.

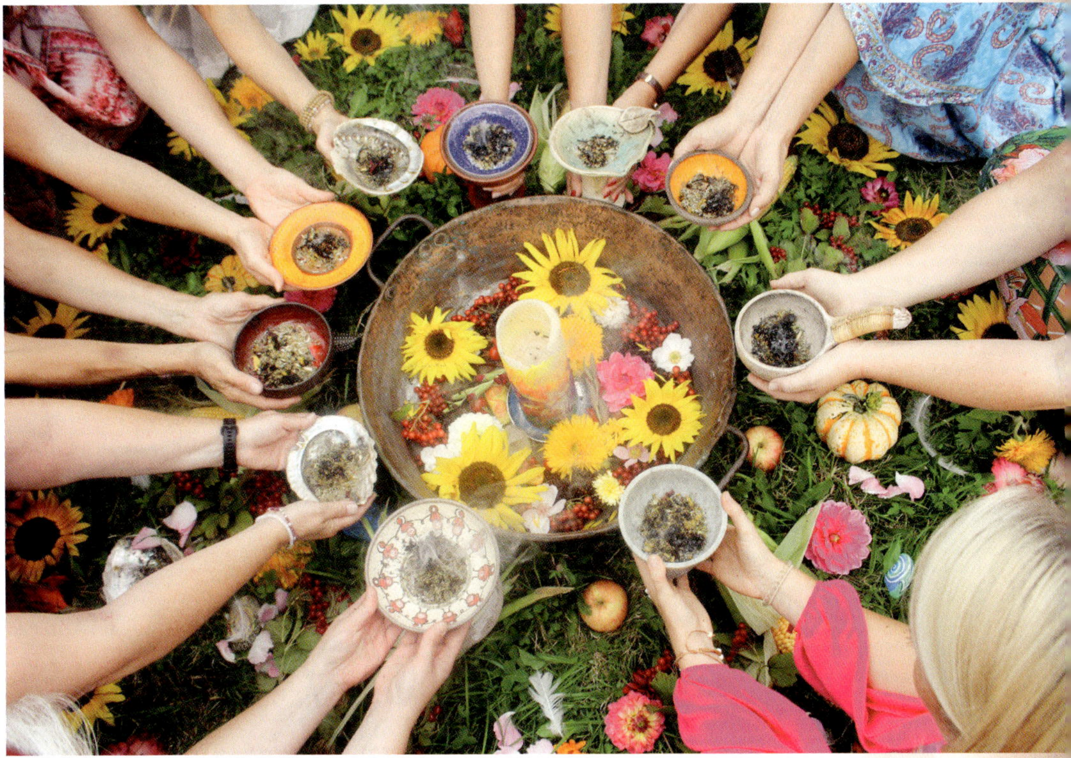

Der Rauch der Dankbarkeit

Die Kraft der Dankbarkeit ist für mich eine ganz bedeutende Kraft und ich glaube, wir haben viel zu lange Zeit auf sie vergessen und auch nicht mehr gelernt, wie man Dankbarkeit zelebriert und warum sie so wichtig wäre. Dankbar für etwas zu sein ist ein wunderschönes Gefühl und wenn wir uns bewusst dafür öffnen, wahre Dankbarkeit in uns spüren und durch uns lebendig werden lassen, dann werden wir wieder erkennen, wie besonders diese Kraft ist und wie hoch sie schwingt. Für mich ist gelebte Dankbarkeit ein wundervolles Geschenk an das große Ganze, aber auch an uns selbst. Wenn wir wieder lernen dankbar zu sein, erleben wir tiefen inneren Frieden und Zufriedenheit.

In vorchristlicher Zeit waren Rituale der Dankbarkeit vor allem im Herbst verankert, wo die Menschen für die Ernte und damit für die Gaben von Mutter Erde Danke sagten. Man zelebrierte Dankbarkeit aber auch zu vielen anderen Gelegenheiten. Wenn die Familie gesund über den Winter kam, die Wettergottheiten gnädig blieben und immer dann, wenn ein ehrliches Danke auch angebracht war. Ich sage sehr gerne danke. Für mich alleine, aber auch mit Gruppen, wo wir ganz bewusst die Kraft der Dankbarkeit gemeinsam nähren. Besonders gerne danken wir unserer Mutter Erde, denn vieles in meiner Arbeit dreht sich um sie. Sei dir bewusst, dass ein Ritual der Dankbarkeit immer die Schwingung erhöht. Sowohl deine eigene als auch die Schwingung im Feld.

Räucherkräuter für den Rauch der Dankbarkeit

Dafür möchte ich keine bestimmte Räucherpflanze vorstellen. Schön wäre es, wenn jeder, der am Ritual teilnimmt, seine Lieblingspflanze im getrockneten Zustand mitnehmen würde. Denn mit dieser ist er bereits in Dankbarkeit und Wertschätzung verbunden und diese Energie fließt in das gemeinsame Räucherwerk mit ein. Das Mörsern des Räucherwerkes ist bereits Teil des Rituals. Alle sitzen im Kreis, der Mörser wird reihum gegeben und jeder fügt dem gemeinsamen Räucherwerk seine Pflanze zu, spricht aus, wofür er dieser Pflanze dankbar ist, und mörsert sie dann, bevor er den Mörser an den Nächsten weitergibt. Am Ende wird dieses Dankbarkeits-Räucherpulver mit der Grundräuchermischung vermengt.

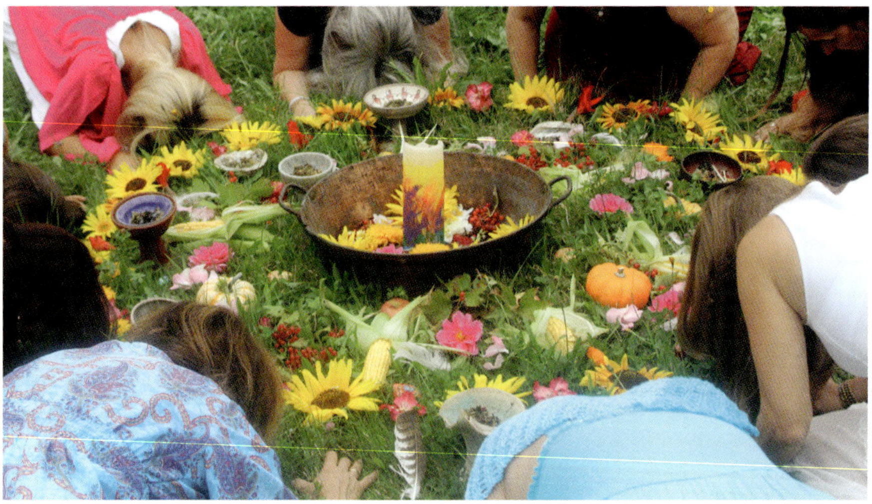

Rauchritual der Dankbarkeit

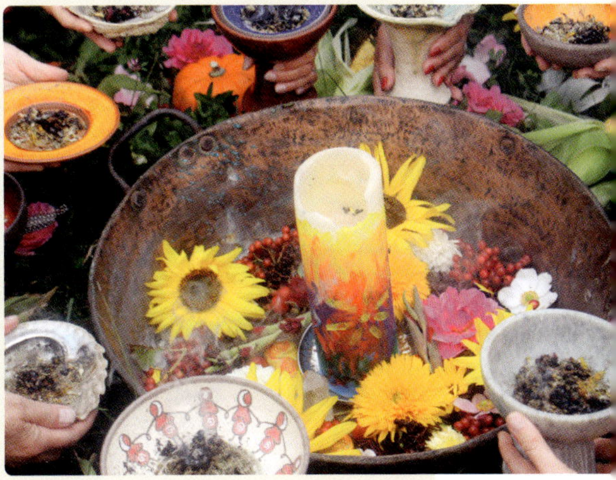

› Dieses Ritual beginnt damit, dass sich alle an einem schönen Platz im Kreis treffen und die Kraft der Dankbarkeit bewusst einladen, um sie nun gemeinsam zu zelebrieren. Es wird ein Redestab reihum gegeben und jeder spricht aus, was Dankbarkeit für ihn bedeutet, wie sich Dankbarkeit anfühlt oder wofür er besonders dankbar ist. Danach verbinden sich alle mit der Dankbarkeit in sich selbst und stellen sich innerlich die Frage, wofür man wahre Dankbarkeit empfindet.

› Mit diesen Gedanken und Gefühlen geht jeder hinaus in die Natur und sammelt verschiedene Naturgegenstände. Jeder einzelne Gegenstand steht für etwas, wofür man dankbar ist. Und so werden Blüten, Früchte, Steine, Federn und weitere schöne Dinge gesammelt. Danach kommen alle wieder in der Mitte zusammen und beginnen ihre Gaben als Dankesgaben auf Mutter Erde abzulegen. Dies kann mit wunderschöner Musik oder gemeinsamem Gesang begleitet werden. Die Dankeschöns können dabei leise oder laut ausgesprochen werden, und so gestaltet die Gruppe eine bunte, lebendige und wunderschöne Mitte der Dankbarkeit.

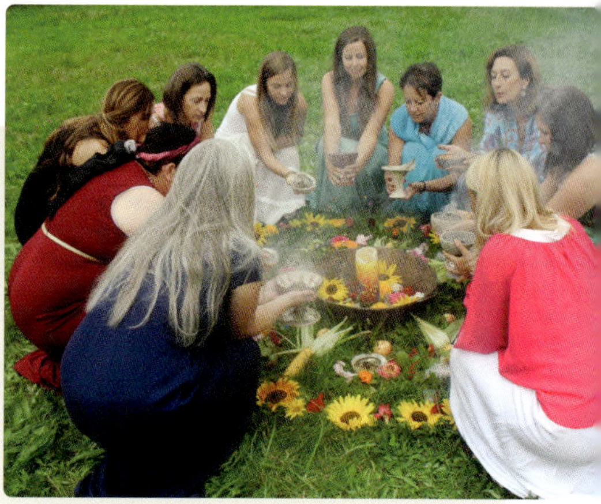

› Danach wird zusammen das Rauchwerk gemörsert, wie es oben bereits beschrieben wurde. Jeder im Kreis nimmt seine Räucherschale zur Hand und entzündet das Rauchwerk. Über den aufsteigenden Rauch lässt man in sich selbst noch einmal so bewusst als möglich das Gefühl der Dankbarkeit aufsteigen. Wie fühlt sich Dankbarkeit in mir an, wofür bin ich dankbar, wie wichtig ist Dankbarkeit als Ausgleich und Gabe für das große Ganze? Dann werden die Räucherschalen abgestellt. Alle Beteiligten beginnen gleichzeitig Rauch mit ihren Händen aufzunehmen. Die Kraft der Dankbarkeit fließt dadurch in die Handflächen ein.

› Diese werden am Boden abgelegt, wodurch die Kraft der Dankbarkeit an Mutter Erde abgegeben wird und in sie einfließen darf. Wir dürfen uns dabei bewusstwerden, wie sehr es unsere große Mutter nährt, wenn wir ihr unsere tiefe innere Dankbarkeit für all ihr Sein und Geben wieder zukommen lassen. Dieses Ritual ist eine wunderschöne und sehr wirkungsvolle Erdheilung. Der Dank kann danach noch überall dorthin geschickt werden, wofür wir ein Dankeschön aussprechen wollen. Am Ende lassen wir uns die Kraft der Dankbarkeit selbst zukommen, indem wir die Hände mit etwas Rauch erneut auf unserem Herzen ablegen und auch zu uns selbst ein tiefes und ehrliches Dankeschön aussprechen.

Natürlich passt dieses Ritual ganz wundervoll in den Herbst, wo die Mitte in bunten und kraftvollen Herbstfarben aus Früchten und Blüten gestaltet werden kann, aber man kann es auch zu allen anderen Zeiten im Jahreskreis und zu vielen anderen Themen, die mit Dankbarkeit zu tun haben, durchführen.

Der Rauch des Segens

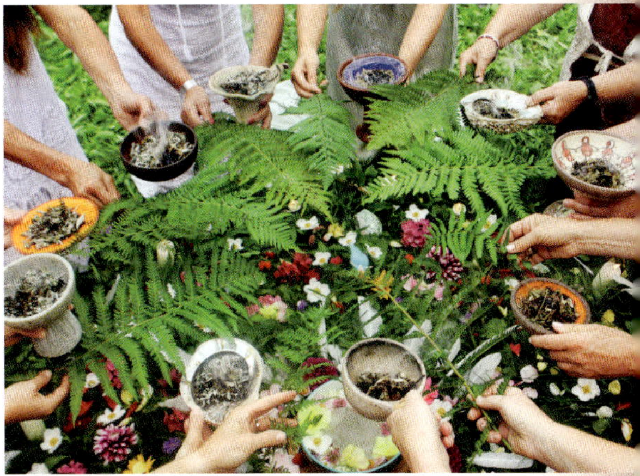

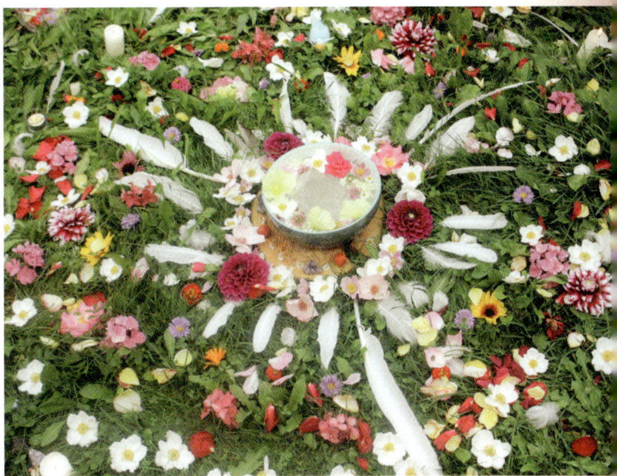

Die Kraft der Segnung ist für mich eine weitere bedeutende Kraft für die neue Zeit und darf sehr bewusst wieder ins Leben gerufen, zelebriert und auch *gegeben* werden. Wenn wir Segen spenden, wird diese besonders hoch schwingende und heilige Energie dem großen Ganzen zugeführt. Das alltägliche Segnen ging in unserer Gesellschaft zum Großteil verloren. Viele denken, dass nur ein Priester segnen darf, und haben dabei vergessen, dass es noch vor zwei Generationen für viele Großmütter selbstverständlich war, ihre Enkelkinder jeden Tag zu segnen. *Schutz und Segen auf all deinen Wegen* wurde den Kindern mitgegeben, genauso, wie Brot und Speisen regelmäßig gesegnet wurden oder auch Orte und Momente.

Einen Segen zu sprechen oder zu geben ist eine der höchsten und göttlichsten Handlungen. Meinem Verständnis nach wird durch einen Segen das reine göttliche Licht auf einen Gegenstand, einen Menschen, einen Ort, ein Lebewesen oder eine Situation übertragen. Es ist, wie wenn man dabei die reine göttliche Energie nimmt, an andere weitergibt und sie damit berührt, so dass diese Kraft in ihnen spürbar wird. Das Wort Segen geht auf das lateinische Wort *Signum* zurückgehen, was so viel wie *Kennzeichen, Zeichen* oder *Abzeichen* bedeutet.

Ein Segen wird oftmals von einer konkreten Handlung oder Handbewegung begleitet. Das Kreuzzeichen des Pfarrers, das er auf die Stirn macht, ist nur ein Beispiel dafür. Wir können durch eine Berührung am Kopf segnen, indem wir die Hand auf das Herz legen oder eine Spirale auf die Stirne zeichnen. Auch ohne Berührung kann gesegnet werden. Dabei wird die Handbewegung nur angedeutet oder Segnungswasser auf den zu Segnenden gespritzt. Auch Rauch kann zum Segnen verwendet werden, indem man Gegenstände, die gesegnet werden sollen, über ihn hält oder indem der Rauch mit der Hand oder einer Feder dem zu Segnenden übertragen wird.

Will ich einen Segen spenden, muss ich mich zuerst selbst mit dieser reinen Energie der Quelle verbinden, wodurch bereits meine eigene Energie erhöht wird. Ich lasse die Kraft der Quelle durch mich hindurchfließen und gebe sie dann über eine Berührung oder eine Geste weiter.

Selbst wenn die Tätigkeit des Segnens sehr stark im kirchlichen Kontext verankert ist, dürfen wir uns wieder bewusstwerden, dass wir alle Segen spenden dürfen und dass es sogar wichtig wäre, dies so oft als möglich zu tun. Jeder Segen bringt das Göttliche auf die Erde und erhöht die Schwingung. Vor allem für Menschen, die Rituale durchführen und Erdheilungen zelebrieren, ist die Kraft des Segnens von großer Bedeutung. Unsere Aufgabe ist es, Orte und Menschen, Gewässer und Landschaften zu segnen, weil dadurch überall das reine Göttliche Sein auf Erden verankert wird.

Segnende Räucherkräuter

Die segnenden Räucherkräuter sind alle sehr fein in ihrer Eigenschwingung, haben ganz zarte Blüten, einen wohlriechenden Duft und tragen eine sakrale Kraft in sich. Drei von ihnen möchte ich näher vorstellen, denn sie sind für mich die wichtigsten und stärksten Segenskräuter.

Holunder

Holunder zählt zu den wichtigsten heimischen Heil- und Zauberpflanzen. Er ist die Pflanze der Großen Göttin, und damit eine sakrale und heilige Pflanze, die bei fast allen Themen des Lebens herangezogen werden kann. Sowohl auf körperlicher als auch auf feinstofflicher und magischer Ebene. Die Kraft seines Blütenrauches wurde seit jeher für Segnungen eingesetzt. Die weißen Blüten duften wohlwollend und erheben alles auf eine sehr hohe und heilige Schwingungsebene. So lässt er bei einem Segen das göttliche Licht wahrnehmen.

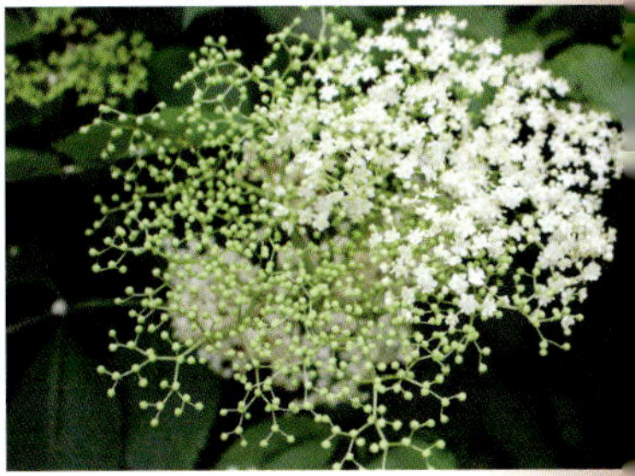

Echtes Labkraut

Diese wunderbare, zarte und liebliche Pflanze bezeichne ich oftmals als *Licht des Himmels*. Sie baut für mich eine energetische Brücke zwischen Himmel und Erde und ermöglicht, dass wir im Irdischen mit dem Göttlichen in Berührung kommen. Der Rauch dieses Krautes holt das himmlische Licht ins irdische Leben. Zudem beruhigt es sehr stark, zentriert und begleitet uns in tief entspannte, meditative Wahrnehmungszustände.

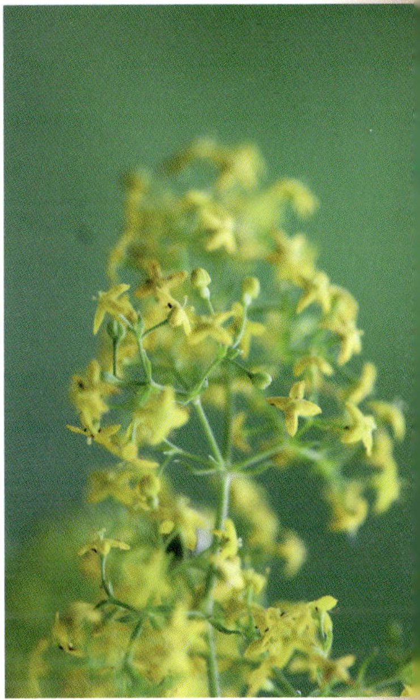

Mariengras

Echtes Mariengras ist ein heimisches Süßgras, das auch als Venusgras bezeichnet wird und aufgrund seines hohen Kumaringehalts wunderbar duftet, aber auch eine sehr starke segnende Kraft entfaltet. Der wohlige Duft wärmt unsere Seele, öffnet unser Herz und verströmt eine sehr harmonische und auch heilige Energie. Mariengras verströmt energetisch den süßen Duft der segnenden Kraft.

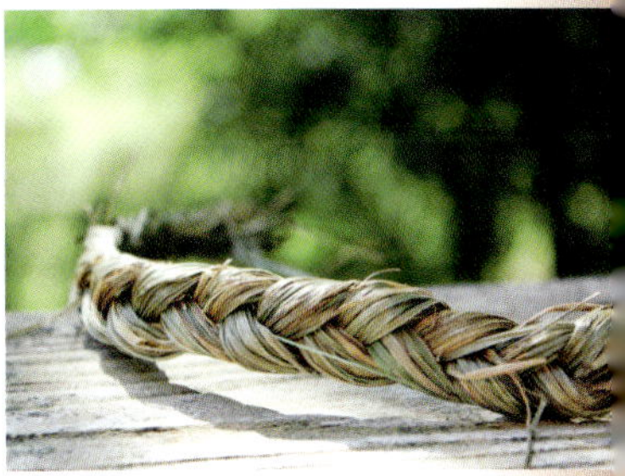

Segnendes Räucherritual

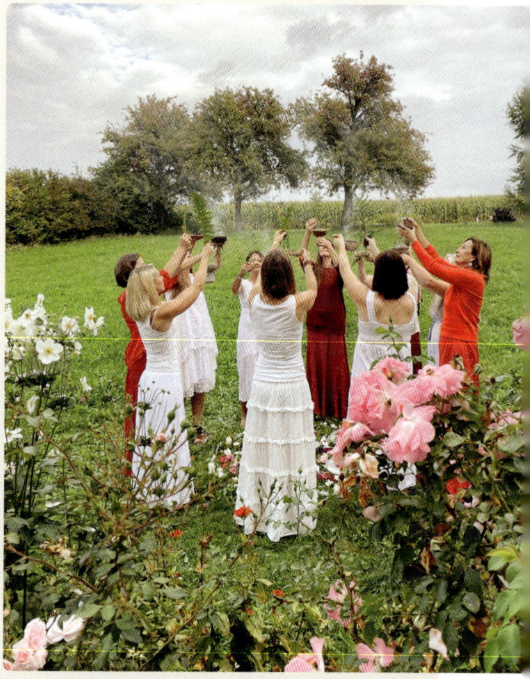

› Für dieses Ritual trifft sich erneut eine Gruppe draußen in der Natur, um bewusst die Kraft des Segens zu spenden. Es wäre schön, wenn für die gemeinsame Mitte eine große Wasserschale vorbereitet werden könnte und auch Federn oder Farnwedel, die das Element Luft symbolisieren und mit denen der Segen übertragen werden kann. Für das Element Feuer kann noch eine Kerze abgestellt werden und fürs Element Erde ein Kristall. Dann sind in dieser Mitte alle vier Elemente vereint.

› Zu Beginn reichen sich alle die Hände und verbinden sich nach oben hin mit der Kraft der Quelle. Über das Kronenchakra lässt man das reine göttliche Licht einfließen und erfüllt damit den eigenen heiligen Raum. Besonders schön ist es, wenn man sich dabei vorstellt, dass das Licht des Himmels durch den Kopf einfließt, ins Herz gelangt, sich dort mit der Kraft der bedingungslosen Liebe verbindet und dann über die Arme und Hände wieder nach außen strömt, so dass über diese heiligen Hände der Segen gespendet werden kann.

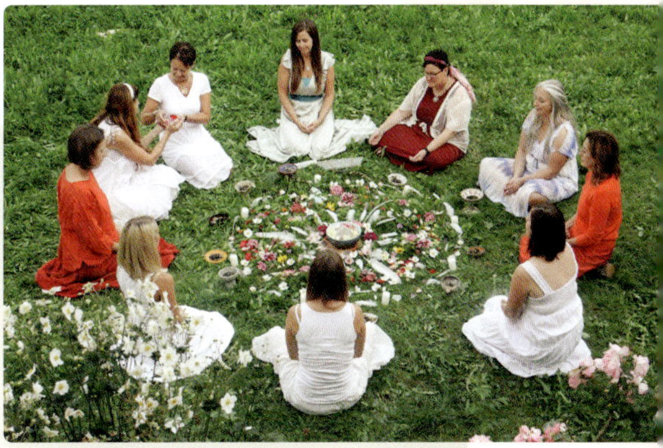

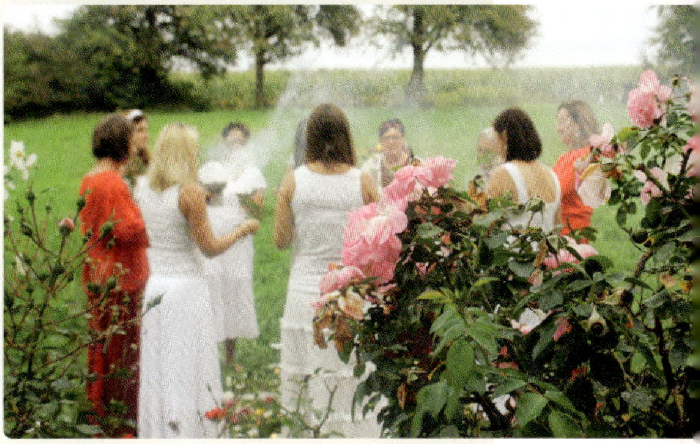

› Sehr bewusst beginnt dieses Ritual damit, dass eine Person aus dem Kreis in die Mitte hineingeht und an der Kerze das eigene Räucherwerk entzündet. Zusätzlich wird eine Feder oder ein Farnwedel in die Hand genommen. Diese Person segnet nun die erste Person aus dem Kreis. Sie stellt sich dafür zu ihr, verneigt sich kurz und beginnt dann den Rauch in einer segnenden Geste mit der Feder, dem Farnwedel oder der Hand zu übertragen. Dazu nimmt sie den Rauch auf und führt ihn zum Herzen oder zum Bauch oder zum Kopf. So wie es sich richtig anfühlt. Jeder darf auf seine eigene Weise segnen. Gerne kann dabei auch laut ausgesprochen werden *Sei gesegnet*.

› Danach geht man zur Mitte, entnimmt mit dem Farnwedel oder mit der Hand etwas Wasser aus der Schüssel und bringt dieses Segnungswasser über eine Berührung zu dem Menschen, den man segnet. Wer auf diese Weise gesegnet wurde, übernimmt als Nächster das Segnen. Dies geht so lange, bis alle aus der Gruppe einen Segen empfangen haben. Danach stehen wieder alle im Kreis, verbinden sich bewusst mit ihrem segnenden Rauch und der Kraft der enthaltenen Pflanzen und beginnen noch einmal Segen zu spenden. Dieser kann nun zu den Bäumen gebracht oder in Gedanken anderen Menschen übertragen werden. Alle zusammen lassen die Kraft der Segnung einfach fließen. Der segnende Rauch webt sich dadurch ins Feld des großen Ganzen ein und reicht als wundervolle, hoch schwingende Energie weit über den Kreis hinaus.

Der Rauch des Friedens

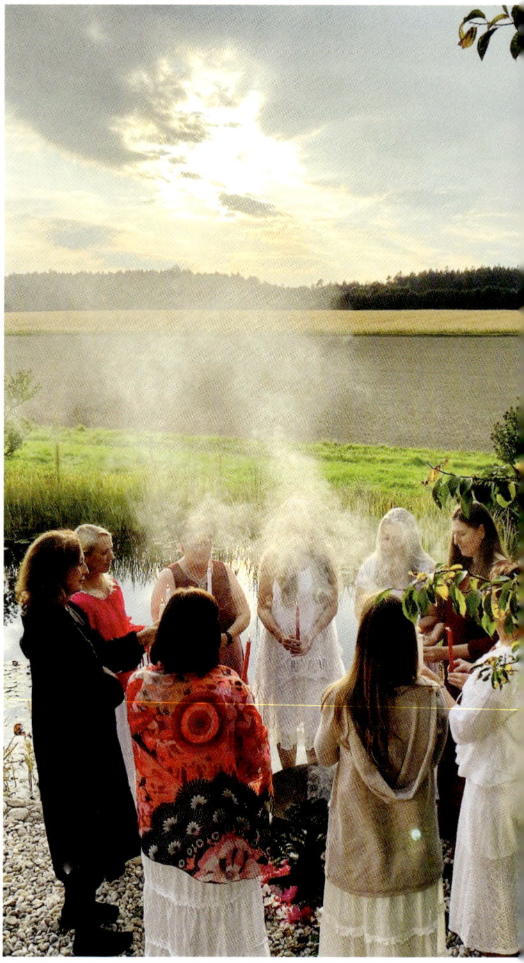

Frieden ist wohl das, was wir uns alle hier auf Erden am meisten wünschen. Wir träumen so sehr, dass es endlich friedlich wird, dass alle Kriege enden und dass Menschen sich gegenseitig nicht mehr verletzen oder gar töten. Frieden, welch großes Wort dies ist und doch ist er oftmals so weit entfernt und scheint so unerreichbar. Den Frieden, den wir uns im Außen so sehr wünschen, müssen wir immer zuerst in uns selbst finden. Hier liegt auch eine weitere wichtige Aufgabe dieser Zeit. Wir sind verantwortlich dafür, dass wir in uns Frieden schaffen, denn dieser innere Frieden manifestiert sich in weiterer Folge im Außen und bewirkt, dass sich die Friedensschwingung auch im Feld des großen Ganzen ausbreiten kann.

Dennoch wird es immer dieses Außen geben und manchmal stehen wir ihm machtlos gegenüber. Noch gibt es viel zu viel Krieg und Zerstörung in dieser Welt. Nur mit dem eigenen inneren Frieden scheint es nicht schaffbar zu sein. Immer wenn wir uns machtlos fühlen, hilft nur mehr eines: das Gebet. Daher möchte ich in diesem Räucherritual die Kraft des Gebetes, mit dem Bewusstsein über die Notwendigkeit des eigenen inneren Friedens und der unterstützenden Kraft des Eisenkrautes, das wir auch Friedenskraut nennen, kombinieren. Damit können Gruppen, die sich zusammenfinden und dieses Ritual durchführen, die Kraft des Friedens auf Erden bewusst verankern. Möge Friede geschehen.

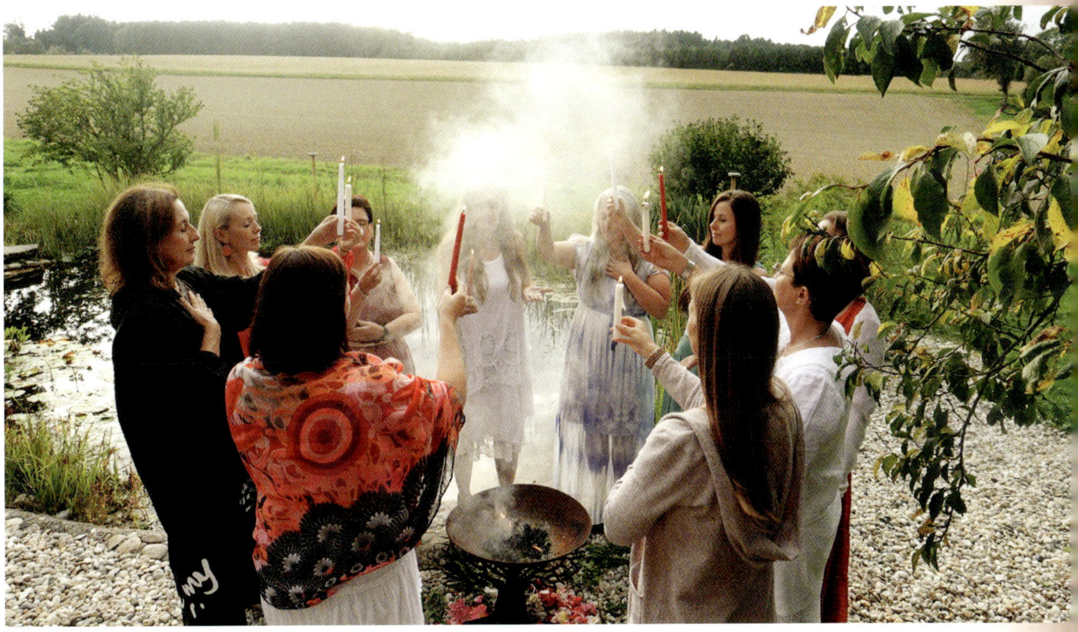

Das Eisenkraut

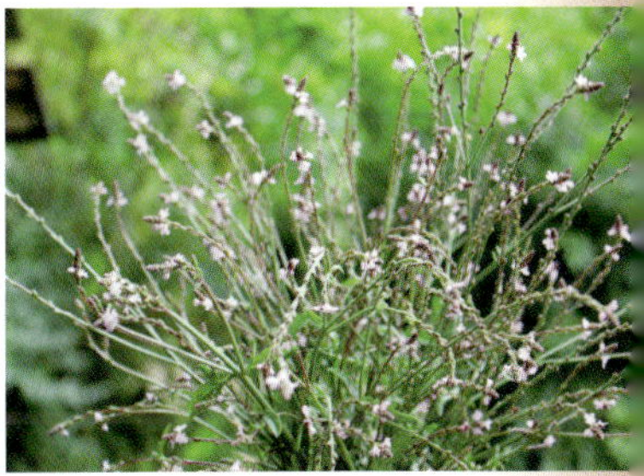

Dieses wunderschöne, zarte und beinahe unscheinbare Kraut ist seit jeher eines der stärksten und heiligsten Räucherkräuter. Es ist gleichermaßen den großen Muttergottheiten geweiht als auch den wichtigsten männlichen Gottheiten. Es vereint weibliche und männliche Kraft in sich. Pflanzen, die zwei Kräfte in sich bergen, wirken immer ausgleichend und harmonisierend.

Das Eisenkraut ist ein Kraut der Harmonie und des Friedens und wird auch Friedenskraut genannt. Früher trugen es Männer, die zu Friedensverhandlungen ritten und damit den Frieden überbrachten, am Kopf. Der Rauch des Eisenkrautes verbreitet tatsächlich eine Schwingung, die Harmonie, Ausgleich, Ruhe und Frieden schafft. Er stärkt zudem von innen heraus und schenkt Hoffnung und Zuversicht. Er verbreitet eine heilige, sakrale Stimmung, die auch die Kraft des Gebetes unterstützt.

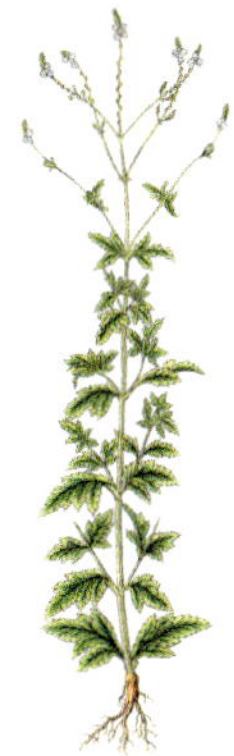

Ritual des Friedensrauches

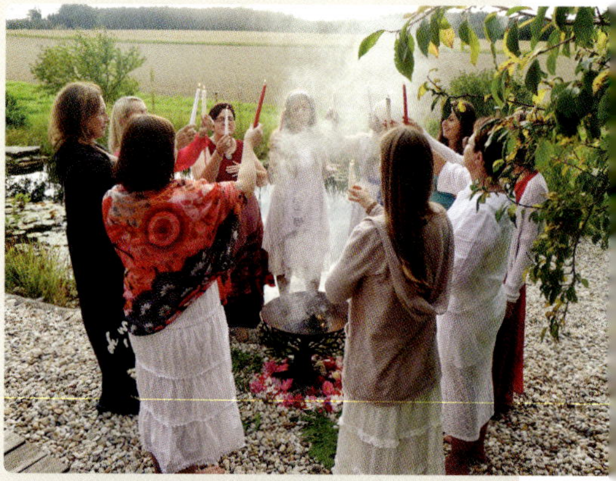

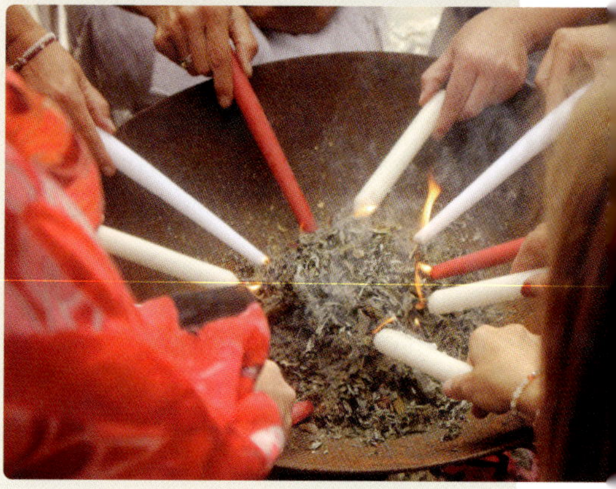

› In diesem Räucherritual wirken die Kräfte der Demut, der Hingabe und des stillen oder auch des laut ausgesprochenen Gebets. Der Rauch des Eisenkrautes trägt die Kraft des Friedens in sich und alle Beteiligten ermöglichen es, dass dieser Rauch ausgleichend und harmonisierend in das Feld des großen Ganzen einfließen kann. Zu Beginn des Rituals stehen alle zusammen im Kreis und reichen sich die Hände. Man richtet sich auf die Kraft des Gebetes für den Frieden aus. Mit einer kurzen Meditation verbindet sich jeder mit der Schwingung des Friedens und lädt diesen auch ganz bewusst ein.

› In der Mitte des Kreises ist eine Feuerschale platziert, in die sehr großzügig Eisenkraut-Räucherwerk gegeben wird. Diese Schale bringt aufgrund der großen Menge an Räucherwerk sehr starken, sichtbaren und machtvollen Rauch hervor. Dies ist ein Gebetsrauch, der so weit als möglich in den Himmel aufsteigt, um die gesprochenen Gebete in die göttlichen Ebenen zu tragen. Die Gruppe entzündet das Rauchwerk gemeinsam. Jeder bekommt dazu eine kleine dünne Kerze, mit der zur Mitte gegangen wird, um das Rauchwerk zu entzünden. Danach hält man die Kerze in der Hand. Auch sie wird das Gebet verstärken. Jeder im Kreis verbindet sich innerlich mit dem Rauch und der Kraft des Eisenkrautes und spürt die Schwingung des Friedens, die von diesem Rauch ausgeht. Dann beginnt man, die Gebete zu sprechen. Jeder im Kreis bekommt die Möglichkeit, laut oder leise ein Gebet für den Frieden zu sprechen. Dazu geht er in die Mitte zur Feuerschale, hält seine Kerze in den Rauch und teilt sein Gebet, so dass dieses zum Himmel hinauf aufsteigen kann. Man kann hier gerne mehrere Gebetsrunden durchführen. In der ersten Runde spricht man ein Gebet für sich selbst, in der zweiten Runde ein Gebet für die Familie, in der dritten ein Gebet für Länder, in denen Krieg herrscht, und in der vierten ein Gebet für den Frieden auf der Welt. Auf diese Weise können über den heiligen Rauch die Gebete in den Himmel aufsteigen. Auch bei diesem Ritual wird eine sehr hohe Energie frei, die in das große Ganze einfließen kann. Je mehr Menschen in solchen Gebetskreisen für den Frieden zusammenkommen und gemeinsam räuchern, umso mehr kann diese schöne Schwingung wirksam werden.

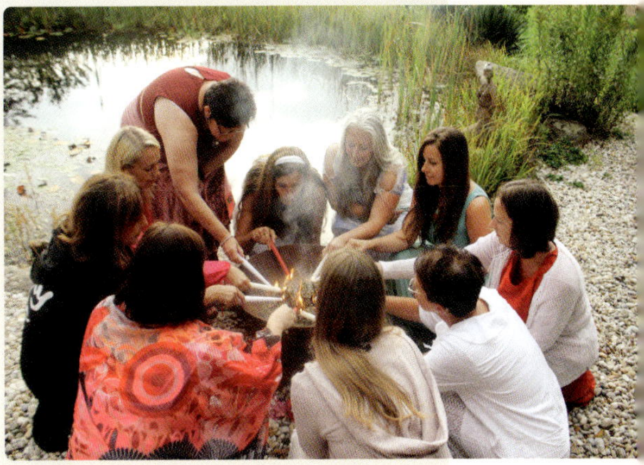

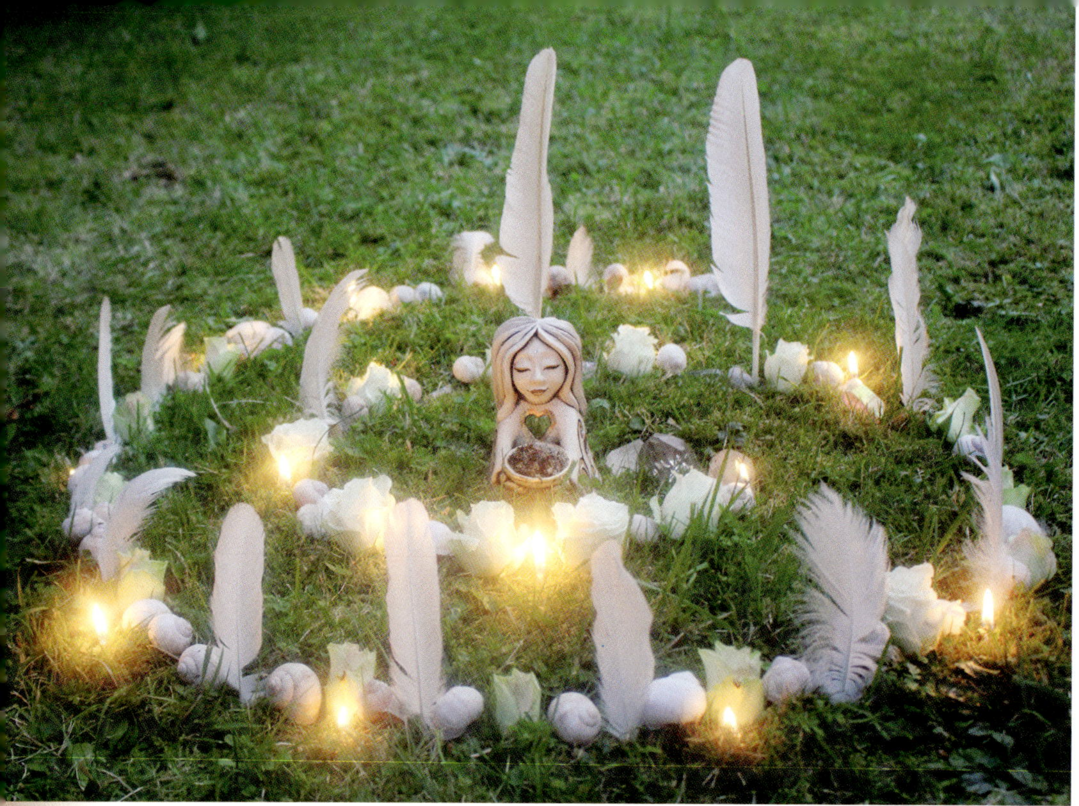

Der Rauch der neuen Zeit – Lichtkreise für eine neue Welt

Der Wandel der Zeit bedeutet für mich, dass wir immer mehr in ein goldenes Zeitalter hineingehen und dabei Schritt für Schritt in höhere und lichtvollere Schwingungsebenen gelangen. In meiner Vision und auch in der Vision vieler anderer Menschen stehen wir gegenwärtig an einer Schwelle in ein vollkommen neues Zeitalter. Nach Jahrhunderten, in denen Krieg, Macht und Zerstörung hier auf Erden herrschten und die Menschen sich immer mehr von der Natur abgewendet und auch diese zerstört haben, wendet sich nun das Blatt. Wir gehen in eine vollkommen neue Epoche, die geprägt sein wird von Frieden, von Liebe und von einem vollkommen neuen Miteinander. Die alten Strukturen werden aufbrechen, vielleicht auch zusammenbrechen, denn sie müssen ein Ende finden, damit sie keine weitere Zerstörung mehr bewirken können. Die Zeit ist wahrlich reif für Neues. Wir sind diejenigen, die an der Schwelle zum neuen Zeitalter stehen und den Übergang bewusst erleben und mit kreieren.

Wir sind es, die ein neues Miteinander erschaffen. Wir sind es, die das Gegeneinander, alle Spaltungen und jeglichen Streit auflösen werden, in dem wir uns die Hände reichen und erkennen, dass es nur gemeinsam geht. Wir sind es, die zuerst in uns selbst den Frieden und die Liebe wieder verankern, um diese dann auch auf Erden zu manifestieren. Wir sind es auch, die einen vollkommen neuen Umgang mit der Natur und unserem geliebten Mutterplaneten Erde erschaffen werden. Wir werden wieder mit ihr und für sie leben, auf sie achten und sie auch ehren. Wir werden sie nicht mehr weiter ausbeuten und zerstören, sondern erkennen, dass es nur gemeinsam mit ihr geht.

Wir sind es auch, die einen neuen Zugang zur göttlichen Kraft erschaffen werden. In uns selbst, weil wir immer mehr erkennen, dass wir das Göttliche in uns tragen, aber auch durch die Erkenntnis, dass sie als Urkraft und Urquelle allen Lebens die verbindende Kraft für alles ist. Diese göttliche Schwingung wird sich nun immer mehr auf Erden verankern. Je stärker wir sie in uns selbst wiedererkennen, im Gegenüber wieder ehren und überall in der Natur spüren, umso schneller wird sie sich ausbreiten.

Deshalb stelle ich zum Abschluss dieses Buches ein Räucherritual vor, das sehr bewusst als Übergangsritual in die neue Zeit durchgeführt werden kann. Dieses Ritual dient dazu, die Schwingung zu erhöhen, zu transformieren und die neue, hohe und kristalline Schwingung auf Erden zu verankern.

Das kristalline Licht des Salomonssiegels

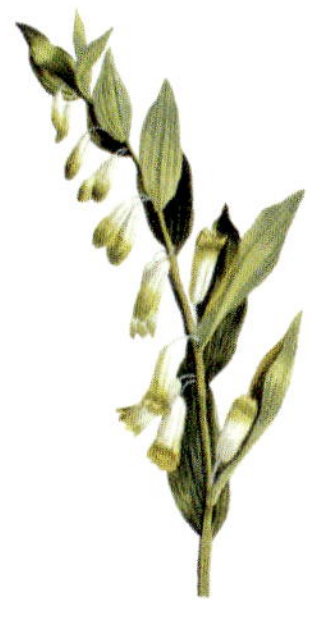

Diese Pflanze schwingt für mich bereits in der neuen Energie. Sie ist kristallin, hell, klar und sehr fein in ihrer Kraft. Sie hilft uns Menschen dabei, dass wir selbst in diese hohen und kristallinen Energieschwingungen gelangen. Der Rauch der gemörserten Wurzel löst jegliche Dichte und Verhärtung, aber auch jegliche tiefe Schwingung auf. Er dringt ein, sprengt auf und transformiert in die nächst höhere Ebene. Ich verwende ihn daher für alle Räucherrituale, wo wir die Energien auf die nächst höhere Schwingungsebene erheben. Alle Rituale der Transformation, der Erlösung und des Übergangs begleite ich mit diesem Kraut. Wer sehr unter körperlichen Symptomen leidet, die klassisch für diese Zeit sind, wie Schwindel, Ohrensausen oder Ähnliches, kann mit dem Rauch eine körperliche Heilräucherung durchführen. Diese lindert die unangenehmen Symptome und hilft unserem Körper, dass auch er sich an die neuen Schwingungen anpassen kann.

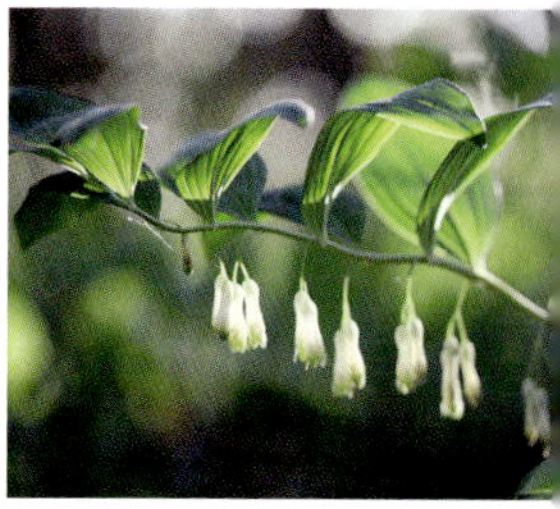

Im Feld des großen Ganzen hilft die Kraft des Salomonssiegels, ein Lichtnetz über die Erde zu spannen, das sehr stark erhellend und erhebend wirkt. Die Wurzeln der Pflanzen liegen waagrecht in der Erde und sind vollkommen weiß. An Orten, wo Salomonssiegel wächst, wachsen oftmals Hunderte Pflanzen, deren Wurzeln unterirdisch zu einem Lichtwurzelnetz werden. Das bedeutet, dass uns diese Pflanze lehrt, gemeinsam energetische Netze aufzubauen und zu halten.

So werden wir nun noch ein letztes Räucherritual kennenlernen, wo wir einerseits alleine draußen in der Natur energetische Lichtpunkte setzen und auf der anderen Seite gemeinsam mit anderen Menschen Lichtkreise bilden, deren Kraft sich mit der Lichtkraft weiterer Kreise zusammenschließt, so dass wir ein hoch schwingendes Lichtnetz über die Erde ausbreiten.

Einen Lichtpunkt setzen

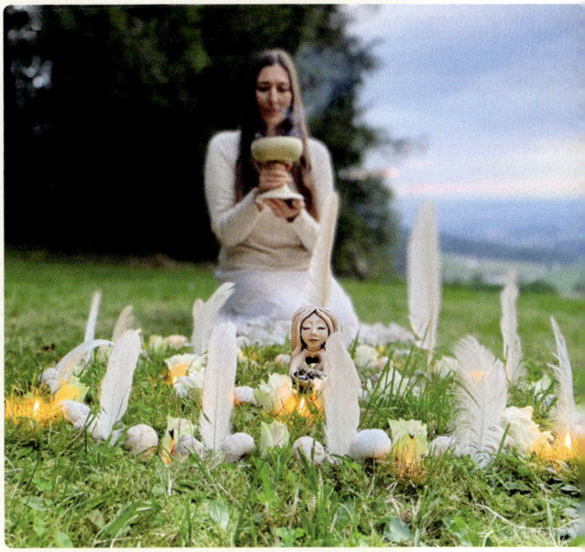

› Verwende ein Räucherwerk, das lichtvolle Pflanzen beinhaltet. Natürlich wäre die Wurzel des Salomonssiegels die beste Wahl, doch wenn du sie nicht zur Verfügung hast, kannst du auch Schafgarbe, Johanniskraut oder Engelwurz verwenden. Gehe alleine hinaus in die Natur und suche einen Ort, an dem du deinen Lichtpunkt setzen möchtest. Gestalte nun einen hellen und heiligen Platz, indem du weiße Steine, helle Federn und weiße Blüten als Mandala auf die Erde legst. In die Mitte stelle eine weiße Kerze und dein Räucherwerk. Dann setze dich neben dein Mandala, entzünde die Kerze und dein Räucherwerk und bitte darum, dass sich das helle Licht und diese hohe Schwingung nun ausbreiten.

› Spüre, wie diese Energie tief in die Erde hinein, hoch in den Himmel hinauf und weit in die Welt hinaus zu wirken beginnt. Lass alle hoch schwingenden Energiefrequenzen, die du in den vorherigen Ritualen kennengelernt hast, noch einmal durch dich fließen und webe sie in das große Ganze ein. Spüre, wie die Kräfte der Liebe, des Friedens, der Dankbarkeit und des Segens durch dich, dein Licht und deinen Rauch sich immer mehr ausbreiten. Wenn du möchtest, kannst du mit Klängen und Gesängen, Gebeten oder Berührungen dieses Ritual begleiten.

Lichtkreise für eine neue Welt

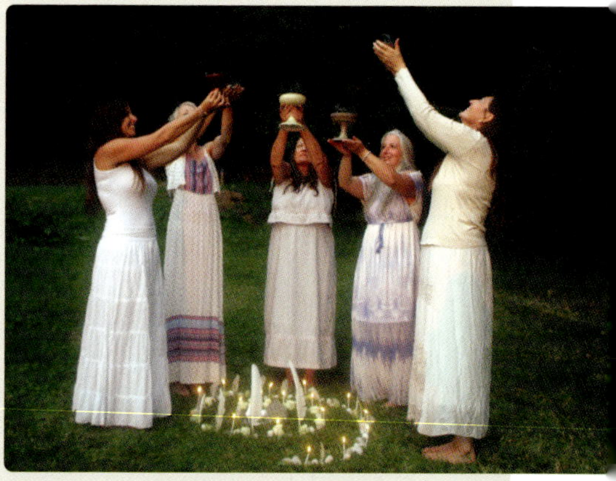

› Zu diesem Ritual wäre es besonders schön, wenn alle Beteiligten weiß gekleidet kommen könnten, um dem lichtvollen Charakter auch Gestalt zu geben. Wichtig dabei ist, dass jeder ein weites Tuch mitbringt, eine Feder oder einen Farnwedel. Wieder wird gemeinsam eine Mitte gestaltet, die als großer energetischer Lichtpunkt dienen soll. Wenn die Mitte dafür sehr hell und ebenfalls weiß gestaltet werden könnte, wäre dies wunderbar. Besonders schön ist es zudem, wenn helle Kristalle verwendet würden, um die kristalline Energie zu verstärken, und viele Kerzen in diese Mitte integriert würden, um die Kraft des Lichtes sichtbar zu machen. In die Mitte werden dann kleine Räuchergefäße integriert, die ein klein wenig in die Erde hinein versenkt werden. Dies stellt symbolisch dar, dass sich die kristallinen Energien immer mehr auf Erden verankern.

› Alle Räucherschalen werden nun entzündet und geben dadurch ihren wundervollen Rauch ab. Nun stellt sich die Gruppe rund um ihre heilige Mitte auf und alle reichen sich die Hände. Man verbindet sich mit der Kraft der Mitte und des heiligen Rauches und spürt, wie die hohen und kristallinen Energien sich nun strahlenförmig nach außen hin ausbreiten und von jedem Einzelnen im Kreis aufgenommen werden. Nachdem die

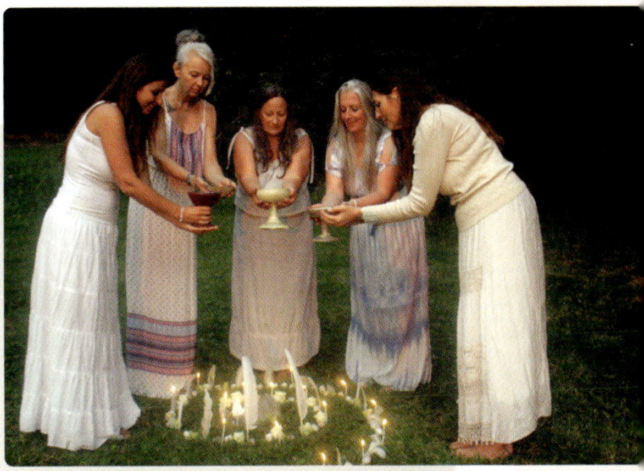

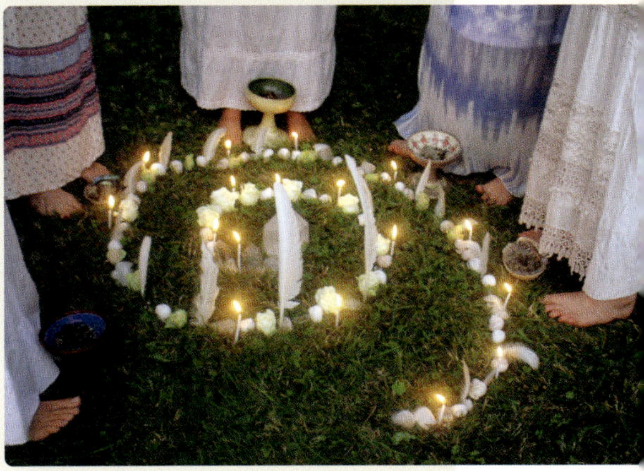

kristalline Energie eingeflossen ist und sowohl den Körper als auch die gesamte Aura erfüllt, beginnt man sie bewusst nach außen hin abzugeben, damit sie in das Feld des großen Ganzen einfließen kann.

› Ich würde an dieser Stelle einen Tanz vorschlagen, denn über die Bewegung bringen wir auch immer Energien in Fluss. Zudem verankern wir die sakrale Kraft des Tanzes auf Erden, die seit jeher eine heilige Handlung und ein Geschenk an Mutter Erde war. Die Tücher werden nun ganz bewusst in den Tanz integriert. Sie werden so bewegt, dass sie den Rauch aufnehmen, ihn sanft und voller Liebe und Wertschätzung bewegen und dann nach außen hin abgeben. Dieser heilige Tanz der kristallinen Energien wird so lange durchgeführt, bis alle spüren, dass sich die Kräfte nun gut manifestiert haben. Am Ende kommen alle noch einmal zur Mitte, bilden einen Kreis, legen ihre Arme auf die Schultern der Nachbarn und führen die Köpfe zusammen. Mit den Tüchern wird der Rauch noch einmal festgehalten, so dass er tief in die Erde eindringen kann. Danach wird der enge Kreis geöffnet, alle strecken ihre Arme in Richtung Himmel und geben den heiligen Rauch frei, so dass er seine kristalline Kraft bis weit hinauf in den Himmel entfalten kann. Möge die neue Schwingung sich auf Erden verankern, Heilung geschehen und die Kraft der Liebe fließen.

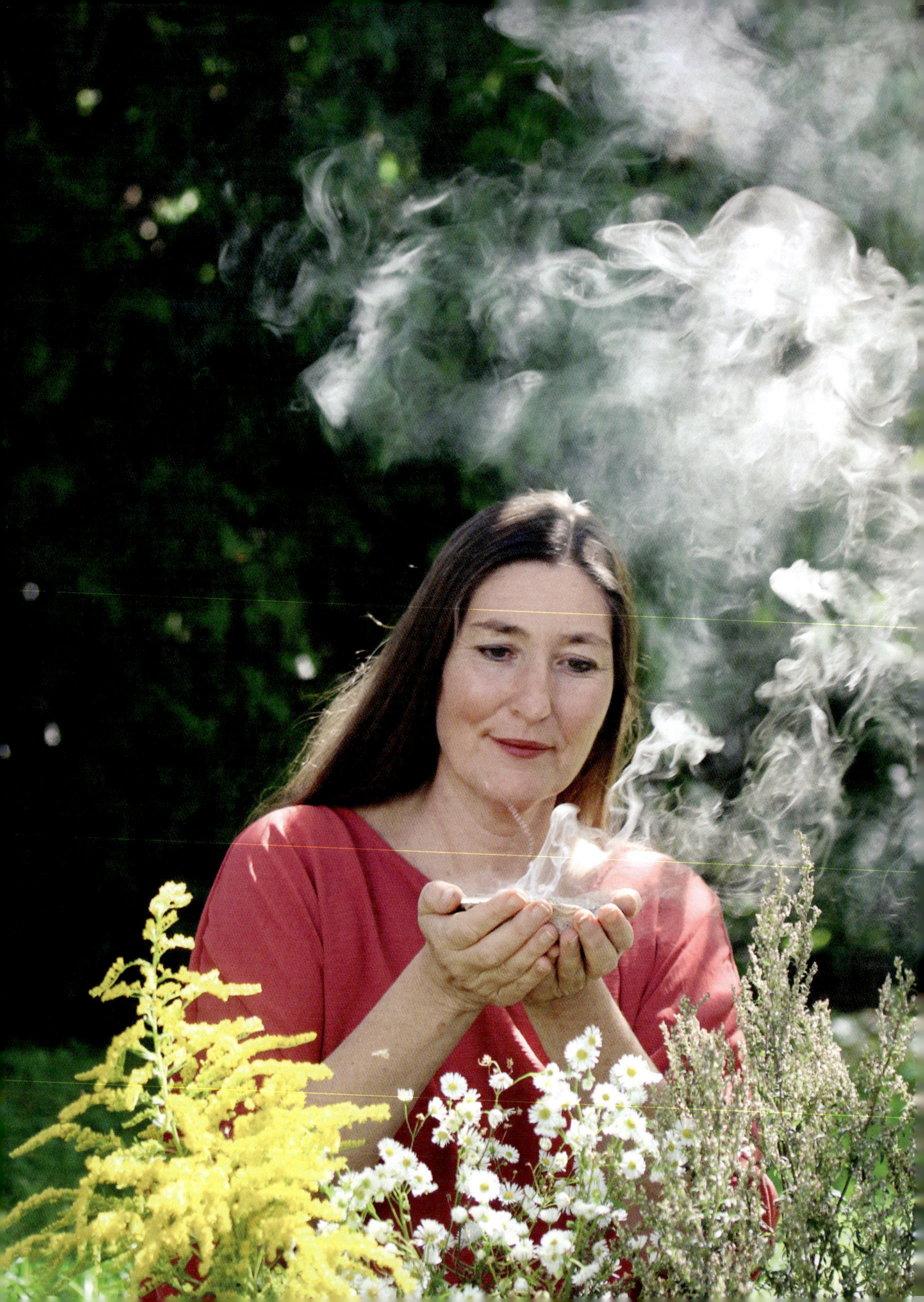

Mein Weg des Räucherns

Mein persönlicher Weg des Räucherns begann vor mittlerweile über 20 Jahren. Damals besuchte ich selbst erste Seminare und war überrascht, dass viele der Seminarleiter Räucherstäbchen verwendeten, um den Seminarraum zu beduften. Ich mochte den Duft nicht sonderlich gerne, genauso wie ich bei späteren Seminaren, wo das Räuchern mit Räucherkohle immer mehr eingesetzt wurde, ebenfalls eine innere Abwehr verspürte. Meine Nase ist für diese Arten des Räucherns anscheinend zu fein, denn ich merke es immer sehr rasch, wenn sich künstliche Düfte mit natürlichen Pflanzendüften vermischen.

Dennoch begann ich zu dieser Zeit selbst zu räuchern, da mich etwas an diesem Ritual magisch in seinen Bann zog. Ich las mich in die Räucherkunde ein und experimentierte vielfältig. Zu Beginn räucherte ich ebenfalls mit Räucherkohle, so wie es in allen damaligen Büchern beschrieben wurde. Die verwendeten Heilpflanzen kannte ich schon sehr gut, da ich in jungen Jahren Biologie studierte und stets mit der Pflanzenheilkunde zu tun hatte. Nun aber lernte ich die Pflanzen noch einmal von einer ganz neuen Seite kennen, denn beim Räuchern spürte ich immer mehr auch deren feinstoffliche Kraft.

Bereits damals wurde mein tiefes Interesse für die *nicht sichtbaren* Heilkräfte der Pflanzen geweckt und ich erkannte, dass es mehr geben musste, als es mir im Studium vermittelt worden war. Mehr als Inhaltsstoffe, Wirkstoffe und alles, was ich in den botanischen Vorlesungen über Pflanzen gelernt hatte. Die Kraft der Pflanzenseelen rief mich gerade über den Rauch immer lauter. Ich spürte, dass es wohl zu meinen Lebensaufgaben gehören würde, die Seelenebenen der Pflanzen wieder ins Bewusstsein der Menschen zu rufen. Heute weiß ich, dass genau dies eine meiner Aufgaben ist. In allen meinen Kräuterausbildungen lehre ich, wie man die feinstofflichen Ebenen der Pflanzen wieder wahrnehmen und auch nutzen kann. Gerade in der Räucherkunde wird dies besonders deutlich, denn Räuchern zählt zu den wichtigsten Methoden, feinstoffliche und grobstoffliche Pflanzenheilkräfte miteinander zu verbinden.

Mein persönlicher Weg des Räucherns war damit aber bei Weitem noch nicht beendet. Immer mehr erkannte ich, dass die Art des Räucherns, die ich mir angeeignet hatte, nicht stimmig für mich war. Etwas Tieferes und Wahrhaftigeres fehlte mir. Am meisten störte mich immer wieder der Geruch der Räucherkohle und auch, dass mir etwas daran zu *unecht* erschien. Ich wollte unbedingt Alternativen kennenlernen und so begab ich mich erneut auf die Suche. Ich stieß dabei auf uraltes Räucherwissen und Räucherbrauchtum unserer Kultur und arbeitete mich immer tiefer in die Materie ein. Ich lernte das Räuchern mit dem Zunderschwamm kennen und freute mich, dass ich endlich auf die künstliche Räucherkohle verzichten konnte. Wieder experimentierte ich und erkannte am Ende dennoch, dass auch damit meine persönliche Art des Räucherns noch nicht gefunden war. Mein Weg führte mich weiter.

Bei meinen Vorträgen erzählten mir Menschen immer wieder, dass sie zu Weihnachten und während der Raunächte selbstverständlich Haus und Hof räuchern, so wie es ihnen von den Eltern und Großeltern übermittelt worden war. Es berührte mich zutiefst, dass dieser Brauch von Generation zu Generation weitergegeben wurde und bis heute lebendig ist. Damals erkannte ich, dass das Räuchern gar nie vollständig vergessen worden war, sondern ganz stark in unserer Kultur verankert blieb. Ich begann mich in weiterer Folge mit den Wurzeln unserer Kultur zu beschäftigen. Das Tor dazu öffneten mir die lebendigen Geschichten des bäuerlichen Räucherbrauchtums und die Tatsache, dass diese uralte Praktik wohl sehr große Bedeutung für unsere Ahnen gehabt hatte.

Dies war der Zeitpunkt in meinem Leben, wo ich mich mit den Jahreskreisfesten und damit mit unserem keltischen Erbe auseinandersetzte. Mir wurde bewusst, dass fast unser gesamtes Brauchtum und auch viele religiöse Feste auf die vorchristliche Zeit zurückgehen und damit einer Zeit entstammen, in der die Menschen noch auf eine ganz andere Weise mit der Natur und den natürlichen Zyklen verbunden waren. In den Festen des Jahreskreises fand ich in weiterer Folge meine eigene spirituelle Heimat. Ich begann sie zu feiern und mir das Wissen über Rituale anzueignen. Schnell wurde aus dem Wissen Erfahrung. Das bewusste Erleben der Jahreskreisfeste prägte mich in den folgenden Jahren zutiefst. Es war meine wichtigste Lebensschule und die Rückkehr zu mir selbst.

Wieder war es dabei das Räuchern, welches mir wichtige Tore öffnete, denn alle Rituale wurden vom heiligen Rauch heimischer Pflanzen und Harze begleitet. Dieser Rauch öffnete mein Bewusstsein und ließ etwas in mir erwachen, was ich heute als Naturspiritualität bezeichnen würde. Eine spirituelle Denk- und Lebensform, die ganz tief mit den Kräften der Erde, des Kosmos und der Natur verbunden ist. Eine völlig neue Weltsicht öffnete sich mir. Dennoch machte ich mich erneut auf die Suche, die mich in weiterer Folge zum Schamanismus führte. Hier erkannte ich weitere wichtige Zusammenhänge des Lebens. Die schamanische Denkweise, dass alles Leben beseelt ist und miteinander in Verbindung steht, brachte mir die letzten Erklärungen, die für mich damals wirklich wichtig waren.

Und so schlossen sich meine Kreise immer mehr. Ich lebte im Jahreskreis und war zutiefst verbunden mit den Kräften der Natur und den Zyklen des Lebens. Ich kannte die Kräfte der Heilpflanzen und nutzte diese sowohl auf grobstofflicher als auch auf feinstofflicher Ebene. Ich wusste, wie ich mit den Seelenebenen allen Seins in Kontakt treten konnte und wie man das Bewusstsein weitet, so dass man sich eingebunden fühlt in etwas größeres Ganzes. So fand ich den Sinn meines Lebens und meine eigene Seelenaufgabe, die ab nun lautete, dass ich zwischen Mutter Erde, Natur und Mensch eine Brücke bauen solle und erneut lehren darf, wie die feinstofflichen Ebenen allen Seins, vor allem aber unserer heimischen Heilpflanzen, wahrgenommen und genutzt werden können. Zudem wuchs ich auch immer mehr in die Rolle der Priesterin hinein und damit in die Rolle der Frau, die die heilige Kraft der Weiblichkeit hier auf Erden verankert und die Botschaften von Mutter Erde weitergeben darf. Hier wurde ich über die Jahre immer mehr zur Mittlerin zwischen den Welten, konnte die Zeitqualitäten und die dahinterliegenden Botschaften wahrnehmen und spürte, dass es ebenfalls zu meinen Aufgaben zählt, Menschen an der Hand zu nehmen und sie bestmöglich durch die aktuellen Zeiten zu begleiten.

Das Räuchern hatte in dieser gesamten Lehr- und Lernzeit stets große Bedeutung für mich. Immer wieder öffnete mir der Rauch der Pflanzen und Harze das nächste Tor zu einem weiteren Schritt meiner Entwicklung. Immer mehr fand ich auf diesem Weg zurück zu mir, zurück in meine Kraft und auch zurück zur Verbundenheit mit der Natur. Lebendige Naturspiritualität wurde über die Jahre in mir geboren.

Immer mehr entfaltete sich in all diesen Jahren meine ganz persönliche Art des Räucherns. Ich begann die Räucherkohle und auch den Zunderschwamm ganz wegzulassen und experimentierte damit, die Räucherkräuter und Harze fein zu vermörsern. So entstanden erste Räucherpulver, die ganz ohne Kohle brannten und vor allem auch wirklich viel Rauch entfalteten. Zudem musste ich keine abgebrannten Kräuter mehr von der Kohle herunterkratzen und konnte mich beim Räuchern in tiefe Trancezustände fallen lassen, die mein Bewusstsein weiteten und mich die Kraft des Rauches noch einmal auf völlig neue Art und Weise spüren ließen. Damals wurde dann auch noch mein *Räuchern ohne Kohle* geboren.

Bis heute räuchere ich ohne Kohle und habe diese Methode immer mehr verfeinert und perfektioniert.

Meine gesamte spirituelle Arbeit wurde all die Jahre durch die Kraft des Räucherns begleitet und ich denke, dass mein persönlicher Weg des Räucherns auch Teil des Weges meiner Leserinnen und Leser sein kann.

Ich wünsche euch von Herzen alles Liebe

Heidi

Index

G

H

I

J

K

T

U

V

W

Z

Weiterführende Seminare, Webinare und Ausbildungen

Auf meiner Homepage *www.jahreskreis.at* findest du alle aktuellen Jahresausbildungen und über den Newsletter erhältst du alle meine monatlichen Aktivitäten.

Neu ab 2022 – Die Ausbildung zum Buch

Ritualleiterausbildung „Heilende Räucherrituale für Mensch und Erde"

Weiterführende Informationskanäle der Autorin

- **Blog** – *www.altes-wissen.at*
- **Facebook** – *Altes Wissen*
- **Youtube** – *Altes Wissen – Adelheid Brunner*

Weiterführende Links

- **Räucherkeramik** – Sabine Schörghuber – *www.loamundkraeutl.at*
- **Räucherwerk** – Roland Lackner – *www.rauchtum.de*
- **Gläser mit gedrechseltem Holzdeckel** – Thomas Gubler – Erdenpfad Drechselrei – *www.mirsadagubler.ch*

freya BUCHTIPPS

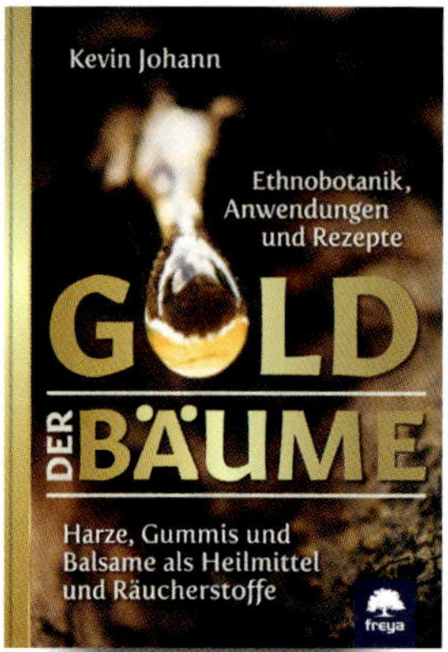

Kevin Johann

Gold der Bäume

Harze, Gummis und Balsame als Heilmittel und Räucherstoffe

Betäubung und Segnung, Räucherstoff und Heilmittel. Der Mensch verwendet Baumharze seit Jahrtausenden. Bis heute begleiten sie ihn in Medizin, Technik, und in rituellen Handlungen. Kevin Johann beschreibt Gewinnung und Anwendungen von Harzen und weiteren pflanzlichen Ausscheidungen wie Gummis und Balsame. Der Autor porträtiert sowohl exotische als auch heimische Harze, deren kulturhistorische Bedeutung und bespricht ethische Aspekte der Harzgewinnung.

Die ethnobotanische Abhandlung schafft Klarheit in der Benennung der Pflanzenharze und lädt den Leser ein, die über 70 verschiedenen Exsudate neu zu entdecken.

ISBN 978-3-99025-412-7

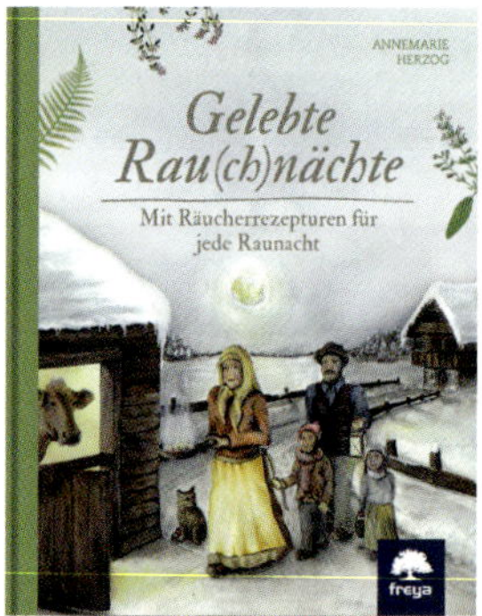

Annemarie Herzog

Gelebte Rau(ch)nächte

Mit Räucherrezepturen für jede Raunacht

Gerade in den Raunächten, zum Abschluss eines Jahres mit seinen guten und negativen Erlebnissen, hilft uns Räuchern mit seiner reinigenden Wirkung, in sich zu gehen, Altes abzuschließen und den Weg für Neues zu öffnen. Diese Tage des Innehaltens eignen sich hervorragend für Selbstreflexion und Bestandsaufnahme.

Die Räucher-Expertin Annemarie Herzog hat für jede der zwölf Raunächte eine spezielle Räuchermischung kreiert, die dem Thema der jeweiligen Nacht entspricht und uns hilft, die Raunachtsenergien für Seele und Körper effektivst zu nützen.

ISBN 978-3-99025-282-6

Bildnachweise: Adobe Stock ©:KERN: Kanokpol (farbiger Hintergrund) / art_of_sun (Farbpunkte) S. 23 / Dmitri Stalnuhhin (farbige Pinselstriche) / kostiuchenko (Rauch Illustration) / juliasnegi (Ornamente Illustration) / pamela_d_mcadams S. 11, 98 / photocrew S. 12 / unpict S.20 / Scisetti Alfio (Labkraut) S. 21, (Waldmeister) S. 22, 64, (Freisteller) S. 80, (Mistel, Engelwurz) S. 155/ Valerii Zan (Klette) S. 21 / Ruckszio (Alant) S.22, 34, (Odermennig) S. 110, (Engelwurz) S. 124/ nmelnychuk S. 23 / behewa S. 34, 72, 99 / SoniaBonet S. 60 / Tamara Kulikova (Fichte) S. 70 / Hypnotik Photography (Freisteller) S.78 / Danny (Weißer Salbei) S. 78 / Virtexie S. 83 / focus finder S. 87 / Christian S. 88 / Dinadesign S. 89 / Henrik Larsson (Freisteller) S. 92 / Gosia (Harz) S. 92 / IGOR (Freisteller) S. 93 / MXW Photography (Bernstein) S. 93 / Julia Hermann S. 94 / ofir S. 95 / Amy Lv S. 97 / M. Schuppich (Wacholder) S. 123 / spline_x (Melisse) S. 124, (Gundelrebe) S.144 / mberiza (Freisteller) S. 143 / Formatoriginal (Lorbeer) S. 144 / jbphotographylt (Mädesüß) S. 148 / Adam Radosavljevic (Wacholder) S. 152 / Joachim (Kriechender Günsel) S. 155 / bennytrapp (Beifuß) S. 160 / Marta Jonina (Frauenmantel) S. 176 / lapis2380 (Schafgarbe) S. 176 / Marc (Rotklee) S. 176 / Simone (Freisteller) S.176 / lantapix (Melisse) S. 178 / An-T (Freisteller) S. 184 /